NATALIE REICHELT

VEGAN FÜRS KLIMA

Einfach nachhaltig kochen und genießen

GrünerSinn
Verlag

NIMM DEINE WÜNSCHE
FÜR DIESE WELT
IN DIE HAND
UND WERDE SELBST
ZUR VERÄNDERUNG.

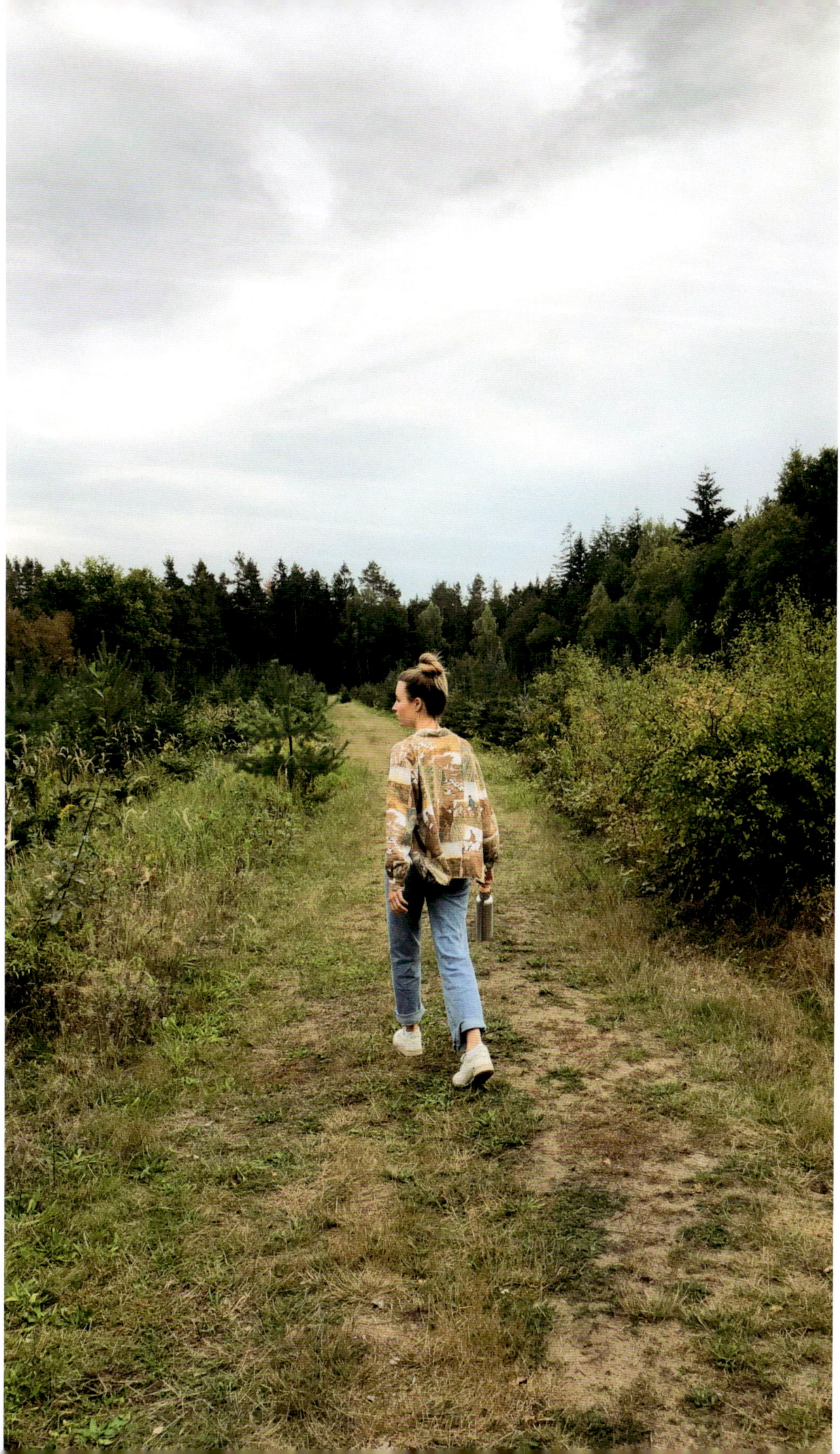

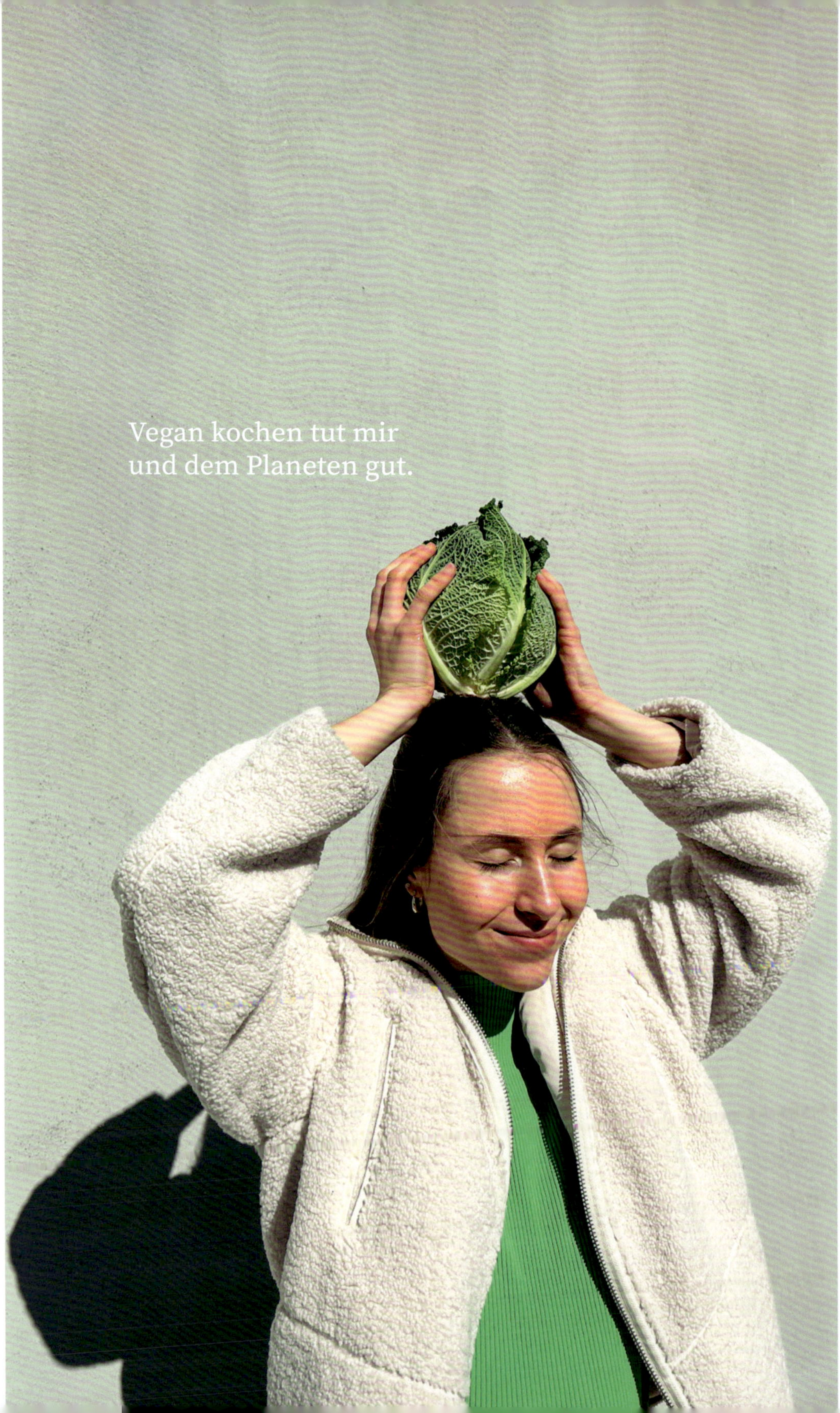
Vegan kochen tut mir
und dem Planeten gut.

INHALT

EINFÜHRUNG

EINFACH BEGINNEN

REZEPTE

ANHANG

EINFÜHRUNG

Unsere aktuellen Ernährungsgewohnheiten schaden unserer eigenen Gesundheit und der unseres Planeten.

Vegane Ernährung berücksichtigt die Grenzen und Ressourcen unserer Erde und hilft, eine Zukunft zu sichern.

Wir alle können unseren Beitrag dazu leisten, der Klimakatastrophe entgegenzuwirken.

Dieses Buch zeigt dir, dass die pflanzliche Küche mindestens genauso viel Genuss und Glückseligkeit zu bieten hat wie die herkömmliche Küche.

Ich will dir in diesem Buch zeigen, wie einfach sich Kochen & Essen mit einem umweltfreundlichen Kochstil vereinbaren lassen.

Los geht's und ich zeige dir, wie viel Spaß und Genuss du auf dem Weg zu einer pflanzlichen Ernährung haben kannst.

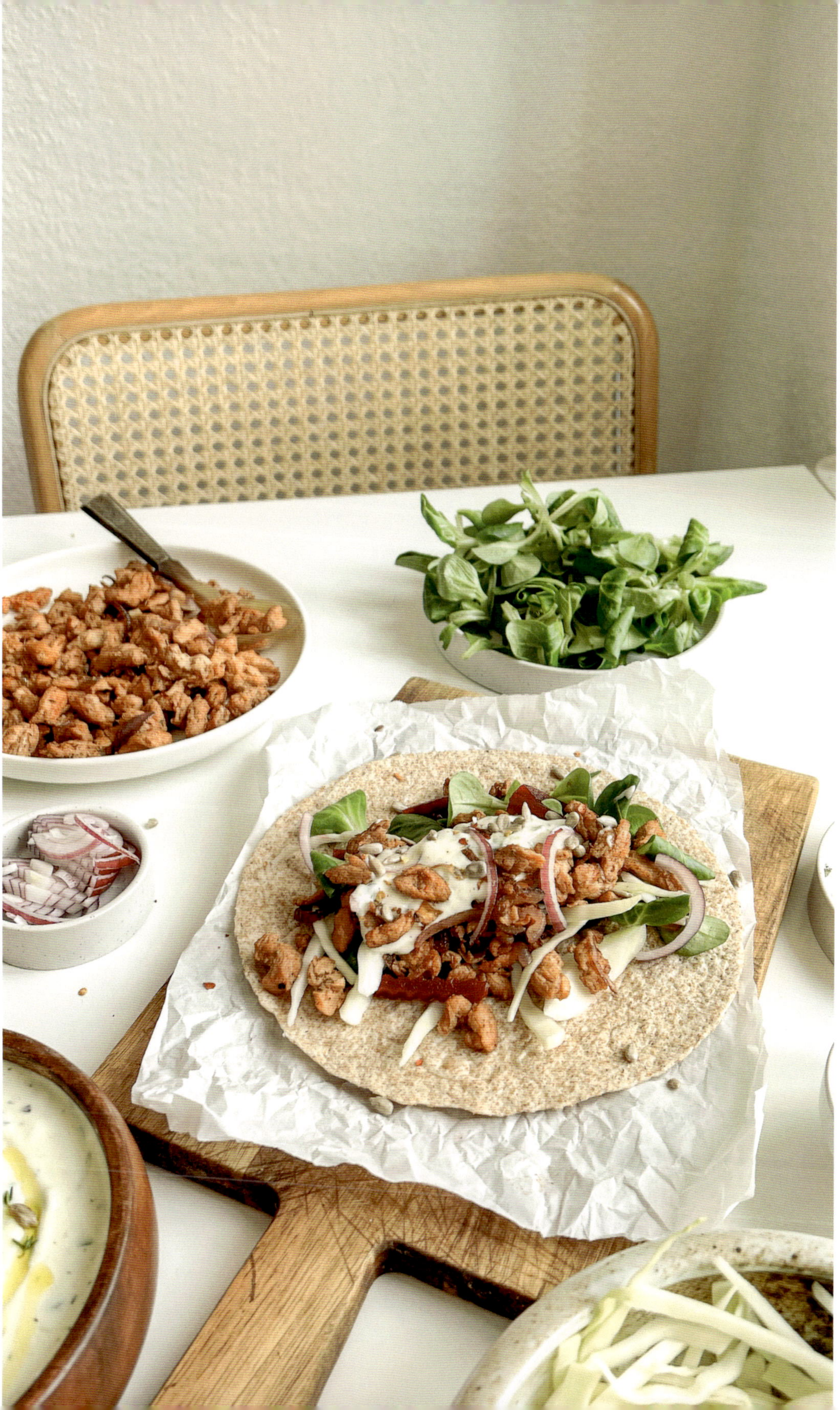

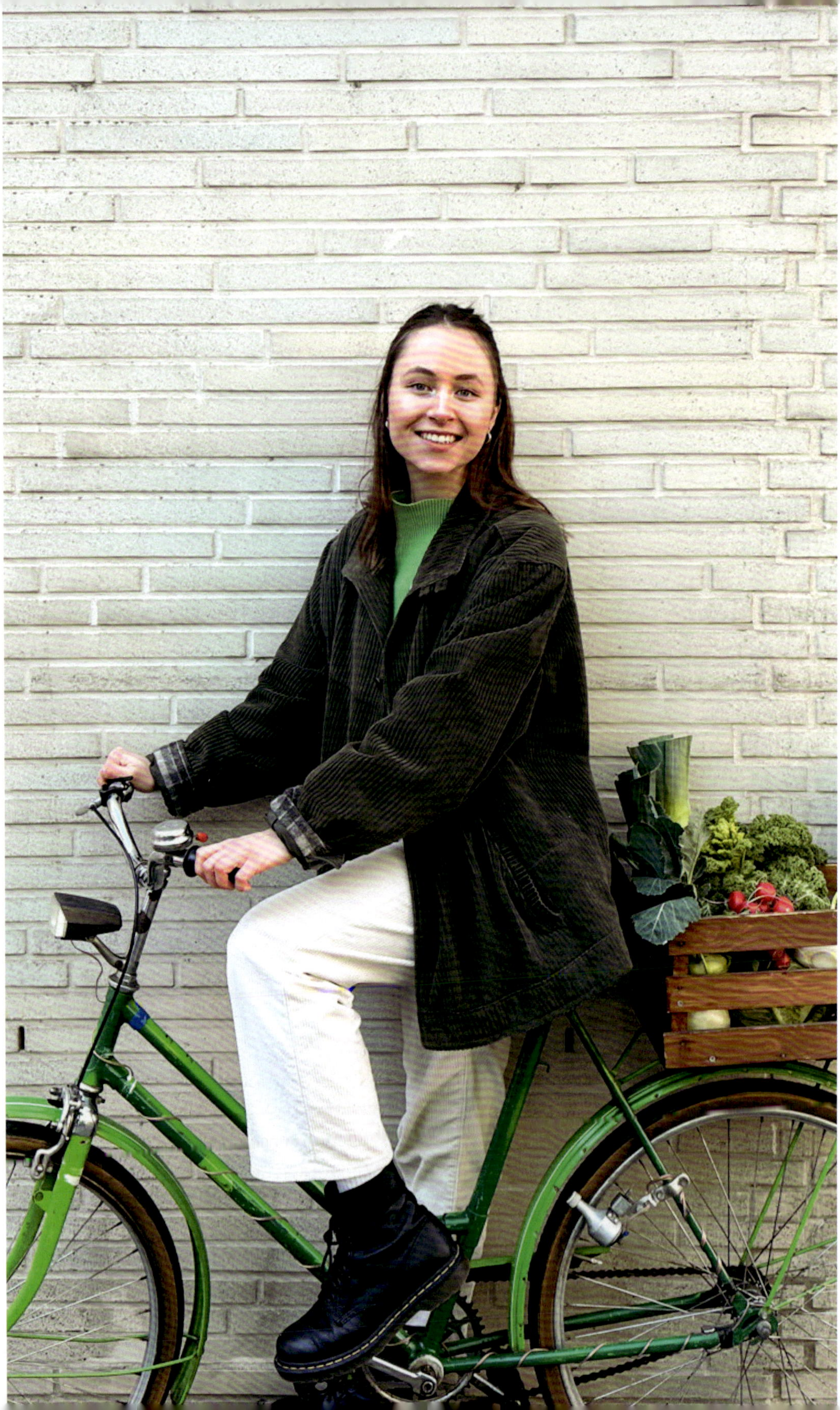

VORWORT

That's me

Hallo, ich bin Natalie, auch wenn die meisten nur Naddl zu mir sagen. Wenn ich nicht gerade koche und neue Rezepte schreibe, studiere ich Landschaftsarchitektur in Dresden. Die Leidenschaft fürs Kochen und Backen begleitet mich schon, seit ich ungefähr 7 Jahre alt war und zum ersten Mal den hölzernen Kochlöffel meiner Mama in der Hand hielt. Und so war es nahezu selbstverständlich, dass ich während meines freiwilligen ökologischen Jahres alle Mitarbeiter*innen täglich mit frisch gekochtem Mittagessen versorgt habe. Und damit die Kolleg*innen auch danach noch von meinen Leckereien profitieren konnten, wollte ich die Rezepte schlicht und einfach in einem Kochbuch festhalten.

Da ich während meines freiwilligen ökologischen Jahres immer mehr für unseren CO_2-Fußabruck, den wir alle auf der Erde hinterlassen, sensibilisiert wurde, sollte diese Thematik unbedingt mit meinen Rezepten vereint werden. So entstand aus der Kochbuchidee mein absolutes Herzensprojekt. Und ich wollte alles selbst machen: das Layout, die Fotos, illustrierte Grafiken und natürlich das Kreieren leckerer Rezepte. Wie viel Zeit, Kraft und Energie das brauchen würde, war mir zu diesem Zeitpunkt allerdings noch nicht klar. Jetzt, vier Jahre später, kannst du das Ergebnis dieser Arbeit in den Händen halten.

Und gleich vorab

Niemand wird von heute auf morgen vegan. Auch ich bin nicht perfekt und habe gelernt, dass ein 100-prozentiger Verzicht auf Dauer nicht glücklich macht. Du kannst dich in deinem Tempo einer nachhaltigen Ernährung annähern. Denn jede kleine Veränderung bewirkt etwas Gutes und gemeinsam können wir etwas Großes im Klimaschutz bewirken.

Vegan das Klima retten

Der Klimawandel steht in einem engen Zusammenhang mit unserer Ernährung. Wenn wir demnach dazu beitragen wollen, die Klimaerwärmung zu verlangsamen, so braucht es einen tiefgreifenden Wandel in der Nahrungsmittelproduktion. Viele Produkte, die wir täglich konsumieren, sind tierischen Ursprungs oder haben eine weite Reise hinter sich. Dies verursacht hohe CO_2e-Emissionen und verbraucht riesige Mengen an Wasser und Fläche. Dadurch verschwenden wir wertvolle Ressourcen und machen unsere Natur kaputt.

Das Problem dabei: Wir Menschen können nur gesund sein, wenn es auch unsere Erde ist. In Anbetracht dessen liegt es an uns, eine zukunftsgerechte Ernährung zu etablieren, welche unseren Planeten und uns selbst gesund hält. Demnach ist es hilfreich, zahlreiche pflanzliche Köstlichkeiten auf unseren Tellern zu zelebrieren.

Was dich in diesem Buch erwartet

In diesem Buch zeige ich dir mit 60 abwechslungsreichen Rezepten, wie du ganz einfach und mit wenig Aufwand aus saisonalen und regionalen Zutaten fantastische Leckerein kreierst und somit zum Klimaprofi in deiner Küche wirst. Denn aus den 3 Komponenten **vegan, regional** und **saisonal** schaffen wir den Schlüssel zu einer nachhaltigen Welt.

Doch keine Angst vor dieser dir vielleicht noch unbekannten Art des Kochens. Diese ist nämlich keinesfalls kompliziert. Im Infoteil dieses Buches erfährst du die wichtigsten Grundlagen einer nachhaltigen Ernährung. Du lernst fantastische klimafreundliche Lebensmittel kennen und bekommst gezeigt, wo und wie du diese am besten einkaufst, ohne dass du dafür viel Zeit oder Geld aufgewenden musst. Der anschließende Rezeptteil präsentiert dir die bunte Welt der pflanzlichen Küche von ihrer leckersten Seite. Zu jedem Monat findest du Rezepte, welche auf Grundlage saisonaler und regionaler Zutaten kreiert wurden. Somit kannst du dich genüsslich durch das Jahr schlemmen und gleichzeitg das Klima retten. Ist das nicht herrlich?

CO_2-Berechnungen als Besonderheit

Zu jedem Gericht in diesem Kochbuch findest du statt den üblichen Nährwert-Tabellen eine Anzeige der CO_2e-Emissionen vor. So erkennst du auf den ersten Blick, dass mit einer pflanzlichen Zutatenwahl bis zu 60 % der klimaschädlichen Treibhausgase eingespart werden können.

GENUSSVERLIEBT.

Ich liebe diese Art zu essen, wie ich es heute tue.
Die pflanzliche Vielfalt fasziniert mich jeden Tag aufs Neue und versorgt meinen Körper rundum mit allem, was ihn glücklich macht.
Alles, was dir in diesem Buch an Rezepten begegnen wird, ist so unglaublich lecker und gesund, dass du ohne schlechtes Gewissen so viel davon essen kannst, wie du möchtest.
Ich hoffe sehr, dass dir mein Buch hilft, dich ebenfalls in pflanzliches Essen zu verlieben, und dass dir die Zubereitung genauso viel Freude bereiten wird wie mir.
Und nun lass dich und deine Liebsten von den monatlichen klimafreundlichen Leckereien geschmacklich verführen.

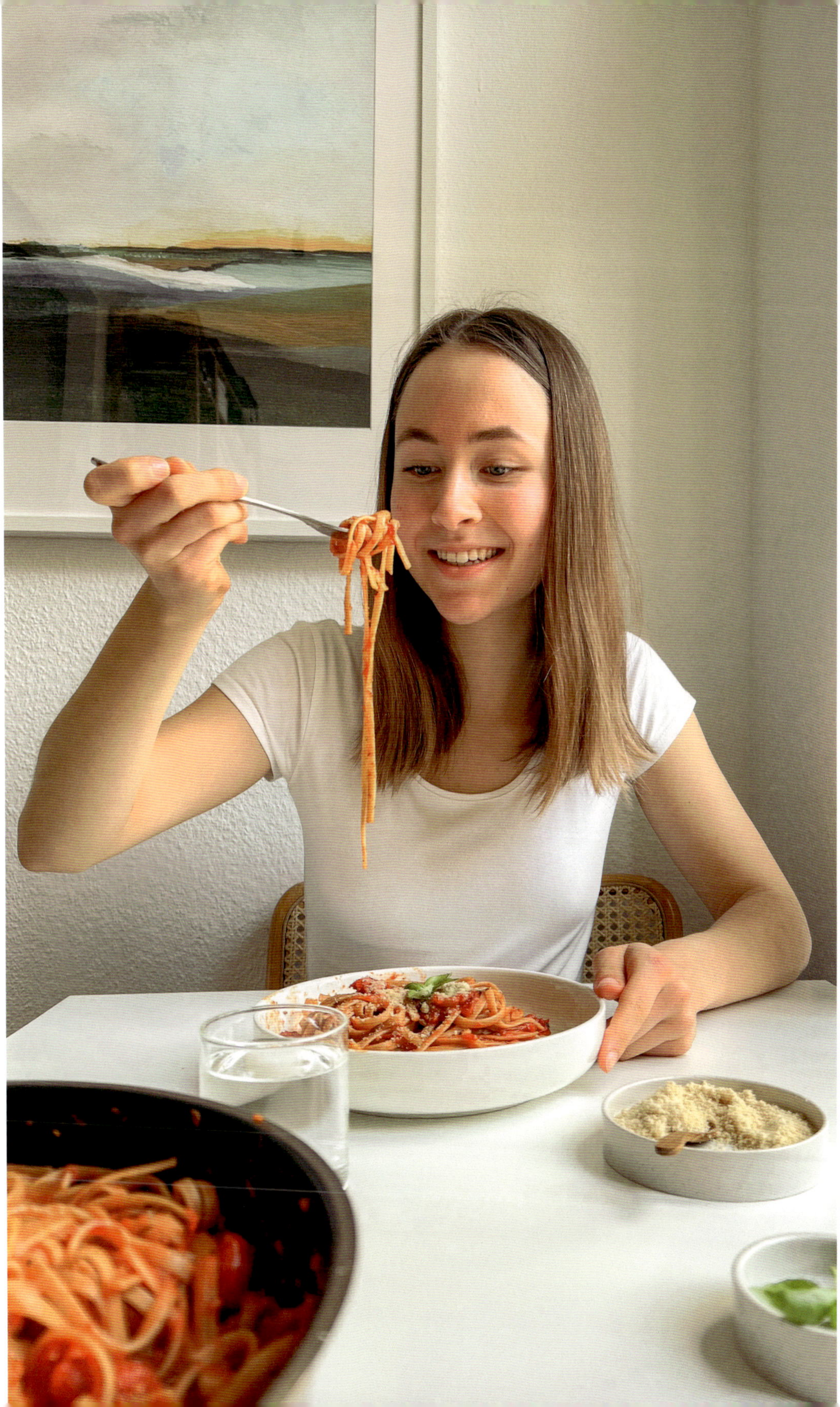

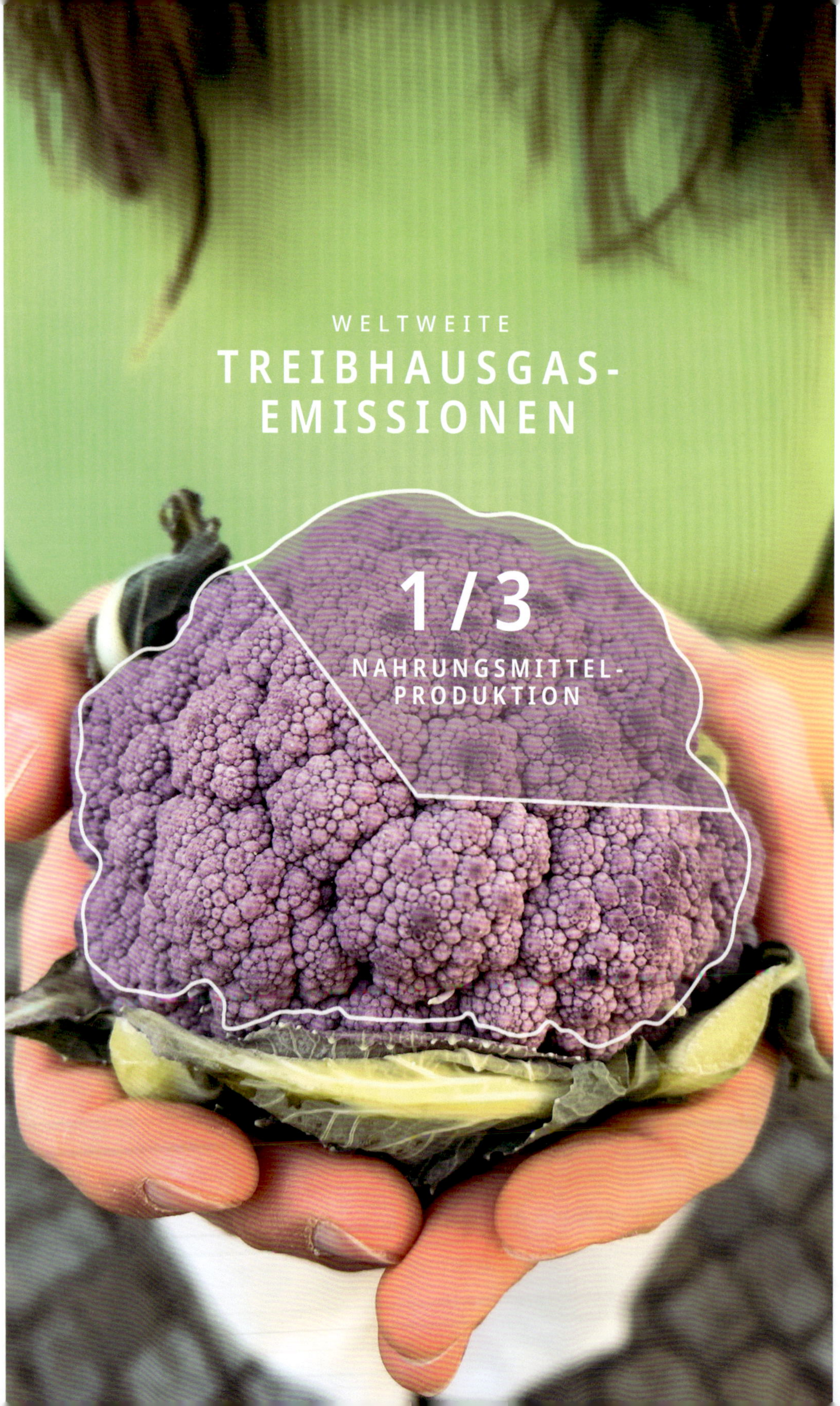
WELTWEITE
TREIBHAUSGAS-
EMISSIONEN
1/3
NAHRUNGSMITTEL-
PRODUKTION

ZUSAMMENHANG
ERNÄHRUNG UND KLIMA

Wie klimaschädlich ist unser Essen?

Unsere gewohnte Ernährung bringt durchschnittlich pro Kopf in Deutschland fast genauso viele klimaschädliche Gase auf die Waage wie der Bereich der gesamten Mobilität, ausgenommen der öffentlichen Infrastruktur.[1]

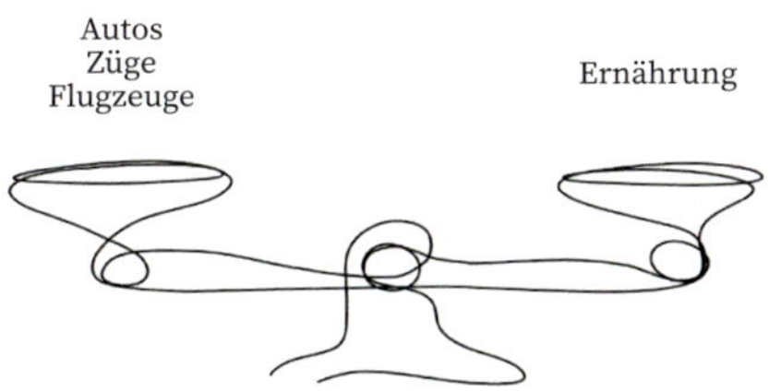

Die Produktion und der Konsum von Lebensmitteln sind mit erheblichen Folgen für die Umwelt und unser Klima verbunden. Wir bezahlen nicht nur mit dem Preis im Laden dafür, sondern auch mit den Kilogramm an Treibhausgasen, welche für den Anbau, die Herstellung und den Transport ausgestoßen werden. Damit du weißt, wo genau die einzelnen Emissionen in der Lebensmittelproduktion entstehen, gebe ich dir im Folgenden einen Einblick in alle Prozesse.

Warum sind tierische Produkte so klimaschädlich?

Weltweit sind 1/3 aller Emissionen ernährungsbedingte Treibhausgasemissionen.[2] Dabei entscheiden die Art des Lebensmittels und dessen Herstellung, Verarbeitung, Transport und Aufbewahrung über die Menge der ausgestoßenen Klimagase. Tierische Produkte, wie Fleisch, Milch und Eier, verursachen 44 % der Treibhausgase. Bei der Produktion pflanzlicher Produkte werden gerade mal 8 % emittiert.[3] Schon immer hat sich der Mensch von tierischen Produkten ernährt. Jedoch nicht in den Massen, wie wir es heutzutage tun. Die steigende Nachfrage im Zusammenhang mit dem stetigen Bevölkerungswachstum zehrt an den Kräften unseres Planeten. Laut des Fleischatlases 2021 der Böll-Stiftung hat sich der Fleischkonsum in den letzten 20 Jahren mehr als verdoppelt.[4] Allein in Deutschland werden pro Kopf durchschnittlich täglich 160 g Fleisch [5] und 217 g Milchprodukte [6] gegessen. Dadurch gelangen viel zu viele Klimagase in unsere Atmosphäre. Diese fallen zum einen bei der Haltung der Tiere an. Hinzu kommen die Emissionen, welche beim Anbau des Futters entstehen. Am Beispiel einer Kuh sieht das wie folgt aus: Die Grafik zeigt die Produkte, welche bei der Haltung einer Kuh pro Tag gebraucht werden und gleichzeitig entstehen.[7]

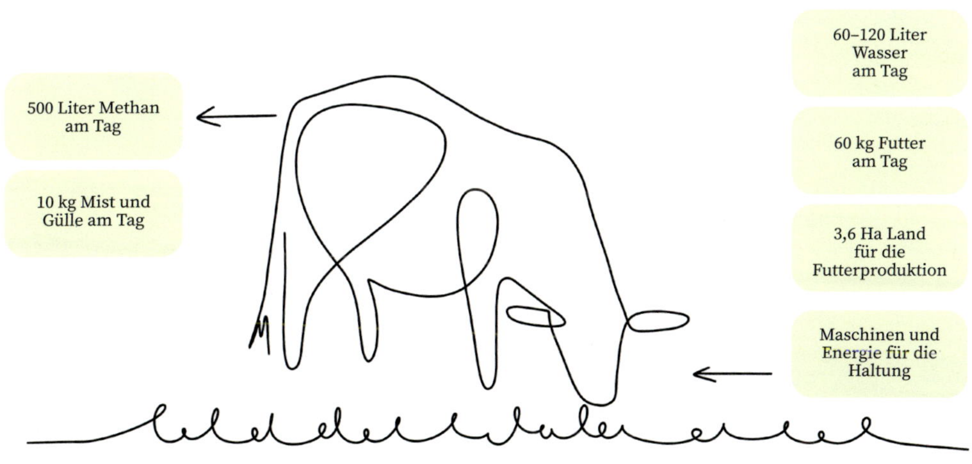

WAS STECKT IN 1 KG RINDFLEISCH?

22 KG
TREIBHAUSGASE[8]

15.400 L
WASSER[8]

Was sind die klimaschädlichen Treibhausgase?

Der Motor des Klimawandels ist der Treibhauseffekt. Einige Gase in unserer Erdatmosphäre wirken wie das Glas einer Glaskugel. Sie lassen die Sonnenstrahlung eindringen und das Kugelinnere erwärmen, aber verhindern eine Abstrahlung zurück nach Außen, was eine dauerhafte Erwärmung mit sich bringt. Das gilt vor allem für Kohlenstoffdioxid, Methan, Lachgas und fluorierte Treibhausgase.

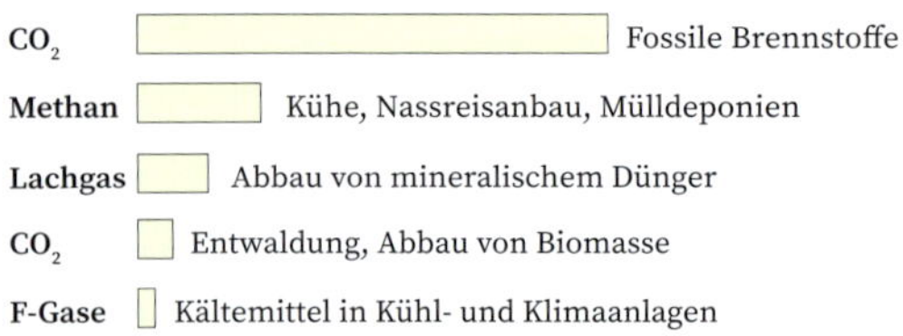

Diese Gase schädigen unser Klima unterschiedlich stark. Kohlenstoffdioxid ist mit dem größten Anteil der Hauptindikator. Deshalb wird es bei klimatischen Untersuchungen häufig als Bezugsgröße gewählt. Jedoch trägt Methan 25-mal und Lachgas 300-mal stärker zum Treibhauseffekt bei.[9] Beides sind also klimaschädliche Gase, die vor allem in der tierischen Landwirtschaft und Viehzucht entstehen.

Das Problem der pupsenden Kühe

Das ausgestoßene Methan der Kühe ist besonders problematisch, da es 25-mal so stark wie CO_2 auf den Treibhauseffekt wirkt. Allein in Deutschland leben 11,8 Millionen Kühe, welche pro Jahr 1,2 Millionen Tonnen Methan ausstoßen. Zur Veranschaulichung kann man diesen Wert mit den CO_2-Emissionen eines Autos vergleichen. Ein Auto verbraucht im Durchschnitt 7 Liter Benzin auf 100 Kilometer. Um auf die 1,2 Millionen Tonnen Methan zu kommen, könnten ganze 2,92 Millionen Autos die Erde einmal umfahren; das entspricht einer Strecke von 40.000 km.[10] Das zeigt, dass eine tierlastige Ernährung viel schädlicher für das Klima ist, als das Fahren eines Autos mit Benzin.

Wie gelangt das ganze Wasser in das Fleisch?

Rindfleisch enthält auf einem Kilogramm nur um die 700 Gramm Wasser.[11] Doch die viel größere Wassermenge fällt über den gesamten Produktionsprozess des Fleisches an. Von diesem sogenannten virtuellen Wasser wird am meisten für den Anbau der Futtermittel benötigt. Soja und Getreide werden größtenteils in Regionen angebaut, in denen sauberes Wasser ohnehin schon knapp ist – z.B. im Amazonas-Gebiet. Für die Menschen dort ist das ein großes Problem, da sie aufgrund unserer Fleischproduktion mit der Landwirtschaft um ihr Süßwasser konkurieren müssen.

Eine Kuh hat großen Durst

Durchschnittlich frisst eine Kuh am Tag 52 kg Futter und trinkt dazu etwa 80 Liter Wasser. Alleine für den Anbau von 1 kg Weizen werden 1.300 Liter Wasser benötigt.[12] Davon benötigt eine einzige Kuh am Tag das 52-fache. Wenn man sich nun überlegt, wie viel Brote man aus 52 kg Weizen backen kann, dann ist das wirklich absurd.

Der Verbrauch an virtuellen Wasser

Virtuelles Wasser setzt sich aus verschiedenen Messgrößen zusammen: grünem Wasser und blaues Wasser. Das grüne Wasser berücksichtigt das Regenwasser, wo hingegen das blaue Wasser das Wasser beschreibt, welches nicht im normalen Wasserkreislauf verbleibt. Dieses Wasser wird meistens dem Grundwasser oder Gewässern entnommen und fließt nicht zurück in den natürlichen Wasserkreislauf. Betrachtet man unter diesen Umständen den Verbrauch an blauem Wassers (ohne Regenwasser) für 1 Kilogramm Rindfleisch, so sieht es wie folgt aus:[13]

684 Liter für 1 kg Rindfleisch aus Intensivmast

465 Liter für 1 kg Rindfleisch aus Weidehaltung

228 Liter für 1 kg Getreide

30 M^2
NUTZFLÄCHE[8]

16 KG
GETREIDE+SOJA[8]

Wie viel Fläche braucht das Tierfutter?

Mit insgesamt 16,6 Millionen Hektar Agrarfläche für den Futteranbau zählt Deutschalnd zu den flächenverbrauchendsten Ländern der EU.[14] Knapp ein Drittel der gesamten landwirtschaftlichen Fläche Deutschlands wird für den Anbau von Futter genutzt. Zudem werden weitere 40 % des benötigten Futters außerhalb der EU angebaut. Dies entspricht einer Fläche von 7 Millionen Hektar.[15] Dafür pachtet sich Deutschland Länder außerhalb der EU und bekommt im Gegenzug die dort angebaute Ware zurückgeliefert.

Das Fleisch macht sich breit

Die Kuh- und Rinderzucht sind der Spitzenreiter im Flächenverbrauch für den Anbau von Tierfutter. 2016 nahm die Rinderzucht etwa 3/4 der Fläche für den Futtermittelanbau in Deutschland ein.[16] Der Grund dafür ist der hohe Bedarf an Nahrung mit möglichst viel Protein. Neben den Rindern haben auch Schweine und Hühner einen hohen Proteinverbrauch, welcher größtenteils mit importiertem Sojaschrot gedeckt wird.

Mythos: Die Veganer*innen zerstören mit Tofu und Sojamilch den Regenwald

Um die wachsende Weltbevölkerung zu sättigen, werden bis zum Jahr 2050 um die 50–70 % mehr Nahrungsmittel benötigt.[17] Damit geht eine kontinuierliche Vergrößerung der Anbaufläche einher. Täglich werden deshalb Großflächen an Regenwald gerodet, um darauf Soja und andere Pflanzen anzubauen. Allerdings nicht für die Veganer*innen, sondern um damit Tiere in der Massentierhaltung zu füttern. Ein Anstieg des weltweiten Fleischkonsums führt zur Zerstörung von natürlichen Lebensräumen. Weltweit verschwinden pro Minute 30 Fußballfelder Regenwald. Allein in Braslilien wurde die Soja-Anbaufläche zwischen 2008 und 2016 um 56 % erweitert.[18] Dadurch verschwindet nach und nach die lokale Artenvielfalt und der CO_2-Ausstoß steigt. Denn durch die Abholzung der Regenwälder gelangt das in den Pflanzen gespeicherte CO_2 wieder zurück in unsere Atmosphäre und kurbelt den Treibhauseffekt weiter an.

Tiere satt – die Welt hungert

Die Fleischproduktion ist äußerst ineffizient. Für 1 kg Rindfleisch werden 16 kg Futter aus Getreide und Soja benötigt.[19] Durch den Fleischhunger der Industrieländer sind die Menschen aus den ärmeren Ländern in ihrer Existenz bedroht. Würde man dieses Futter direkt zur Produktion von pflanzlichen Lebensmitteln nutzen, könnte man viel mehr Menschen ernähren. Demnach ließe sich mit einem Verzicht auf Fleisch- und Milchprodukte die Nutzung des weltweiten Agrarlandes um mehr als 75 % reduzieren bzw. für pflanzlichen Anbau nutzen.[20]

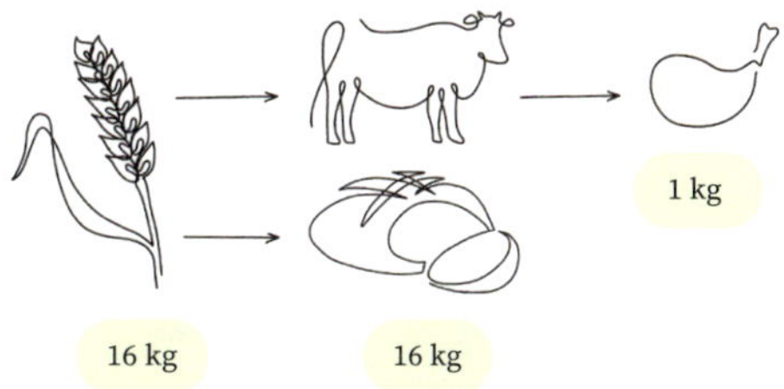

Platz sparen mit pflanzlichem Fleisch

Dies ist die neue Devise! Denn die Studie des SERI (Sustainable European Research Institut)[21] zeigt deutlich, dass die auf Soja und Weizeneiweiß basierenden Produkte in ihrem Flächenverbrauch deutlich besser abschneiden als Fleisch. Für den Fleischersatz würde die Anbaufläche Deutschlands vollkommen ausreichen, so dass kein Regenwald dafür abgeholzt werden muss und die CO_2-Emissionen für die langen Transportwege entfallen.

Seitan	0,83 m2/Jahr je kg
Tofu (Soja)	1,34 m2/Jahr je kg
Hackfleisch	10,69 m^2/Jahr je kg

DAS KLIMA IM WANDEL

FOLGEN DER KLIMAKRISE

Je größer das Ozonloch wird, desto stärker ist der Treibhauseffekt und die Erde erwärmt sich immer schneller.

Hitzeperioden lassen Waldbrände entstehen, wodurch das in den Bäumen gespeicherte CO_2 in die Atmosphäre gelangt.

Wassermangel führt zum Austrocknen natürlicher Gewässer und zur Zerstörung natürlicher Ökosysteme.

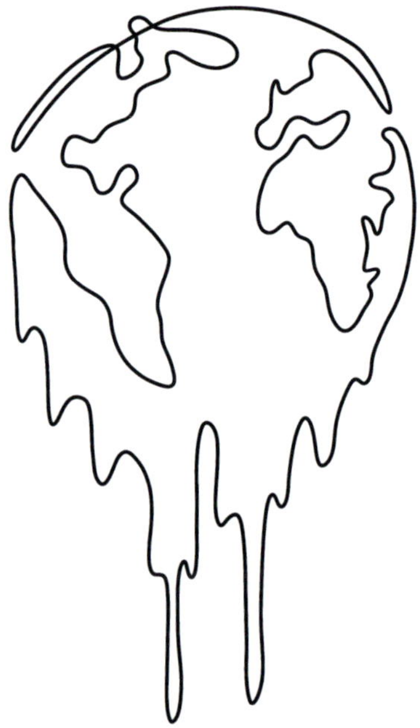

Extremes Wetter (z. B. Dürren) gefährdet die Ressourcen-Versorgung mit landwirtschaftlichen Produkten und Wasser.

Wärmere Temperaturen schaden der menschlichen Gesundheit mit Hitzestress und begünstigen die Ausbreitung von Infektionskrankheiten.

Mit dem Anstieg der Meerestemperatur wird das in den Meeren gespeicherte CO_2 frei gesetzt und der Klimawandel beschleunigt.

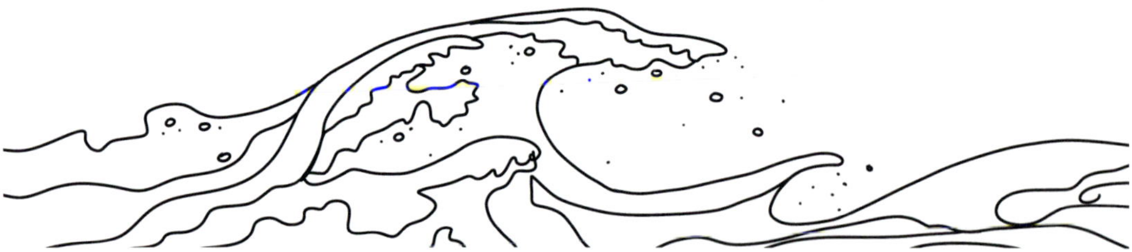

Die Nahrungsmittelproduktion treibt den Klimawandel und die damit verbundenen Umweltschäden deutlich an. Die umfassenden Folgen der Erderwärmung sind spürbar und sorgen auch bei uns für immer mehr Probleme. Ökosysteme geraten durcheinander und Pflanzenarten sterben aus. Wenn die Treibhausgasemissionen weltweit nicht sofort drastisch reduziert werden, wird der Klimawandel nicht aufzuhalten sein. Dann gibt es kein Zurück mehr! [22]

DIE MENSCHHEIT HAT NUR NOCH EIN

BEGRENZTES CO_2-BUDGET

Das CO_2-Budget gibt an, wie viel CO_2 wir noch emittieren dürfen, um die Klimaerwärmung auf einen Temperaturanstieg von 1,5 Grad einzudämmen.[23]

Kommt es zum Kipp-Punkt, dann gibt es kein Zurück mehr. Unsere Ökosysteme wären in ihrer Existenz bedroht, wodurch lebenswichtige Kreisläufe aus dem Ruder geraten würden und die Zukunft der nachfolgenden Generationen auf dem Spiel stehen würde. Bei der Verfehlung des 2-Grad-Ziels sähen die Folgen noch viel drastischer aus.[24]

Jede Tonne CO_2 führt zur zusätzlichen Erwärmung. Um einer Klimakatastrophe entgegenzuwirken, kannst auch du versuchen, deine Emissionen zu reduzieren.

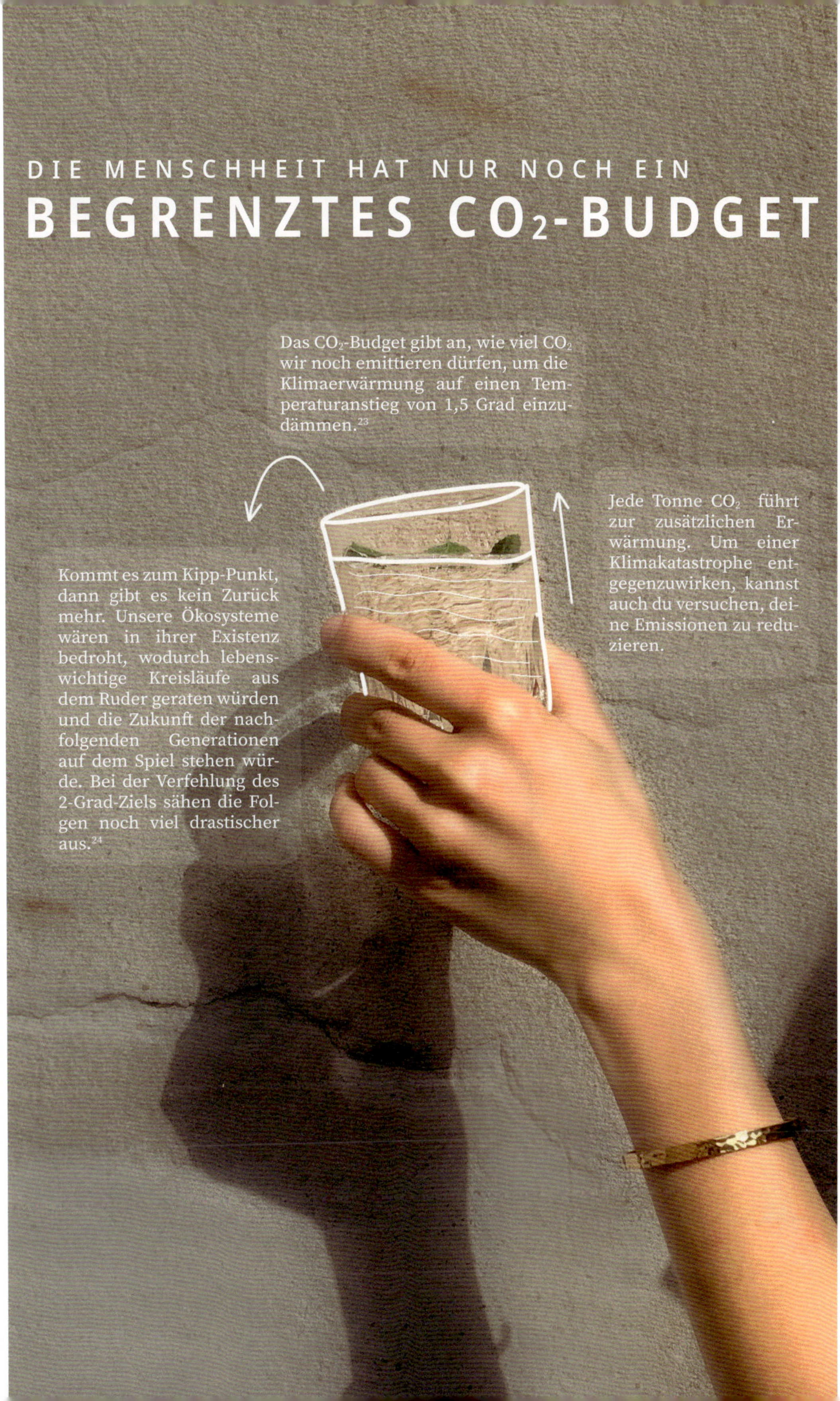

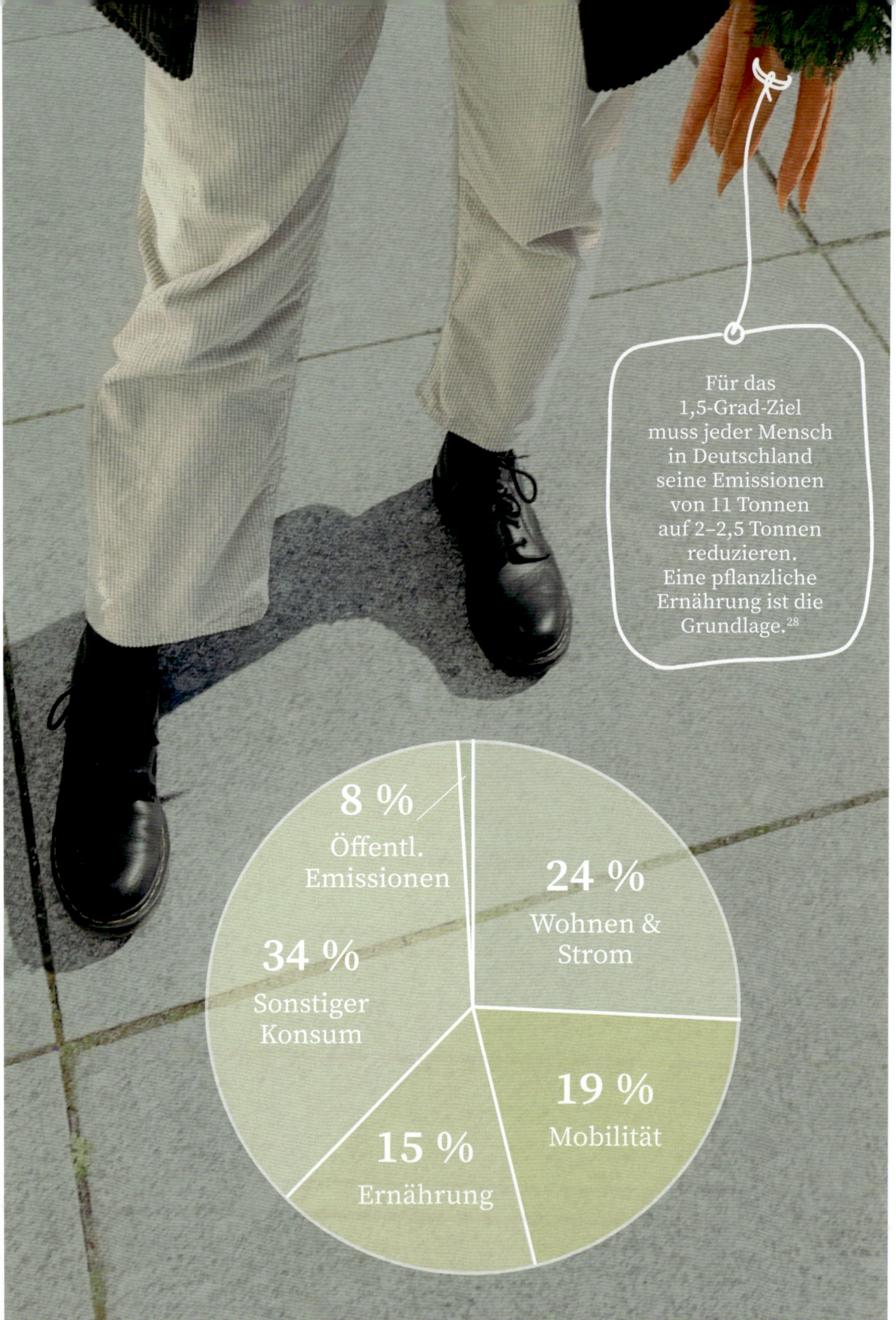

Für das 1,5-Grad-Ziel muss jeder Mensch in Deutschland seine Emissionen von 11 Tonnen auf 2–2,5 Tonnen reduzieren. Eine pflanzliche Ernährung ist die Grundlage.[28]

CO_2-FUSSABDRUCK

EINER DURCHSCHNITTLICHEN PERSON IN DEUTSCHLAND[26]

TREIBHAUSGASEMISSIONEN GEBÜNDELT IM CO_2-FUSSABDRUCK

Was ist das für ein Fußabdruck?

Dass die CO_2-Emissionen aus der tierischen Landwirtschaft und der Lebensmittelproduktion dem Klima schaden, wurde auf den vorherigen Seiten bereits erläutert. Doch auch jeder Mensch hat einen individuellen CO_2-Fußabdruck – eine Spur, die in der Umwelt bleibt. Natürlich wird dieser Abdruck nicht mit den Schuhen in die Erde getreten, sondern er bezieht sich symbolisch auf alles, was zum Ausstoß von Kohlenstoffdioxid führt. Dazu zählen zum Beispiel die Busfahrt in die Schule, deine morgendlichen Cornflakes oder der Strom, mit dem du dein Handy lädst. Je mehr von diesem Gas emittiert wird, desto größer der CO_2-Fußabdruck und somit auch der Schaden für unsere Erde.

Wir leben auf (zu) großem Fuß!

In Deutschland liegt der Ausstoß an Treibhausgasen im Durchschnitt bei 11,2 Tonnen CO_2-Äquivalenten pro Person und Jahr. Dieser Wert befindet sich 60 % über dem weltweiten Durchschnitt und zeigt, dass wir mit unserer momentanen Lebensweise viel zu viele Emissionen ausstoßen.[25] Dabei sind es die für uns selbstverständlichsten Dinge, wie das eigene Auto, die tägliche Bratwurst, das warme Zimmer im Winter oder die dritte Winterjacke, die den Fußabruck immer größer machen. Aber es gibt viele Möglichkeiten, seinen Fußabdruck zu verkleinern. Schon 10 % der deutschen Bevölkerung kommen mit 7 Tonnen CO_2-Äquivalenten aus und zählen damit zu den klimafreundlichen Spitzenreitern.[25]

Tipps zum Verkleinern deines CO_2-Fußabdruckes:

Dafür ist es ratsam, deinen CO_2-Fußabdruck zu berechnen. Im Internet findest du zahlreiche CO_2-Rechner. Hier kannst du für alle Lebensbereiche deine persönlichen Werte eintragen und bekommst dein Ergebnis angezeigt. Nun liegt es an dir, dem 2-Tonnen-Ziel näher zu kommen. Zur Reduzierung ist es ratsam, in allen Rubriken des CO_2-Fußabdruckes (siehe Grafik links) eine einsparende Veränderung vorzunehmen:[26]

Wohnen und Strom: einen Öko-Stromanbieter verwenden, welcher regenerativen Strom liefert; sparsam und nur notwendige Räume beheizen.

Mobilität: kurze Autofahrten (kürzer als 5 km) mit dem Rad, den ÖPNV oder zu Fuß bewältigen; mit dem Zug fahren statt zu fliegen.

Sonstiger Konsum: Dinge gebraucht kaufen oder versuchen sie zu reparieren.

Ernährung: siehe nächster Abschnitt.

Die Rolle der Ernährung im CO2-Fußabdruck:

Wie man sich ernährt, beeinflusst den CO_2-Fußabdruck. Eine fleischbetonte Ernährung bringt 2,7 Tonnen CO_2 pro Person und Jahr auf die Waage.[28] Allein diese Ernährungsform überschreitet den angestrebten Ausstoß von 1 Tonne Treibhausgasen pro Person im Jahr deutlich. Um das 1,5-Grad-Ziel zu erreichen, ist eine pflanzenbasierte Ernährung mit vorwiegend regionalen Produkten notwendig. Die untere Grafik zeigt, dass eine fleischlose Ernährung am effektivsten ist und mit ihr am meisten CO_2 eingespart werden kann.[28]

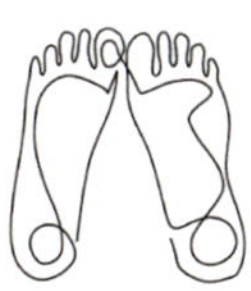

2,7 Tonnen CO_2
fleischbetont

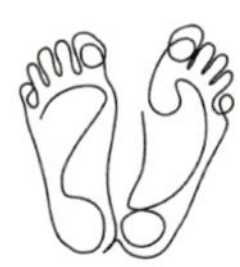

1,79 Tonnen CO_2
fleischreduziert

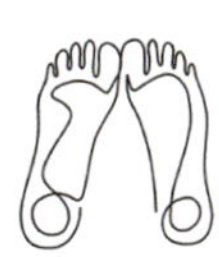

1,33 Tonnen CO_2
vegetarisch

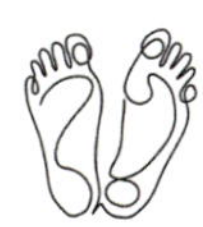

1,08 Tonnen CO_2
vegan

ERLÄUTERUNG DER CO_2e-BERECHNUNGEN

Warum?

Damit du dir ein Bild davon machen kannst, wie stark sich eine Mahlzeit auf das Klima auswirkt, habe ich für jedes Rezept in diesem Buch ein Diagramm mit den jeweiligen Treibhausgas-Emissionen erstellt. Der Vergleich mit dem tierischen Rezept zeigt dir, wie stark ein Gericht beispielsweise mit und ohne Fleisch das Klima belastet. Schnell wirst du sehen, wie klimaschonend die veganen Leckereien sind. Mir bereitet es immer viel Freude zu sehen, dass mit der veganen Variante mein CO_2-Fußabdruck viel kleiner ist als der von Konsument*innen tierischer Produkte!

Einblick in die CO_2e-Datenbank

Mittels der Studie «Ökologische Fußabdrücke von Lebensmitteln und Gerichten in Deutschland» (Heidelberg 2020)[29] und der Emyze-App[30] habe ich eine wissenschaftliche Datenbasis erstellt. Die Tabellen zeigen Ausschnitte meiner CO_2e-Datenbank, welche Grundlage für die Berechnungen der Emissionen der Rezepte in diesem Buch ist. Die vollständige Datenbank findest du im Anhang dieses Buches. Mit ihr kannst du dir selbst einen Überblick über die einzelnen Lebensmittel verschaffen und nach Belieben deine eigenen Gerichte berechnen.

Was bedeutet CO_2e?

CO_2e ist die CO_2-Äquivalente, welche als Maßeinheit den Effekt der Treibhausgase auf das Klima vergleichbar macht und zu einem Wert vereint. Denn wie im ersten Kapitel beschrieben, tragen die verschiedenen Treibhausgase (Kohlenstoffdioxid, Methan und Lachgas) unterschiedlich stark zum Treibhauseffekt bei und verweilen unterschiedlich lang in der Erdatmosphäre. Für die Ermittlung der CO_2e-Werte werden die anderen Treibhausgase auf die Klimawirksamkeit von CO_2 umgerechnet. Dabei hat das CO_2 ein Erwärmungspotenzial von 1 CO_2e, Methan von 25 CO_2e und Lachgas von 300 CO_2e.

Hinweise zu der Datenbank

Bei den Werten der CO_2-Äquivalente (CO_2e) der einzelnen Lebensmittel handelt es sich jeweils um einen Durchschnittswert des in Deutschland verkauften Lebensmittels. Das heißt, dass die Emissionen dennoch variieren können. Bei der Kartoffel zum Beispiel können die Werte zwischen 64 und 197 g CO_2e pro Kilogramm schwanken. Dabei befinden sich die Bio-Lebensmittel im niedrigen Spektrum und helfen dir zusätzlich bei der Reduzierung deines CO_2-Fußabdruckes. Zudem solltest du wissen, dass bei den Werten deine eigenen Emissionen, welche du bei der Lagerung und der Verarbeitung der Lebensmittel erzeugst, berücksichtigt wurden, aber dennoch abweichen können. Allerdings ist der Transport der Lebensmittel vom Geschäft in deine Küche nicht inbegriffen. Hier ist die Definition eines Mittelwertes schwierig, da die Unterschiede zwischen den Emissionen einer Autofahrt und eines Spaziergangs einfach zu groß sind.

Hinweise zu den Berechnungen

In diesem Kochbuch beziehen sich die berechneten Werte der CO_2e-Emissionen immer auf das gesamte Rezept. Bei den Backwaren ist das ganze Gebäck gemeint.

Obst	kg CO_2e/kg Lebensmittel	g CO_2e/100 g Lebensmittel
Apfel, Durchschnitt	0,3	30
Apfel, aus der Region im Herbst	0,3	30
Apfel, aus der Region im April	0,4	40
Aprikose	0,2	20
Banane	0,55	55
Dattel	1,99	199

Fleisch, Fisch, Ei und pflanzliche Alternativen	kg CO_2e/kg Lebensmittel	g CO_2e/100 g Lebensmittel
Schweinefleisch, Hack	4,39	439
Seitan	2,5	25
Sojagranulat/Sojaschnetzel	1,0	100
Speck	6,05	605
Tempeh	0,7	70
Thunfisch	4,14	414
Tofu	1,0	100

BEISPIELRECHNUNG RÜHREI

Mit der CO_2e-Datenbank werden die Emissionswerte für die einzelnen Zutaten des Rezeptes in einer Tabelle zusammengetragen. Anschließend wird der Schritt für das tierische Pendant des Rezeptes wiederholt. Die Ergebnisse aus beiden Tabellen werden in ein Balkendiagramm übertragen und bei dem Rezept angezeigt. Mit dieser Art der Gegenüberstellung hoffe ich, in dir eine zusätzliche Motivation für die vegane Ernährung entfachen zu können.

VEGAN

Zutaten	Gramm	g CO_2e/ 100 g	g CO_2e/ Lebensmittel
Tofu	200	100	200
Lauchzwiebel	40	37	14,8
Margarine	35	135	20,25
Sojajoghurt	60	121	72,6
Kurkuma	3	65	1,95
Brötchen	100	Stk.= 62,5	150
Hefeflocken	5	75	3,75
Salz	5	380	7,6
Pfeffer	3	531	15,95
			= 488,9

TIERISCH

Zutaten	Gramm	g CO_2e/ 100 g	g CO_2e/ Lebensmittel
Eier, 4 Stk.	240	Stk.= 180	720
Lauchzwiebel	500	40	200
Butter	200	40	80
Vollmilch	100	20	20
Brötchen	100	Stk.= 62,5	150
Salz	5	380	7,6
Pfeffer	3	531	15,95
			= 1.416,5

↓

CO_2-EMISSIONEN FÜR DIESES GERICHT:

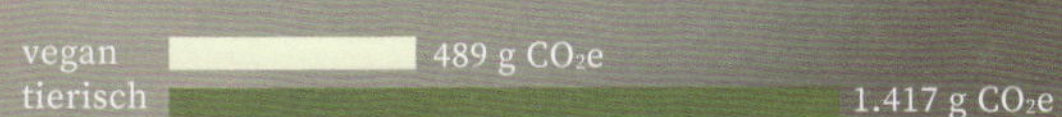

Ein um 1/5 reduzierter Fleischkonsum in Deutschland würde so viel Klimagase einsparen wie die Stilllegung des Braunkohlekraftwerkes Weisweiler, des viertgrößten deutschen CO_2-Emittenten.[31]

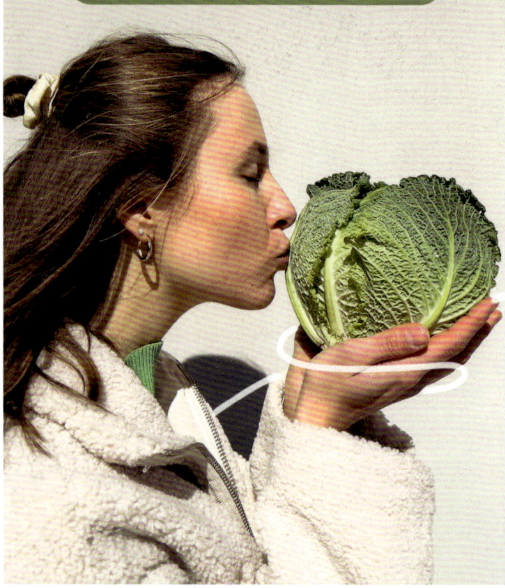

60 % des in Deutschland genutzten Getreides werden als Tierfutter eingesetzt. 20 % dienen direkt der menschlichen Ernährung.[32]

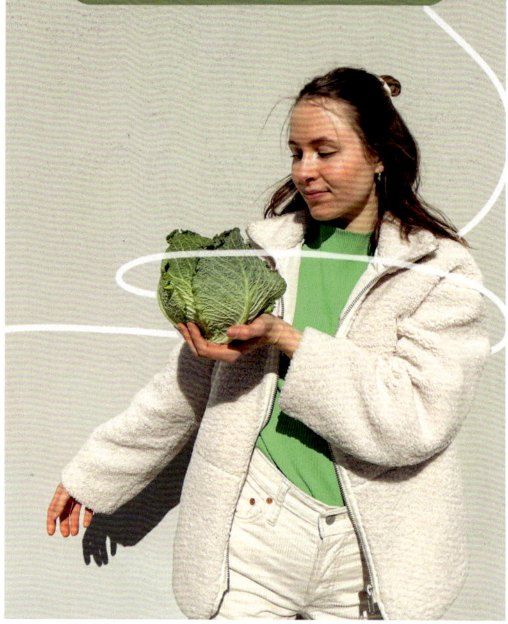

Der CO_2-Fußabdruck einer Person lässt sich durch den Verzicht auf tierische Produkte um bis zu 73 % reduzieren.[33]

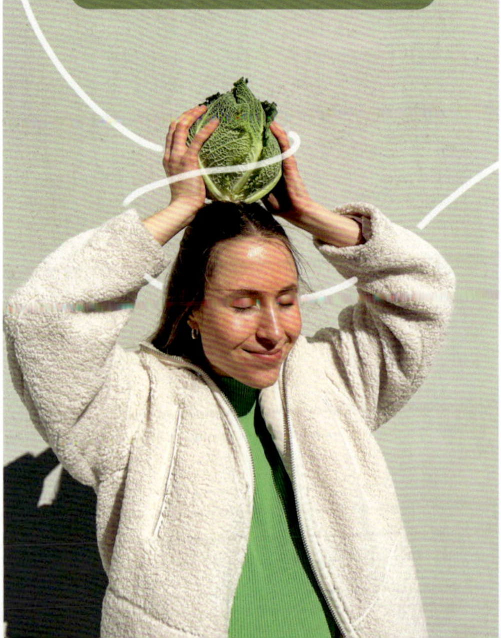

Wer sich ein Jahr lang vegan ernährt, spart 578 kg CO_2 ein.[34]

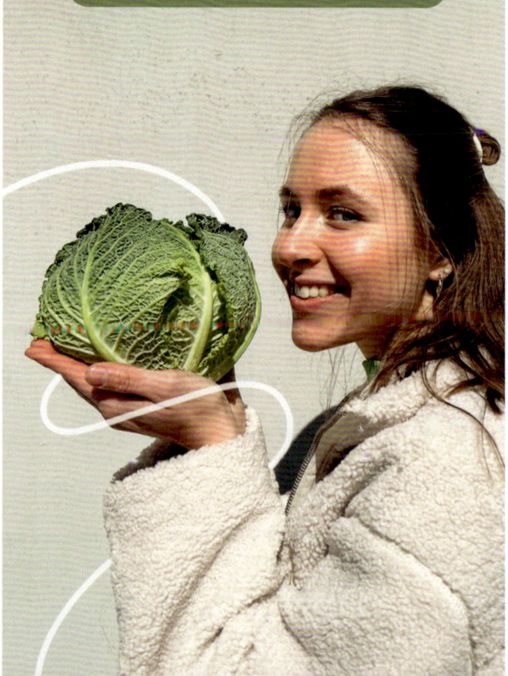

DIE LÖSUNG
VEGAN FÜRS KLIMA

Vegan sein = Effektiver Umweltschutz

Es klingt so simpel und das ist es auch! Denn bei einer veganen Lebensweise landen die pflanzlichen Nahrungsmittel ohne Umwege über das Tier auf unserem Teller. Das entlastet unsere Umwelt und schont wertvolle Ressourcen, wie Wasser und Land. Demnach können wir mit einer pflanzenbasierten Ernährung die Hauptprobleme des Klimawandels maßgeblich reduzieren und einen ausschlaggebenden Beitrag für den Klimaschutz leisten.

Studie bestätigt CO_2-Einsparung

Eine im Januar 2022 veröffentliche Studie von Michael B. Eisen und Patrick O. Brown zeigt, dass sich die aktuellen globalen CO_2e-Emissionen um 68 % senken ließen, wenn die ganze Welt in den nächsten 15 Jahren vegan werden würde.[35] Mit dieser Reduzierung würden wir die Hälfte der benötigten Einsparungen für das 1,5-Grad-Ziel erreichen. In mir erwecken diese Ergebnisse eine große Hoffnung und ich hoffe, dich damit genauso für die vegane Ernährung motivieren zu können. Es ist einfach ein tolles Gefühl selbst zur Rettung des Planeten beizutragen - nicht wahr?

Mein Traum – ein veganes Deutschland

In der unten aufgeführten Grafik zeige ich dir, wie viel CO_2e ein durchschnittlicher, in Deutschland lebender Mensch mit einer veganen Ernährung einsparen kann. Die verwendeten Werte von Milch und Fleisch entsprechen dem täglichen Verbraucher*innen-Durchschnitt und wurden dem veganen Pendant gegenübergestellt. Das Ergebnis ist beeindruckend: Würden wir in Deutschland von heute auf morgen nur noch Haferdrink statt Kuhmilch trinken und Tempeh oder Tofu statt Fleisch essen, dann könnten über 90 % der Treibhausgase eingespart und neunmal mehr Menschen ernährt werden. Ist das nicht gigantisch!?

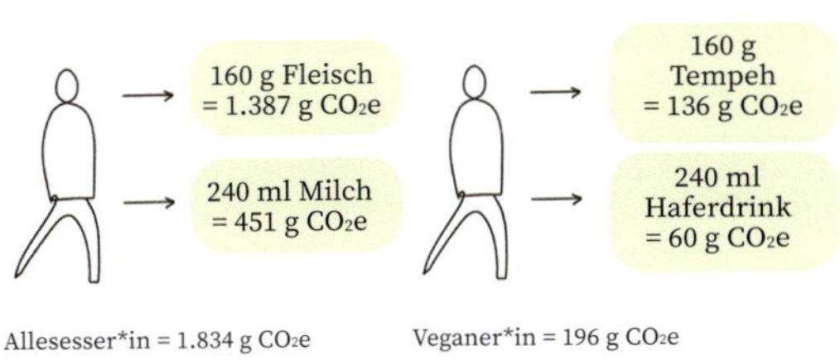

Vegan hilft mehr als das Elektroauto

Das Elektroauto wird von der Politik als die Klimalösung schlechthin beworben, weswegen wir Prämien für eine Neuanschaffung erhalten und uns die Medien diese fahrenden Klimahelden in zahlreichen Varianten vorführen. Doch was viele nicht wissen: Eine vegane Ernährung hat einen weitaus effektiveren Einfluss auf das Klima, als der Umstieg von einem Benziner auf ein Elektroauto.[36] Denn eine pflanzliche Ernährung reduziert verschiedene Treibhausgase auf mehreren Ebenen und trägt somit zur Minderung zahlreicher Umweltprobleme bei. Das Elektroauto hingegen fährt eingleisig und spart nur den Ausstoß von Kohlendioxid ein.

Vegan kurz erklärt

Damit du direkt starten kannst, möchte ich dir nun zeigen, was du in einer veganen Ernährung alles essen kannst. Schaust du dir diese Vielfalt genauer an, dann wirst du merken, dass in einer pflanzlichen Ernährung keinesfalls eine starke Einschränkung bedeutet. Es verschiebt sich lediglich der Fokus von den tierischen Proteinen auf die pflanzlichen. Mehr dazu erfährst du im nächsten Kapitel «Einfach Beginnen».

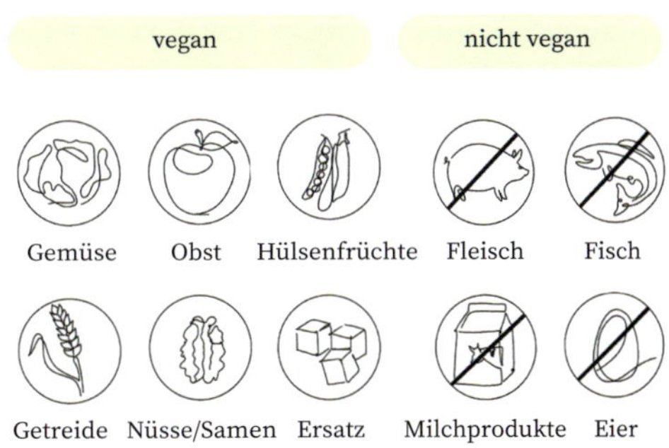

Was sind die Folgen, wenn wir es nicht tun

Patrick O. Brown beschreibt die Folgen in seiner Studie wiefolgt: «Mit jedem Tag, an dem wir nichts unternehmen, steuern wir immer weiter auf irreversible Schäden zu.» [37] Denn die Tierwirtschaft befeuert die Klimakrise und wir alle entscheiden durch unsere Nachfrage dessen Größe und Ausmaß. Demnach können allle einen Beitrag leisten, um der Klimakatastrophe entgegenzuwirken.

VEGAN – ABER BITTE REGIONAL UND SAISONAL

Vegan ist nicht gleich vegan

Als ich anfing, mich vegan zu ernähren, habe ich mich allzu oft von Trends leiten lassen. Avocado-Toasts, Acai-Bowls und Currys mit Kokosmilch standen täglich auf meinem Speiseplan. Dies hat sowohl meinen Geldbeutel belastet als auch die Umwelt. Denn nicht jede Form der veganen Ernährung ist gleich klimaschonend. Sie ist zwar größtenteils klimafreundlicher als das tierische Pendant, doch wenn wir wirklich etwas im Klimaschutz bewirken wollen, dann genügt das Vegan-Sein alleine nicht.

Heimische Ware statt Großhandel

Das Kriterium der Regionalität hilft nicht nur unserer Umwelt, sondern unterstützt kleine Bauern und Betriebe und damit die heimische Wirtschaft. Jedoch gibt es kein geschütztes Siegel oder eine konkrete Definition für den Regional-Begriff. Darum müssen wir bei dem Einkauf ein bisschen mitdenken. Hierbei empfehle ich dir, auf dem Preisschild im Laden nach der Herkunft zu schauen oder bei den Händler*innen persönlich nachzufragen. Die beste Transpareanz erhältst du auf dem Wochenmarkt. Hier stammt das Angebot größtenteils von nahe gelegenen Bauernhöfen und die Markthändler*innen können dir beste Auskunft über die Herkunft und den Anbau der Ware geben.

VON NAH

75 g CO_2e pro kg, LKW-Transportweg max. 150 km [38]

VON FERN

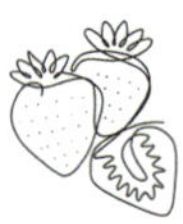

12.000 g CO_2e pro kg, Flugtransport rund 9.000 km [38]

Am Beispiel der Erdbeere ist deutlich zu sehen, wie stark sich die CO_2e-Emissionen der Herkunft wegen unterscheiden. Der Vergleich in der Grafik zeigt dir, dass eine regionale Erdbeere 99 % weniger Treibhausgasemissionen mit ihrem Transport verursacht als die eingeflogene Beere aus Südafrika.[38] Vermeide demnach die Flugware und greife zu regionalem Obst und Gemüse aus Freilandanbau!

Regional – das Timing ist entscheidend!

Regionales Obst und Gemüse kann schnell zum Klimasünder werden, wenn es außerhalb der Saison gekauft wird. Das erkläre ich dir am besten am Beispiel der Tomate: Kaufst du diese im Frühjahr aus Deutschland, dann ist diese 10 x umweltschädlicher, als eine Tomate aus Spanien. Das liegt daran, dass die Tomate in Deutschland aufgrund der kälteren Temperaturen im beheizten und beleuchteten Gewächshaus angebaut wird. Dafür ist sehr viel Energie notwendig. Die Tomate in Spanien hingegen kann Dank der besseren Lichtverhältnisse und wärmeren Temperaturen mit geringerem Energieaufwand gedeihen. Doch bevor du jetzt im Winter losläufst und Tomaten aus Spanien kaufst, möchte ich dir sagen, dass auch deren Emissionen deutlich höher sind als zur richtigen Tomatensaison im Sommer.

FREI-LAND

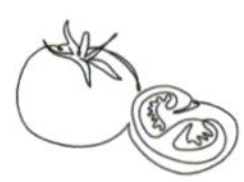

35 g CO_2e pro kg, Bio-Anbau, zur Saison [38]

BE-HEIZT

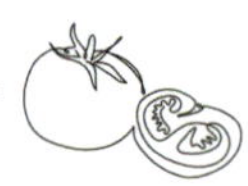

9.300 g CO_2e pro kg, Gewächshaus, keine Saison [38]

Deshalb lautet das Motto: REGIONAL UND SAISONAL! Und demnach ist die Tomate im Winter ein absolutes Luxusgut und sollte nur als Konservenware in unserer Küche verwendet werden.

Bio als zusätzlicher Pluspunkt

Obst- und Gemüse aus biologischem Anbau ist allgemein umweltfreundlicher als aus konventioneller Landwirtschaft. Aufgrund einer geförderten Humusanreicherung wird eine Senke im Boden geschaffen, in der sich Kohlenstoff dauerhaft festsetzen kann. Neben dieser Bindung von CO_2 wird auf den Einsatz von chemisch-synthetischen Pestiziden und mineralischen Düngemitteln verzichtet. Dies spart Energie und der Ausstoß von Lachgas wird vermieden.[39] Zudem fördert die abwechslungsreiche Anbaukultur eine krabbelnde, fliegende und blühende Artenvielfalt und Biodiversität. Dadurch trägt die ökologische Landwirtschaft aktiv zum Erhalt unserer Ökosysteme bei.

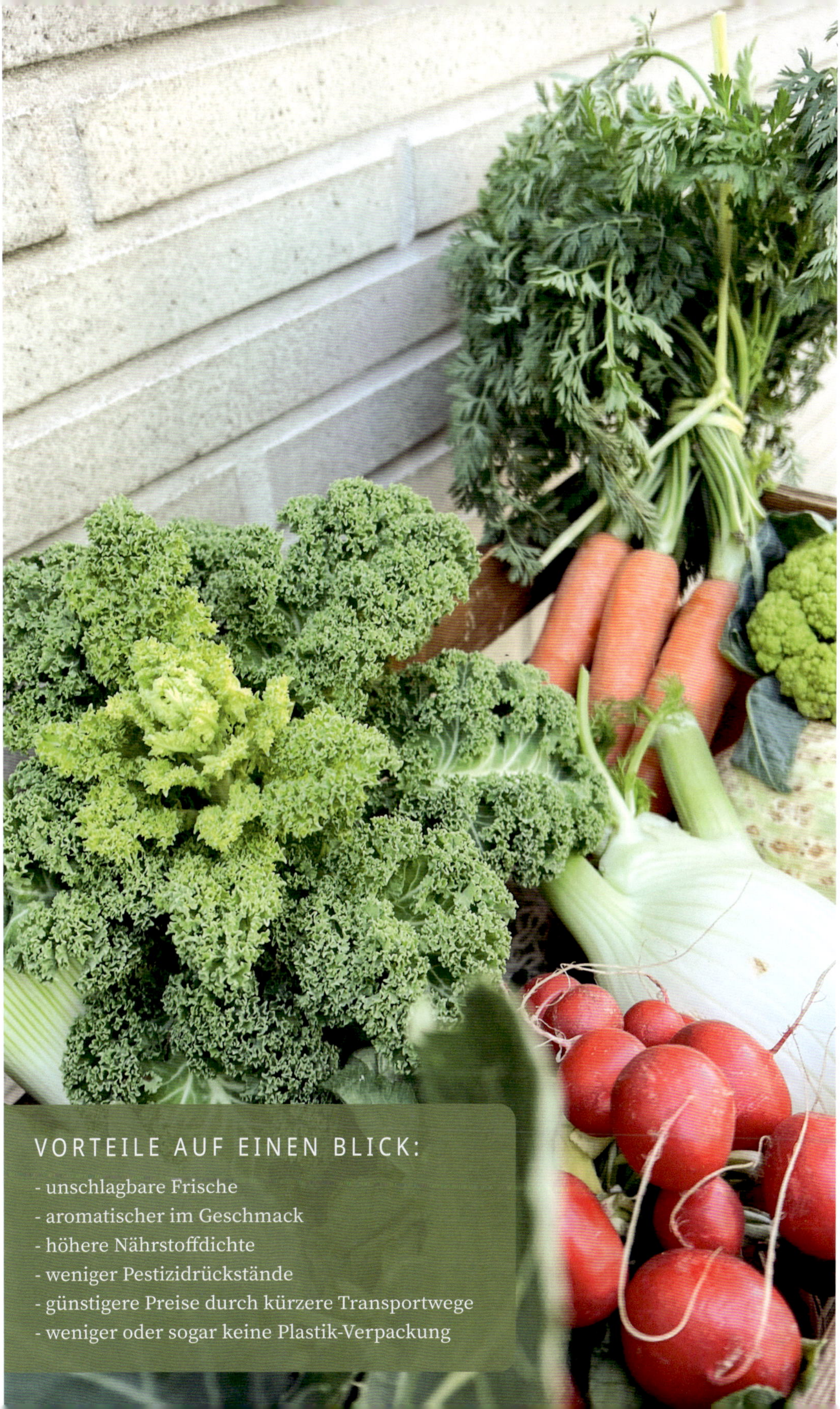

VORTEILE AUF EINEN BLICK:

- unschlagbare Frische
- aromatischer im Geschmack
- höhere Nährstoffdichte
- weniger Pestizidrückstände
- günstigere Preise durch kürzere Transportwege
- weniger oder sogar keine Plastik-Verpackung

VEGANE ERNÄHRUNG

LET´S GO!

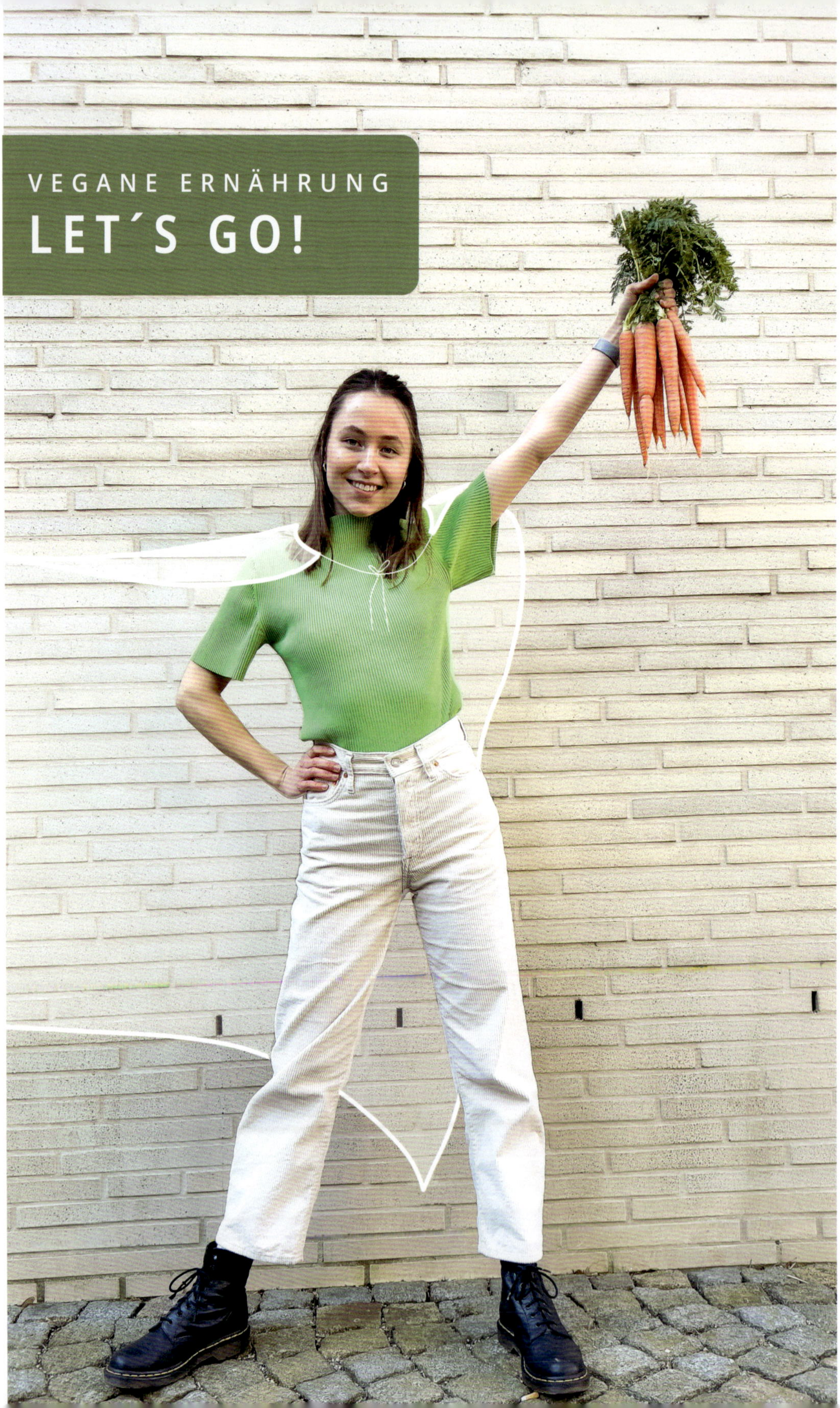

EINFACH BEGINNEN

Für einen einfachen und reibungslosen Start in deine klimafreundliche Ernährung habe ich in diesem Kapitel meine Beginner-Tipps für dich zusammengefasst. So hoffe ich, die eventuelle Hürde vor einer pflanzlichen Ernährung minimieren zu können, und dich ganz entspannt auf die leckeren Rezepte einzustimmen.

Damit du nicht überfordert im Supermarkt stehst und dich fragst, was du einkaufen sollst, zeige ich dir, wie du bei der großen veganen Produktpalette den Durchblick bewahrst.

Denn Wissen und Übung ist hier die halbe Miete. Wenn du einmal weißt, welches die klimafreundlichen Grundnahrungsmittel sind, dann finden diese nach ein bisschen Übung von ganz alleine den Weg in deinen Einkaufwagen.

Und vergiss nicht, dass du zu Beginn nicht gleich alles perfekt machen musst. Jeder kleine Schritt in die richtige Richtung zählt und für jeden geschafften Schritt darfst du dir stolz auf die Schulter klopfen.

Auf geht´s in die vegane Speisekammer!

DIE VIELFALT DER VEGANEN SPEISEKAMMER

Supermärkte sind ein Schlaraffenland

Heutzutage stehen uns mehr Nahrungsmittel als je zuvor zur Verfügung. Das gigantische Angebot ist so riesig, wie es früher nur das Schlaraffenland vorführte. Die Supermärkte präsentieren uns das ganze Jahr über eine bunte Vielfalt an Obst und Gemüse, so dass Erdbeeren und Tomaten im Winter zur Normalität geworden sind. Dadurch haben wir das saisonale Kochen verlernt und sind mit regionalen, uns unbekannten Sorten völlig überfordert. Der fehlende Bezug zu den Bauern erschwert uns das Wissen über einheimische Nahrungsmittel, und die Supermärkte verblenden uns immer weiter mit dem unnatürlichem Angebot. Aus dem Grund möchte ich dich in diesem Buch an die Hand nehmen und dir zeigen, was unser heimisches Umfeld in den einzelnen Monaten alles zu bieten hat.

Saisonal Kochen im Rhythmus der Monate

Für einen optimalen Überblick des regionalen Obst- und Gemüse-Angebots findest du vorne in diesem Buch einen handgezeichneten Saisonkalender von mir. Dieses A3-Poster macht sich perfekt in deiner Küche, wo du vor dem Einkaufen nur kurz drauf schauen musst und deine Gerichte gezielt danach planen kannst.

Herkunft der Lebensmittel (er)kennen

Damit du dir Produkte mit kurzen Transportwegen aus deinem Umfeld kaufen kannst, musst du natürlich wissen, woher diese stammen. Doch vor allem bei verarbeiteten Lebensmitteln wird uns deren Herkunft in der Regel vorenthalten. Grund für diese schlechte Transparenz ist ein fehlendes Gesetz. Denn eine verpflichtende Herkunftsangabe ist in Deutschland nur für folgende Lebensmittel vorgeschrieben: frisches Obst und Gemüse, Eier, Fisch, Fleisch, Olivenöl und Honig. Zudem argumentiert die Verbraucherzentrale, dass eine Herkunft der einzelnen Zutaten die Inhaltsliste viel zu lang und unübersichtlich aussehen lassen würde. Darüber hinaus beziehen die Produzent*innen einzelne Zutaten aus wechselnden Ländern, weshalb die Verpackungen ständig angepasst werden müssten. Für mich sind diese Argumente nicht überzeugend. Denn eine Verschleierung der Herkunft zerstort die Wertschätzung für regionale Produkte und lässt vergessen, was bei uns heimisch ist.

Bio-Siegel schafft Transparenz

Zum Glück sieht das bei den Bio-Produkten anders aus. Hier muss – im Gegensatz zu konventionellen Lebensmitteln – die Herkunft der landwirtschaftlichen Zutaten genannt werden. Allerdings ist dabei die Auskunft über «EU-Landwirtschaft» oder «Nicht-EU-Landwirtschaft» ausreichend. Eine konkrete Info über das Herkunftsland erhalten wir bei Monoprodukten, wie Maiswaffeln, Haferflocken oder Mehl. Meist steht dies als extra Hinweis auf der Verpackung. Damit du weißt, wo du diese Fakten auf dem Bio-Siegel findest, habe ich dir die folgende Grafik mit ein paar Beispielen erstellt.

DE–ÖKO–001
EU-Landwirtschaft

Beispiel 1: Bio-Dinkelvollkornmehl
1. Zeile: Öko-Kontrollstelle befindet sich in Deutschland.
2. Zeile: Der Dinkel wurde in Europa angebaut. Da kein konkretes Land angegeben ist, wird er aus mehreren Ländern bezogen.

DE–ÖKO–001
Nicht-EU-Landwirtschaft

Beispiel 2: Bio-Erdnussmus
1. Zeile: Öko-Kontrollstelle befindet sich in Deutschland.
2. Zeile: Die Erdnüsse und weitere Zutaten wurden nicht in Europa angebaut.

FR–BIO–01
EU-/Nicht-EU-Landwirtschaft

Beispiel 3: Bio-Senf
1. Zeile: Öko-Kontrollstelle befindet sich in Frankreich.
2. Zeile: Die Zutaten stammen zum Teil aus Europa und zum Teil nicht.

Für einen kürzeren Transportweg und weniger CO_2-Emissionen empfehle ich dir, größtenteils die Produkte aus der EU zu verwenden. Diese haben einen kleineren Transportradius und somit auch einen geringeren CO_2-Fußabdruck (siehe Grafik unten). Mit den nicht-europäischen Produkten solltest du sparsam umgehen und zudem auf das Fair-Trade-Siegel achten.

EU-Herkunft
Transportradius= 300–2.500 km

Nicht-EU-Herkunft
Transportradius= 4.000–10.000 km

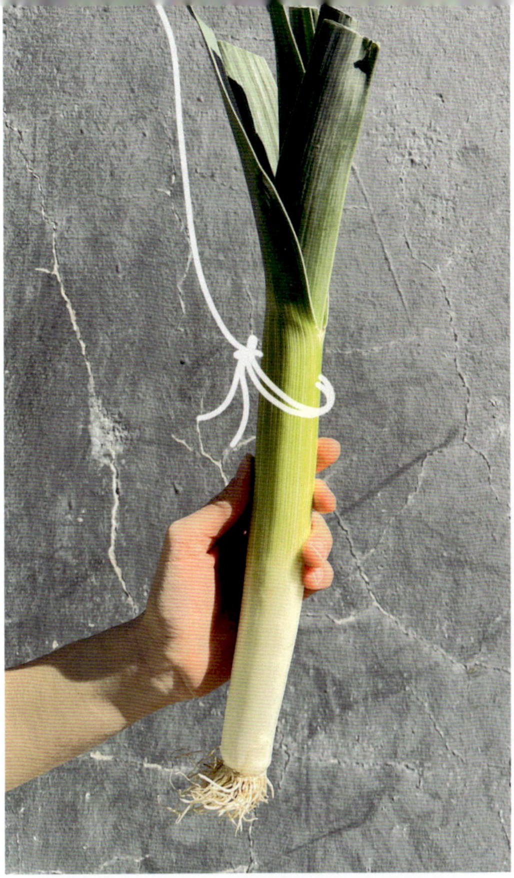
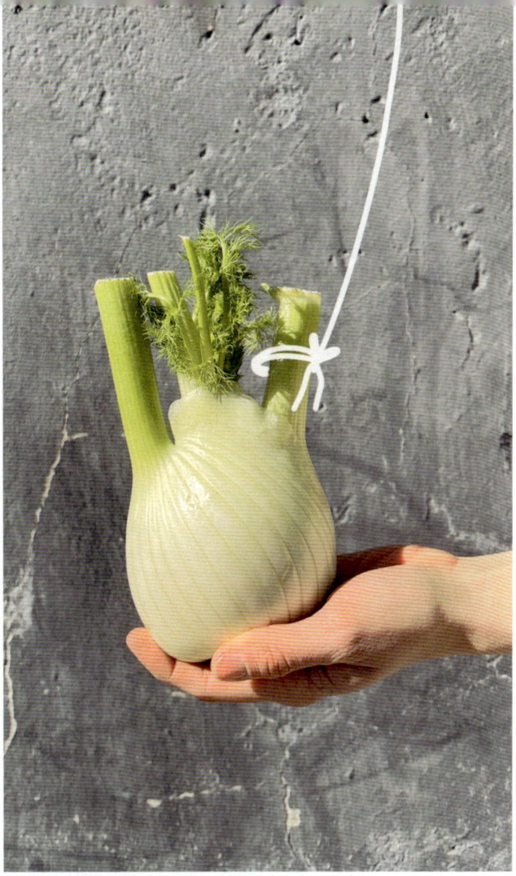
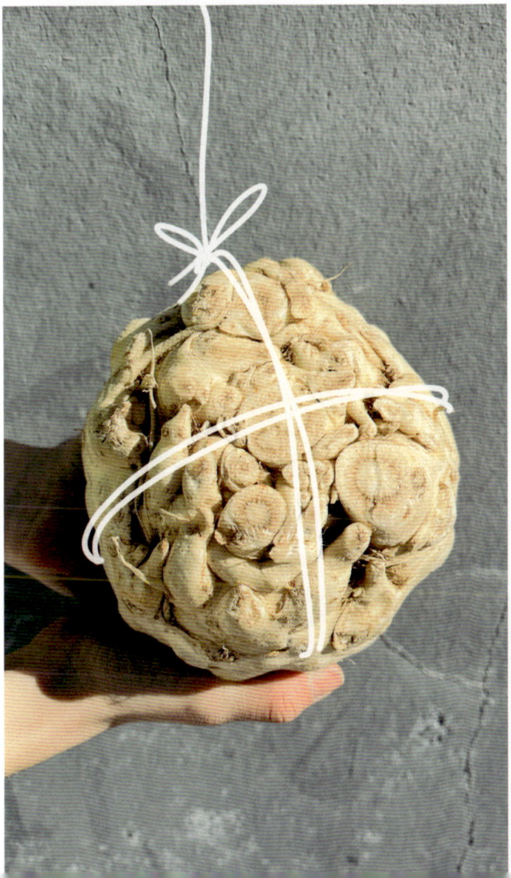
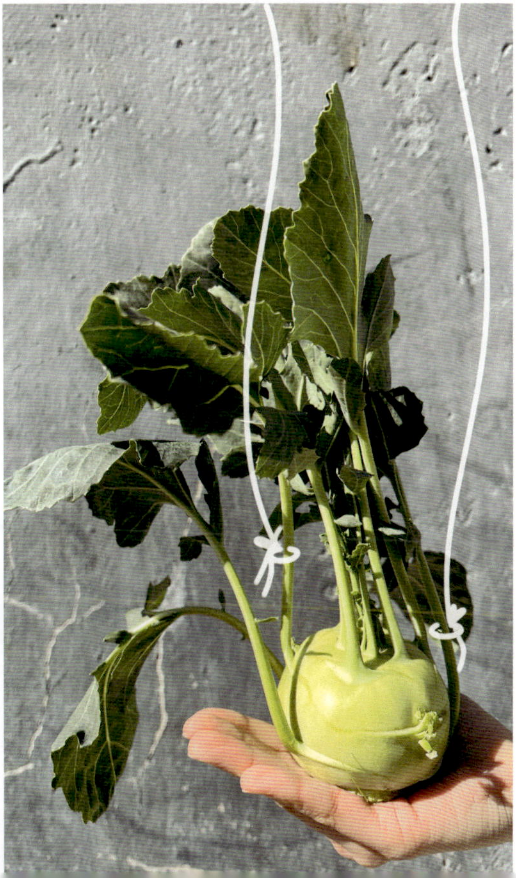

UMWELTFREUNDLICHE DEVISE REGIONAL STATT EXOTISCH

Welche Nahrungsmittel sind die richtigen?

Im Folgenden möchte ich dir die Nahrungsmittel einer zukunftsgerechten Ernährung etwas genauer vorstellen. Im vorherigen Kaptiel hast du schon gelernt, dass die Kriterien **Regionalität**, **Saisonalität** und **Veganismus** eine bedeutende Rolle in der klimafreundlichen Küche spielen. Denn sie helfen uns, den CO_2-Ausstoß unserer Mahlzeiten so gering wie möglich zu halten. Für die einzelnen Lebensmittelgruppen habe ich in den folgenden Tabellen das Regionale dem Exotischem gegenübergestellt. So weißt du ganz genau, welche Nahrungsmittel du verwenden kannst und welche nicht. Oft kannst du exotische Produkte auch ganz einfach durch regionale ersetzen. Der Ahornsirup lässt sich beispielweise einwandfrei durch Zuckerrübensirup ersetzen.

Mehl, Getreide und Körner

Verwende am besten Vollkornprodukte aus heimischen Sorten. Diese liefern dir viele Nährstoffe und verbrauchen in der Produktion weniger Energie, da das Korn nicht ganz fein gemahlen werden muss. Zum Eingewöhnen kannst du die Hälfte der Mehlmenge in deinen Rezepten durch Vollkornmehl ersetzen. Schnell wirst du merken, wie vollmundig und lecker das Ganze ist.

Hirse und Quinoa sind mit Vorsicht zu genießen. Der Großteil stammt aus Peru, Indien oder China. Allerdings werden die Körner aufgrund der aufkommenden Nachfrage vermehrt in Europa angebaut und sind somit auch regional in Bio-Qualität erhältlich.

Reis solltest du nach Möglichkeit meiden, da seine Produktion für steigende Methan-Emissionen sorgt und viel Wasser verbraucht. Wenn du nicht komplett auf Reis verzichten magst, dann verwende ausschließlich regionalen Milchreis oder Naturreis aus Italien.

Kategorie	regional	exotisch
Mehl	Roggenmehl Dinkelmehl Weizenmehl Buchweizenmehl	Reismehl Kokosmehl
Getreide und Körner	Goldhirse, Bio (EU) Quinoa, Bio (EU) Naturreis Milchreis Roggen Dinkel Weizen Hafer Buchweizen Grünkern	Hirse (nicht EU) Quinoa (nicht EU) Basmatireis, Jasminreis Sushi-Reis Amaranth

Hülsenfrüchte

Viele Hülsenfrüchte kommen aus dem Ausland. Das liegt daran, dass die deutsche Fleischlust die Hülsenfrüchte von den Tellern und somit auch von den Äckern vertrieben hat. Doch mittlerweile werden auf unseren Feldern wieder vermehrt Hülsenfrüchte angebaut, so dass europäische Bio-Kichererbsen, Bio-Sojabohnen und Bio-Kidneybohnen einfach zu erwerben sind. Ganz egal ob regional oder exotisch – Hülsenfrüchte sind um ein Vielfaches klimafreundlicher als Fleisch oder Fisch. Sie verbrauchen wenig Wasser und verwöhnen unsere Böden, indem sie Stickstoff speichern.

Wenn Hülsenfrüchte neu für dich sind, dann kannst du dich langsam an sie gewöhnen. Integriere am besten kleinere Mengen unterschiedlicher Sorten in deine Mahlzeiten und steigere diese mit der Zeit. So kannst du unangenehmen Blähungen vorbeugen.

Kategorie	regional	exotisch
Bohnen	Kidneybohne, Bio (EU) Sojabohne, Bio (EU) Schwarze Bohne, Bio (EU) Edamame, Bio (EU) Cannellini Bohne, Bio Riesenbohne Buschbohne	Kidneybohne (nicht EU) Sojabohne (nicht EU) Schwarze Bohne (nicht EU) Edamame Weiße Bohne
Erbsen	Kichererbse, Bio (EU) Grüne Erbse Lupine	Kichererbse (nicht EU)
Linsen	Tellerlinsen Berglinsen Braune Linsen	Rote Linsen Relbe Linsen Belugalinsen

Nüsse, Kerne und Samen

Diese kleinen Kraftpakete sind reich an essenziellen Fetten und Nährstoffen. Doch nicht alle Sorten sind nachhaltig. Nur wenige Nüsse stammen aus Europa. Angebaut werden sie hauptsächlich in Indien, China, Afrika und den USA.

Walnüsse und Pekannüsse kommen in großen Mengen aus den USA und Mexiko zu uns. Für eine geringere Transportbilanz greife ich zu den europäischen Walnüssen aus Deutschland oder Frankreich.

Bei den Mandeln solltest du besonders auf die europäische Herkunft achten. Denn 80 % der Welternte stammen aus dem trockenen Kalifornien, wo die Mandel mit ihrem hohen Wasserverbrauch für immer mehr Probleme sorgt.

Finger weg von Cashewkernen! Die veganen Foodblogs sind voller Käse- oder Saucen-Rezepte auf Grundlage von Cashews. Doch die Kerne werden unreif in Afrika geerntet und zum Schälen nach Indien/Vietnam geschickt, bevor sie in unseren Regalen landen. Zudem geht deren Anbau, Ernte und Verarbeitung oft nicht unter fairen Bedingungen zu. Als Cashew-Alternative empfehle ich dir regionale Hanfsamen oder Sonnenblumenkerne.

Ebenso meiden solltest du Chiasamen. Ihre Anbaugebiete sind Mexiko, China, Indien oder Australien.Hier werden große Waldflächen gerodet, um Monokulturen vom sogenannten «Superfood» anzubauen.

Doch ein bewusster Verzicht ist kein Grund zur Sorge! Chiasamen lassen sich nämlich eins zu eins mit durch regionale Leinsamen ersetzen und stehen in puncto Inhaltsstoffe sogar viel besser da. Zum Beispiel besitzen sie die doppelte Portion an mehrfach ungesättigten Fettsäuren.

Kategorie	regional	exotisch
Nüsse	Haselnuss, Bio (EU) Mandel, Bio (EU) Walnuss, Bio (EU)	Haselnuss (nicht EU) Mandel (nicht EU) Walnuss (nicht EU) Erdnuss Macadamianuss Paranuss Pekannuss Kokosnuss Pistazie
Kerne	Sonnenblumenkerne Kürbiskerne	Cashewkerne
Samen	Leinsamen Hanfsamen	Chiasamen Sesamsamen

Öle und Fette

Ein gutes Öl kann den Geschmack deiner Gerichte enorm verbessern. Das musste ich erstmal lernen. Denn durch den Einfluss der Medien habe ich früher gedacht, dass alle Öle und Fette schlecht sind und man dick davon wird. Doch dem ist keinesfalls so. Fette schützen deine Organe, geben dir Energie und sie verleihen deinem Essen einen wundervollen Geschmack und geben ihm die gewisse Portion Cremigkeit.

In meiner Küche koche ich ausschließlich mit regionalen Ölen. Rapsöl verwende ich zum Braten oder Backen. Für Salatdressings greife ich zum kaltgepressten Olivenöl. Aber auch Leinöl und Kürbiskernöl funktionieren hier wunderbar. Beim Streichfett achte ich darauf, dass Sonnenblumen, Raps oder Hafer die Basis bilden und kein Palmfett verwendet wurde.

Kategorie	regional	exotisch
flüssig	Rapsöl Sonnenblumenöl Olivenöl Leinöl Kürbiskernöl Hanföl	Kokosöl Sesamöl Erdnussöl Avocadoöl Arganöl Palmöl
fest	Margarine auf Sonnenblumen-/ Hafer-Basis	Margarine auf Kokosöl und Palmfett-Basis Avocado

Zucker und Süßungsmittel

In meinen Rezepten kommen ausschließlich weißer Rübenzucker und Zuckerrübensirup zum Einsatz. Die Zuckerrüben werden in Deutschland angebaut und sind viel nachhaltiger als alle trendigen Süßungsmittel, welche vom anderen Ende der Welt kommen. Auch wenn viele den klassichen Rübenzucker verteufeln, handhabe ich es in meinen Rezepten wie folgt:
«Balance is the key» und «Weniger ist mehr».

Kategorie	regional	exotisch
kristallin	Rübenzucker (Haushaltszucker) Traubenzucker	Rohrzucker/Panela Kokosblütenzucker Dattelzucker Stevia
flüssig	Zuckerrübensirup Apfelsüße Birnendicksaft Birkensaft	Agavendicksaft Ahornsirup Zuckerrohrmelasse Dattelsirup Reissirup

Milchersatzprodukte

Die Regale der Supermärkte füllen sich immer mehr mit pflanzlichen Milchalternativen, welche mit ihren bunten Designs und fancy Geschmacksvariationen den echten Milchkartons so langsam die Show stehlen. Eine vegane Ernährung ist demnach heute um einiges einfacher und leckerer als vor 6 Jahren. Als ich damals wegen meiner Hautprobleme auf Milchprodukte verzichtete, quälte ich mich morgens mit pulvriger Sojamilch in meinem Müsli herum. Heute kann ich mir ein Leben ohne Haferdrink nicht mehr vorstellen und freue mich jeden Morgen riesig über meinen leckeren Hafer-Milchschaum.

Am nachhaltigsten sind die Milchersatzprodukte auf Basis von Hafer, Soja oder Dinkel. Einen genauso niedrigen CO_2-Fußabdruck haben Produkte auf Mandelbasis. Allerdings haben Mandeln in ihrer Produktion einen hohen Wasserverbrauch und stehen demnach in der Gesamtbetrachtung nicht ganz so gut da wie Hafer, Soja oder Dinkel. Ich verwende am liebsten Hafer- oder Sojaprodukte. Für süße Sachen, wie Kuchen oder Desserts, eignet sich Haferdrink besonders gut, da sie von Natur aus Zucker enthält. Sojamilch oder Sojasahne funktionieren wunderbar in herzhaften Gerichten, wie Kartoffelbrei, Gratins oder cremigen Saucen. Verzichte der Umwelt zuliebe auf Exoten wie Kokosmilch oder Cashewjoghurt und greife stattdessen zu regionalen Alternativen.

Kategorie	regional	exotisch
Milch	Haferdrink Sojadrink Mandeldrink (EU) Dinkeldrink Hanfsamendrink Erbsendrink	Kokosdrink Reisdrink Cashewdrink
Sahne	Hafersahne / Hafer-Cuisine Sojasahne / Soja-Cuisine Dinkel-Cuisine Mandel-Cuisine (EU)	Kokosmilch Reis-Cuisine
Joghurt	Sojajoghurt Haferjoghurt Lupinenjoghurt Mandeljoghurt (EU)	Kokosjoghurt Cashewjoghurt
Käse	Haferbasis Lupinenbasis Sojabasis Mandelbasis (EU)	Kokosbasis Cashewbasis

Fleischersatz

Verschiedene Fleischersatzprodukte gewinnen immer mehr an Beliebtheit und somit wächst auch das Sortiment. Die Basis bilden hier meistens Weizeneiweiß oder Hülsenfrüchte wie Sojabohnen oder Erbsen. Tofu und Tempeh zählen zu meinen Favoriten. Je nach Gericht kann mit Sauce, Gewürzen und Öl variiert werden. Die Sojabohne, welche die Grundlage beider Produkte ist, hat im Gegensatz zu anderen Hülsenfrüchten ein vollständiges Aminosäurenprofil, welches von der Qualität her mit dem tierischen Eiweiß vergleichbar ist.

Kategorie	regional	exotisch
Soja-basiert	Tofu, Bio (EU) Tempeh, Bio (EU) Tofu-Würstchen, Bio Tofu-Hack, Bio Sojaprotein-Schnetzel, Bio Sojaprotein-Burger, Bio	Tofu (nicht EU) Tempeh (nicht EU)
Weizen-basiert	Seitan pur Seitan-Braten Seitan-Roulade Mock Duck / vegane Ente (EU)	Mock Duck / vegane Ente (nicht EU)
Erbsen-basiert	Erbsenprotein-Schnetzel Erbsenprotein-Burger	–
Sonstige Basis	Lupinen Sonnenblumenprotein Ackerbohnen	Jackfruit Bohnen (nicht EU)

Heißgetränke

Ich bin eine absolute Kaffeeliebhaberin und könnte nur schwer ohne ihn glücklich sein. Allgemein ist es in unserer globalisierten Welt schwer, komplett auf importierte Ware zu verzichten. Das ist auch nicht zwingend notwendig. Wichtig ist nur, deinen Konsum exotischer Produkte auf dein persönliches Minimum zu beschränken und diesen in seinem vollen Umfang wertzuschätzen. Zudem solltest du exotische Produkte nur mit einem Fair-Trade-Siegel kaufen, bei dem faire Produktionsbedingungen und Bezahlung im Fokus stehen.

Kategorie	regional	exotisch
Kaffee	Lupinenkaffe Getreidekaffee	Kaffee, klassisch Espresso
Tee	Kräutertee (EU) Brennnesseltee Früchtetee	Kräutertee (nicht EU) Grüner Tee / Matcha Schwarzer Tee

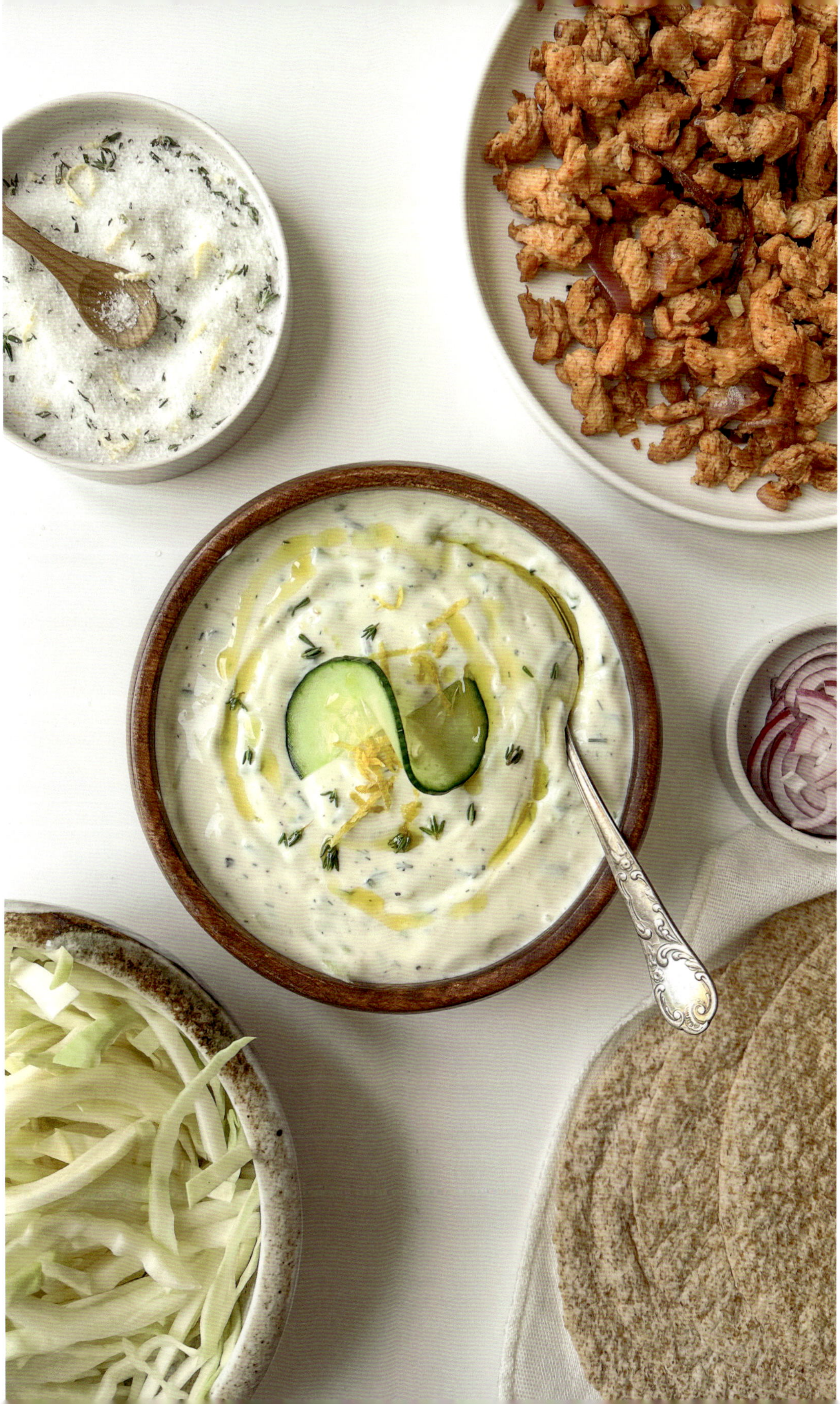

SO KANNST DU ÖKOLOGISCH EINKAUFEN

VOR DEM EINKAUFEN

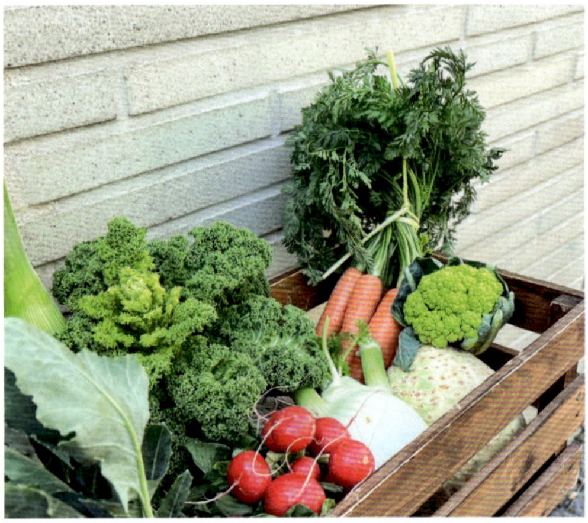

Eine gute Planung ist das A und O

Am besten überlegst du dir vor dem Einkaufen, was du die nächsten Tage kochen möchtest. Die benötigten Zutaten kannst du dir auf einem Einkaufzettel festhalten oder in deine Notiz-App auf dem Handy tippen. So verhinderst du, dass zu viele Lebensmittel in deinem Einkaufskorb landen und beugst aktiv Lebensmittelverschwendung vor.

Plane mit dem Saisonkalender

Plane deine Gerichte am besten zusammen mit dem Saisonkalender. So landen nur die saisonalen und regionalen Produkte in deinem Einkaufskorb und du vermeidest hohe Transportweg-Emissionen.

Checke deine Vorräte

Dies mache ich nicht vor jedem Einkauf. Doch ungefähr einmal im Monat betreibe ich eine Art Inventur in meinem Vorratsschrank. Ich picke mir ein paar Dinge heraus, die weg müssen, und plane meine nächsten Mahlzeiten damit.

AUF DEM WEG ZUM EINKAUFEN

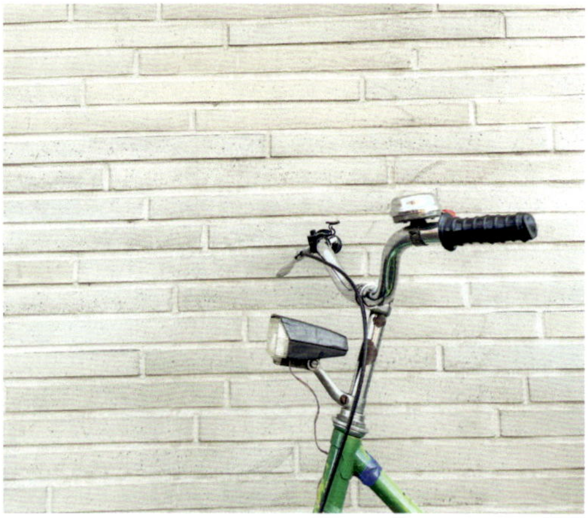

Verzichte auf dein Auto

Dieser Schritt ist besonders wichtig, denn 50 % der Transportemissionen für ein Lebensmittel entstehen auf dem Weg vom Supermarkt zu dir nach Hause. Du kannst demnach die Hälfte an CO2 einsparen, wenn du deinen Einkauf mit dem Fahrrad oder zu Fuß erledigst. Neben dem positiven Effekt fürs Klima tust du dir damit auch selbst etwas Gutes. Denn Bewegung an der frischen Luft kurbelt den Stoffwechsel an und setzt Glückshormone frei.

Großeinkauf geht auch klimafreundlich

In Großstädten gibt es mittlerweile ausleihbare Lastenfahrräder oder Car-Sharing-Stationen, mit denen du problemlos einen Familieneinkauf nach Hause transportieren kannst.

In der Stadt den ÖPNV als Transportmittel

Solltest du weitere Strecken zurücklegen müssen oder einen Regentag für deinen Einkauf erwischt haben, dann kannst du dich mit gutem Gewissen in die öffentlichen Verkehrsmittel setzen.

UND KOCHEN

WÄHREND DES EINKAUFENS

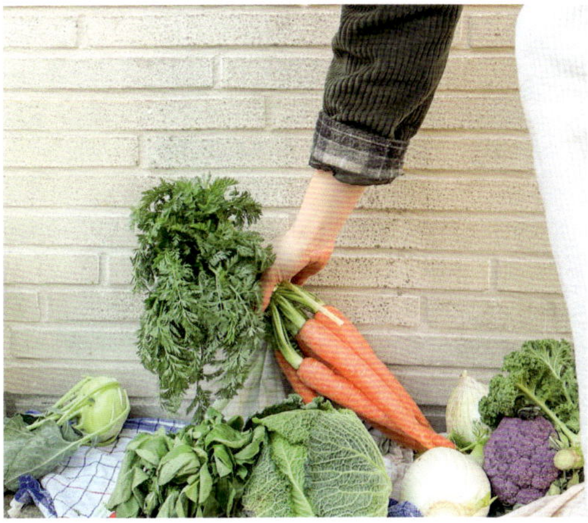

So frisch und unverarbeitet wie möglich

Bevorzuge frische Produkte gegenüber gekühlten oder stark verarbeiteten Lebensmitteln. Denn je umfangreicher die Verarbeitung oder je länger die Kühlung ist, desto mehr Energie wird für die Herstellung und Lagerung benötigt.

Sag Nein zu Plastik!

Meide nach Möglichkeit Einwegplastik wie Tüten, Flaschen oder Becher. Wähle lieber unverpacktes Obst und Gemüse und verstaue dieses für den Transport in einem mitgebrachten Baumwollnetz. Mit deinem Brot kannst du genauso verfahren. Bei den Getränken sind Glasflaschen nachhaltiger, wenn sie einen kurzen Transportweg haben. Am besten greifst du hier zu Marken aus deiner Region. Bei längeren Transportstrecken sind Tetrapaks und Mehrwegplastikflaschen die klimaschonendere Variante. Oder du sparst dir das Schleppen und trinkst Leitungswasser. Mit einem Wassersprudler machst du damit sogar jegliche Sprudelwasserfans glücklich.

ZUHAUSE – NACH DEM EINKAUFEN

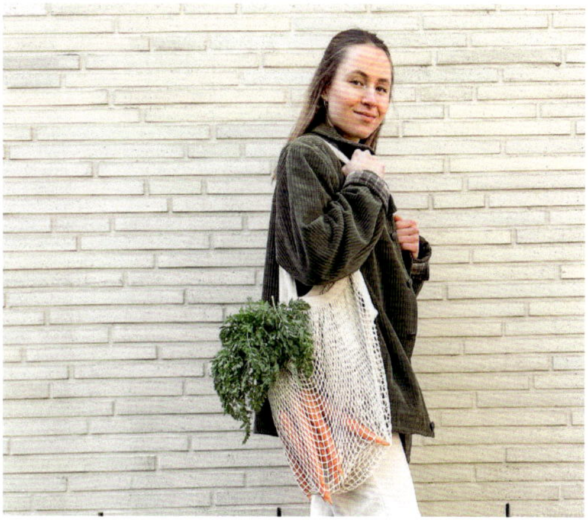

Lebensmittel richtig lagern

Um einer Verschwendung von Lebensmitteln vorzubeugen, empfehle ich dir, diese richtig zu lagern. Hier noch ein paar Tipps, um vorzeitiges Reifen zu verhindern.

- Äpfel nicht neben Bananen legen.
- Tomaten nicht im Kühlschrank lagern.
- Kartoffeln an einem dunklen Ort verstauen.
- Kräuter und Lauchzwiebeln in einem Wasserglas in den Kühlschrank stellen.
- Frisches Brot oder Brötchen in einem Baumwolltuch in einer Plastiktüte lagern. So schimmelt es nicht und du beugst einem schnellen Austrocknen vor.

Energieeffizient kochen

Verwende einen Deckel für deine Kochtöpfe. Dies spart vor allem beim Aufkochen Energie und auch Zeit. Ebenso empfehlenswert ist es, die Restwärme von Ofen und Herd zu nutzen, indem du das Gerät einige Minutenw vor dem Fertigstellen deines Essens ausschaltest.

ZUSAMMENGEFASST

DAS WICHTIGSTE AUF EINEN BLICK

- Kaufe regionale und saisonale Lebensmittel
- Bevorzuge biologische Lebensmittel
- Kaufe zu Fuß oder mit dem Fahrrad ein
- Vermeide Foodwaste durch Essensplanung
- Bevorzuge vegane Produkte
- Kaufe möglichst unverpackt und wenig Plastik
- Prüfe die Inhaltsstoffe und meide Exoten
- Lagere deine Lebensmittel richtig
- Leitungswasser ist das beste Getränk
- Gib dir Zeit und sei nicht zu streng mit dir!

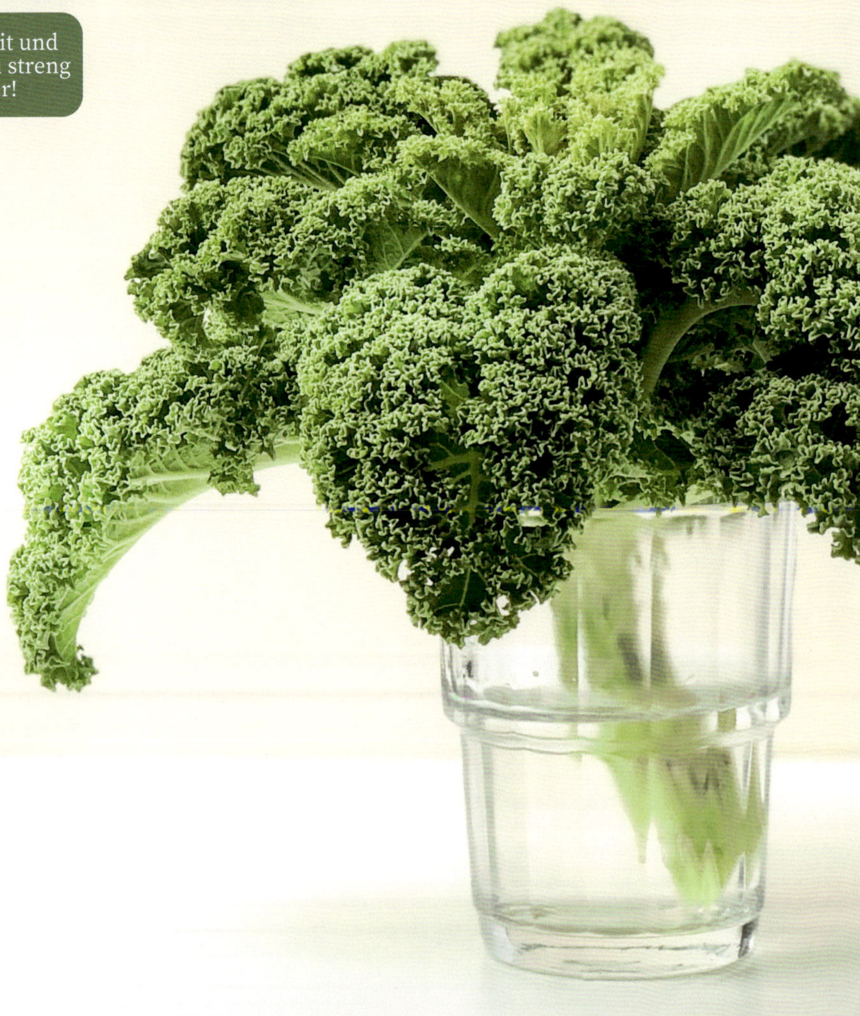

NUN KANNST DU STARTEN!

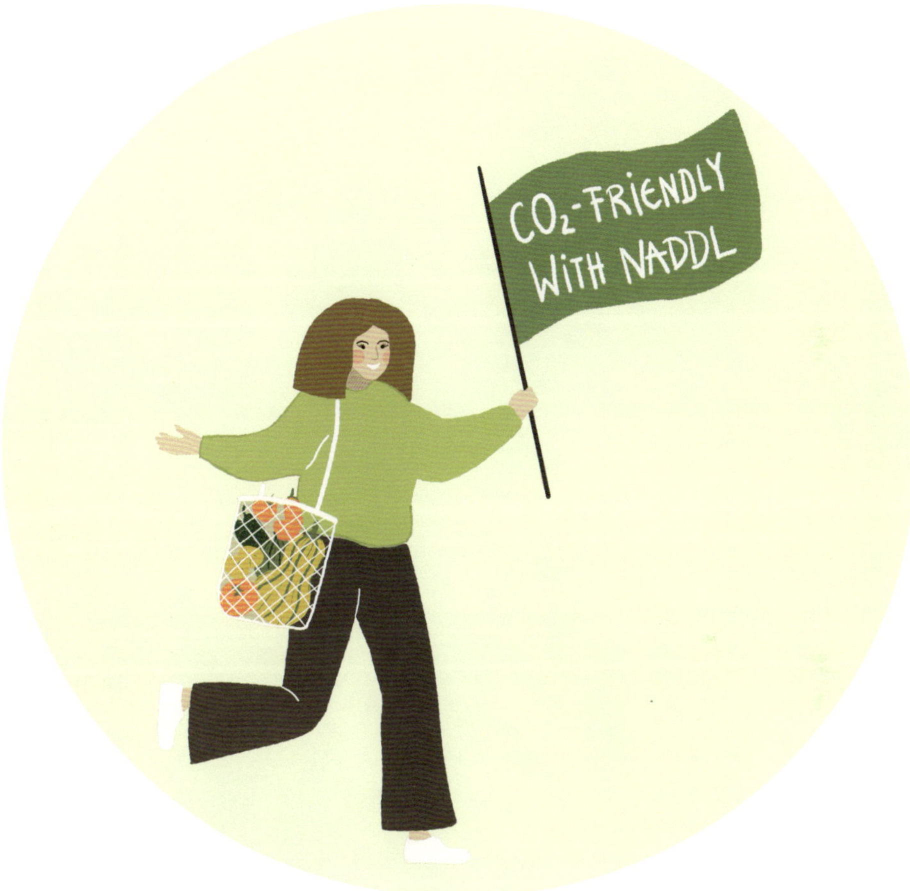

Nun hast du von mir alle wichtigen Basics über eine nachhaltige Ernährung erfahren und wir können uns endlich dem Essen widmen. Doch bevor du dich auf die Rezepte stürzt, möchte ich dir einen kleinen Rat mitgeben: Eine klimafreundliche Ernährung soll dir Spaß machen und Freude bereiten. Wenn du mal Heißhunger auf etwas Tierisches hast oder deine Omi ihre berühmt-berüchtigten Schnitzel gebraten hat, dann ist es vollkommen okay, dir das mal zu gönnen. Solche Ausnahmen darfst du dir mit gutem Gewissen genehmigen, wenn du in deinem regulären Alltag auf die klimafreundlicheren Alternativen zurückgreifst. Denn Kochen und Essen soll ja vor allem eines: Spaß machen! Und nun ab in die Küche!

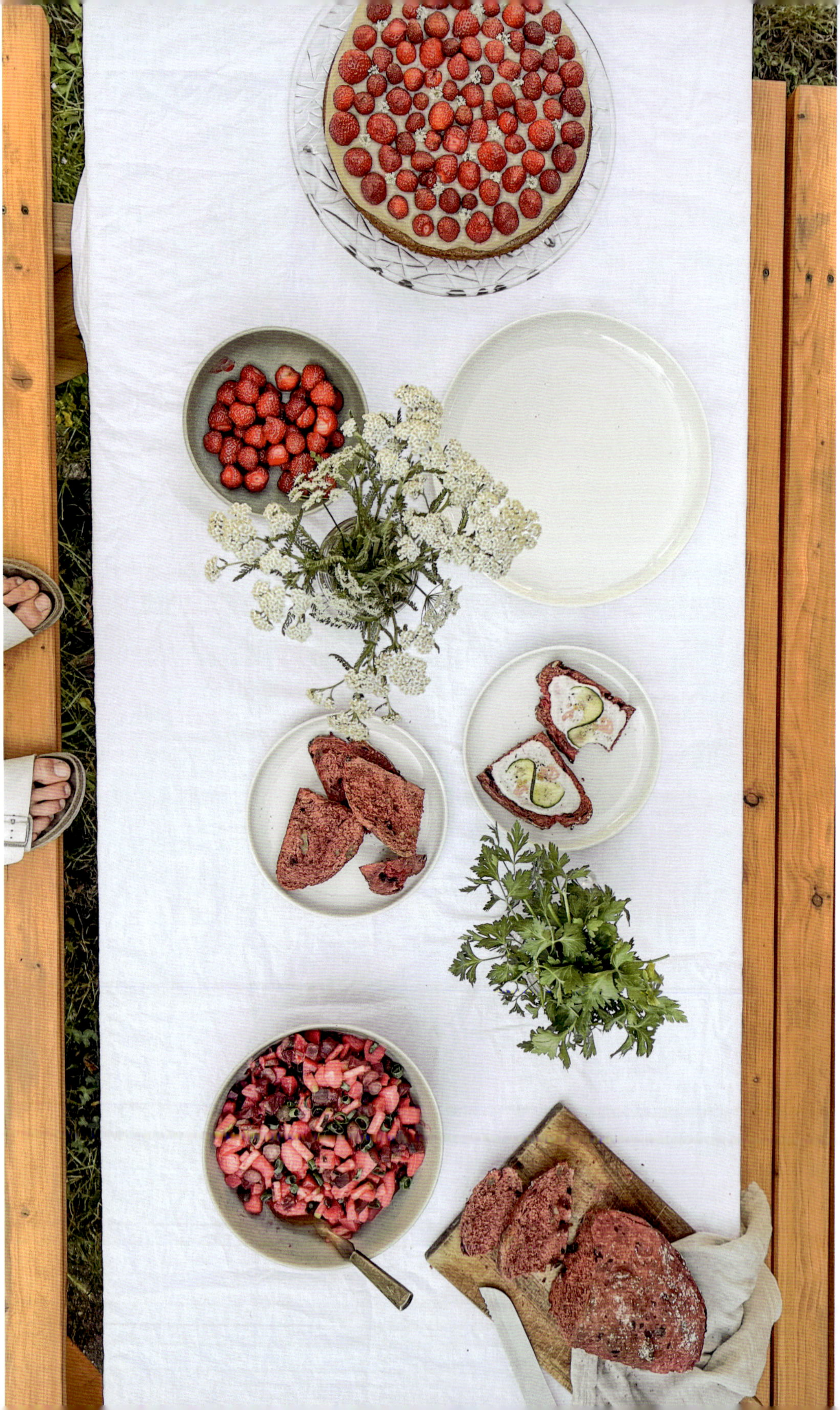

REZEPTE

Nun warten 60 genussvolle vegane Rezepte auf dich.

Im Kapitel der Basics & Vorratsküche zeige ich dir, wie du mit wenig Aufwand deine eigene vegane Grundausstattung kreierst. Zugleich lernst du, Marmelade oder Apfelmus selbst einzukochen und somit haltbar zu machen.

Die restlichen Rezepte orientieren sich an dem Saisonkalender. So findest du für jeden Monat 4 Rezepte vor, welche ich auf Grundlage saisonaler und regionaler Zutaten entwickelt habe. Aus diesem Grund wird es das ganze Jahr über in deiner Küche nie langweilig werden, da jeden Monat 4 neue Rezepte auf dich warten.

Bei den 4 monatlichen Rezepten habe ich versucht, dir eine bunte Mischung anzubieten. Diese besteht meistens aus einer Vorspeise (Salat oder Suppe), zwei Hauptspeisen und einer Süßspeise (Nachtisch oder Kuchen). Der Dezember überrascht dich mit zwei zusätzlichen Rezepten für deine Weihnachtsbäckerei.

Ich wünsche dir ganz viel Freude beim Kochen und Backen!

BASICS & VORRATSKÜCHE

Es ist ganz einfach, Dinge selbst herzustellen!
Sie schmecken viel besser, sind günstiger und gesünder als das gekaufte Produkt. Wir leben in einer Generation, in der es gang und gäbe ist, alles im Laden einzukaufen. Der Griff zu Fertiggerichten ist so selbstverständlich, dass wir vergessen, wie einfach es ist, diese Dinge selbst zu machen.

Unter dem Verhalten leidet nicht nur unsere Gesundheit, sondern auch die des Planeten. Vorgefertigte Lebensmittel lassen uns vergessen, dass gewisse Trendprodukte und exotische Superfoods durch ihren langen Transportweg einen riesigen CO_2-Fußabdruck mit sich bringen. Die regionale Artenvielfalt wird auf einzelne robuste Feldfrüchte beschränkt, wodurch die einheimischen Superfoods in Vergessenheit geraten.

Mit ein wenig Mehraufwand können wir mit unseren hausgemachten Alternativen viel Gutes bewirken. Durch den Kauf regionaler Zutaten unterstützen wir unsere heimische Landwirtschaft und fördern die Kultivierung heimischer Arten. Gleichzeitig werden weniger CO_2-Emissionen ausgestoßen und Plastikmüll eingespart. Aber auch unsere Gesundheit profitiert von den selbst gemachten Leckereien, ganz ohne Aromen, Geschmacksverstärker und zugesetzten Zucker.

Das folgende Kapitel zeigt dir, wie in wenigen Schritten und ohne viel Schnickschnack leckere vegane Basics entstehen. Mein Lieblingsvorteil bei dem Ganzen: Viele der folgenden Rezepte sind lange haltbar und können in Großmengen angefertigt werden.

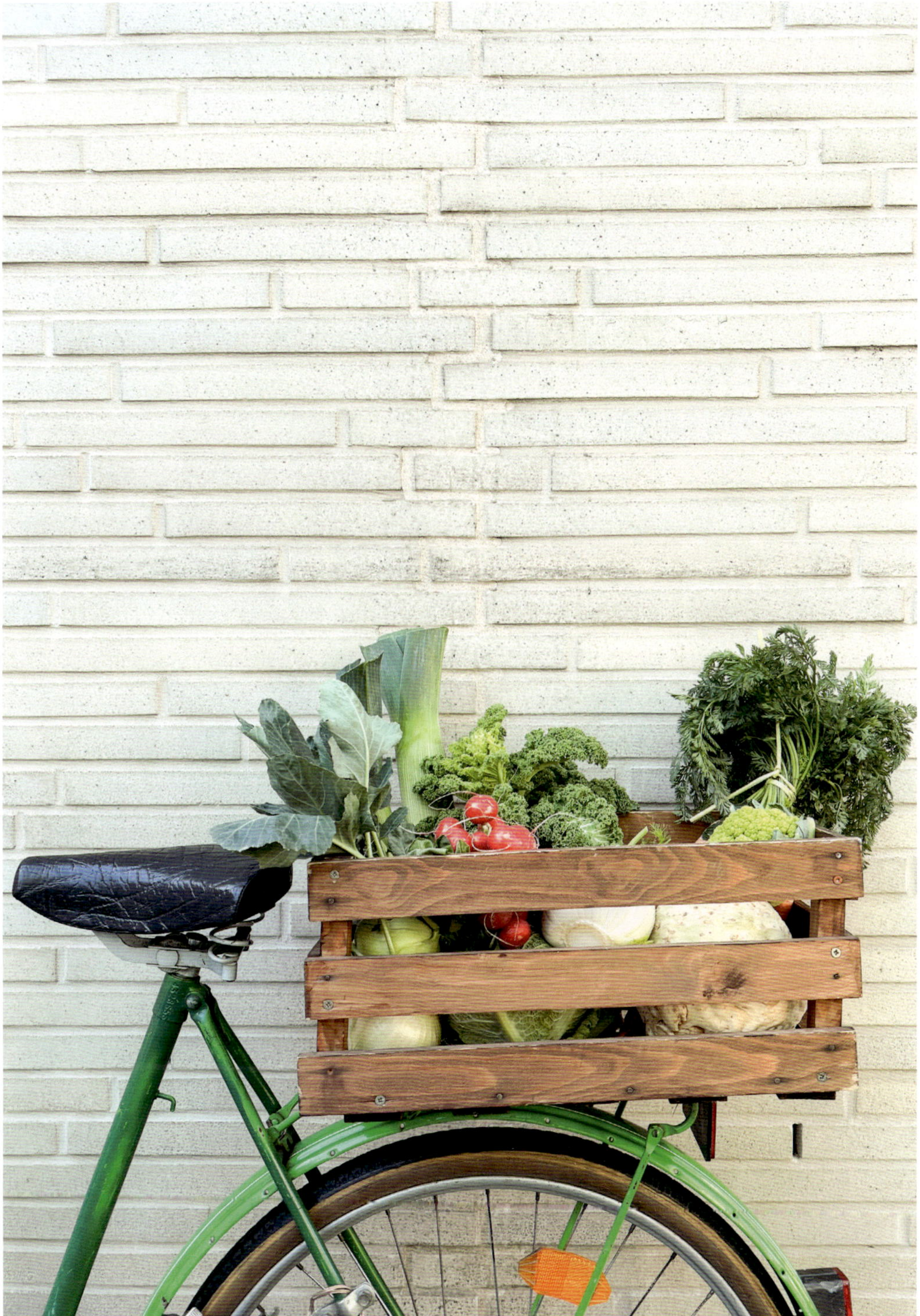

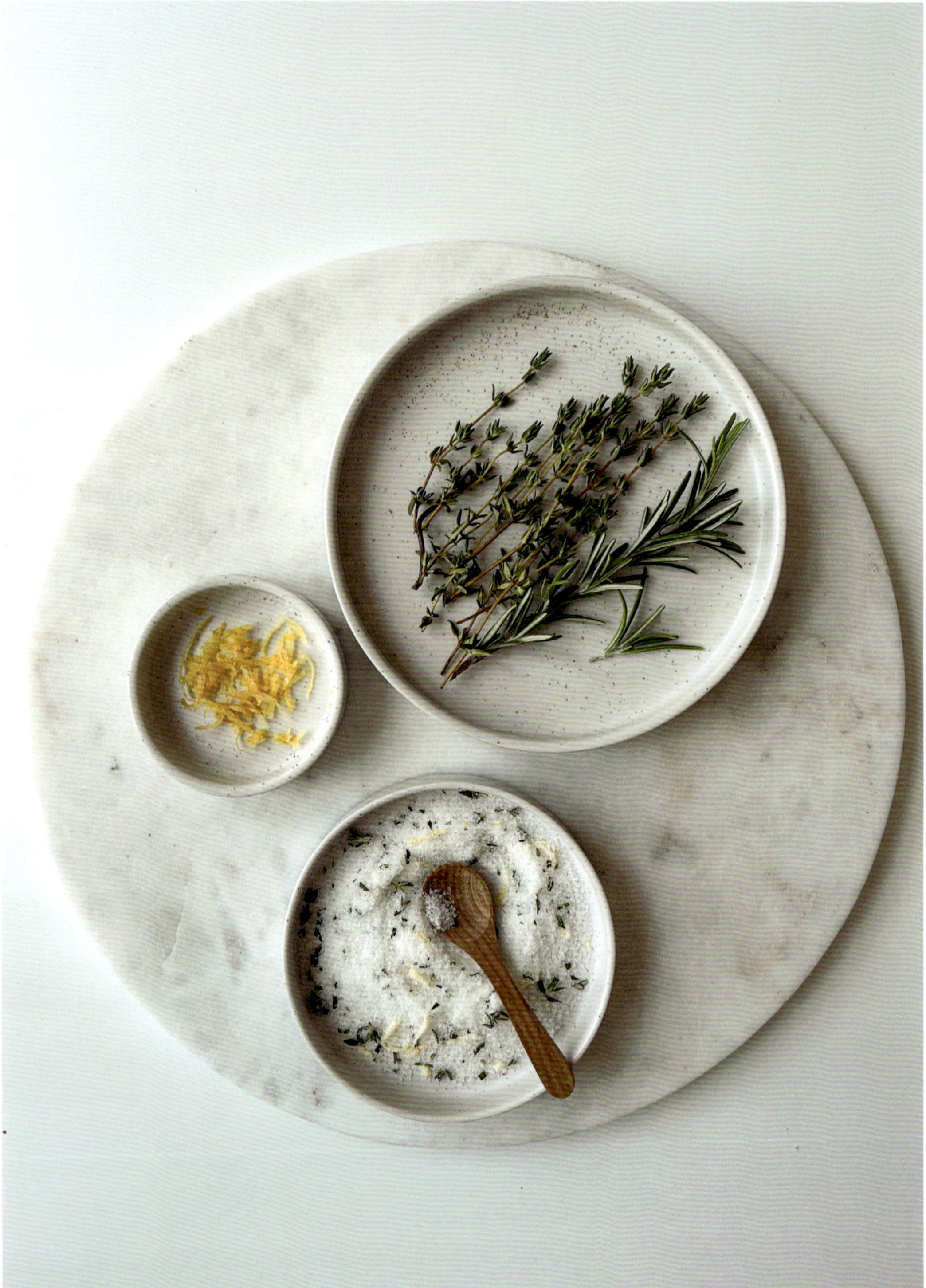

MEDITERRANES SALZ

So simpel und so aromatisch! Es ist der absolute Allrounder in meiner Küche! Doch welches Salz ist am nachhaltigsten? Meersalz oder Steinsalz? Allgemein sagt man, dass regionale Produkte, mit einem kurzen Transportweg, am ökologischsten sind. Diesem Argument nach müsste das Steinsalz aus Deutschland am nachhaltigsten sein. Allerdings wird das Steinsalz in Bergwerken abgebaut, was sehr viel Energie erfordert und zudem den Boden schädigt. Das Meersalz hingegen entsteht auf natürliche Art und Weise, ohne dass Energie benötigt wird. Dieser Vorteil ist so ausschlaggebend, dass das Meersalz trotz längerem Transportweg eine geringere CO_2-Bilanz aufweist. Beim Salzkauf sollten wir demnach am besten zum Meersalz aus Europa greifen.

EMISSIONEN FÜR DIESES GERICHT:

445 g CO_2e

ZUTATEN

Für 3–4 Gläser (330 ml)

1 kg Salz, mittel- bzw. feinkörnig

1 x Schale einer Bio-Zitrone

20 g Rosmarin

20 g Thymian

ZUBEREITUNG

Das Salz in eine Schüssel geben.

Die Zitrone heiß waschen und abtrocknen. Mit einer feinen Reibe die Schale abreiben. Hierbei darauf achten, dass nicht zu viel von der weißen Schicht abgerieben wird, da diese bitter ist. Zitronenschale dem Salz zufügen.

Kräuter von den Stielen befreien und fein hacken. Anschließend dem Salz zufügen.

Alles miteinander verrühren und für 1–2 Stunden an der Luft trocknen lassen.

Das Salz in Gläser füllen.

AUFBEWAHRUNG

Das Salz hält sich gut verschlossen ohne Probleme bis zu einem Jahr.

VERWENDUNG

Perfekt aufs frische Butterbrot.
Als Tischsalz, zum Nachwürzen.
Für Ofengemüse und Salatdressings.
Super zum Verschenken oder als Mitbringsel.

SAATENMIX

Egal ob in meinem Müsli, über Salate, Suppen, Ofengemüse, Pasta, Smoothie Bowls oder einfach pur. Ich liebe den Crunch, die Röstaromen und die Geschmacksexplosionen, welche einem beim Draufbeißen überraschen. Der Saatenmix ist in meinem Alltag nicht mehr wegzudenken und findet in meiner Küche täglichen Gebrauch. Aber nicht nur der Geschmack ist überzeugend, sondern auch die Inhaltsstoffe. Er ist ein wahrer SUPERFOOD-BOOSTER und versorgt dich mit einer Menge an Ballaststoffen, ungesättigten Fettsäuren, Vitaminen und Mineralstoffen. Mache dir am besten gleich einen großen Vorrat davon und integriere ihn in deine Mahlzeiten, um fit und KERNgesund zu bleiben.

EMISSIONEN FÜR DIESES GERICHT:

1.433 g CO_2e

ZUTATEN

Für 5–6 Gläser (330 ml)

250 g Kürbiskerne

500 g Sonnenblumenkerne

200 g Buchweizen

100 g Hanfsamen, ungeschält

200 g Leinsamen, geschrotet

ZUBEREITUNG

Die Zutaten, bis auf die Leinsamen, separat in einer Pfanne ohne Fett bei mittlerer Hitze goldbraun anrösten.

Dafür den Pfannenboden mit Körnern bedecken und regelmäßig hin und her schwenken. Bei einer goldbraunen Röstfärbung die Körner in eine Schale zum Abkühlen geben. So fortfahren.

Nach dem Abkühlen die Leinsamen untermischen und in ein Glas füllen.

AUFBEWAHRUNG

Der Saatenmix hält sich gut verschlossen ohne Probleme bis zu einem Jahr.

VERWENDUNG

Als Topping für Müsli, Joghurt, Porridge und Salate.
Zum Bestreuen von Ofengemüse und Aufläufen.
Leckere Knabberei für zwischendurch.
Als Beigabe zu Brot- und Brötchenteig.
Super zum Verschenken oder als Mitbringsel.

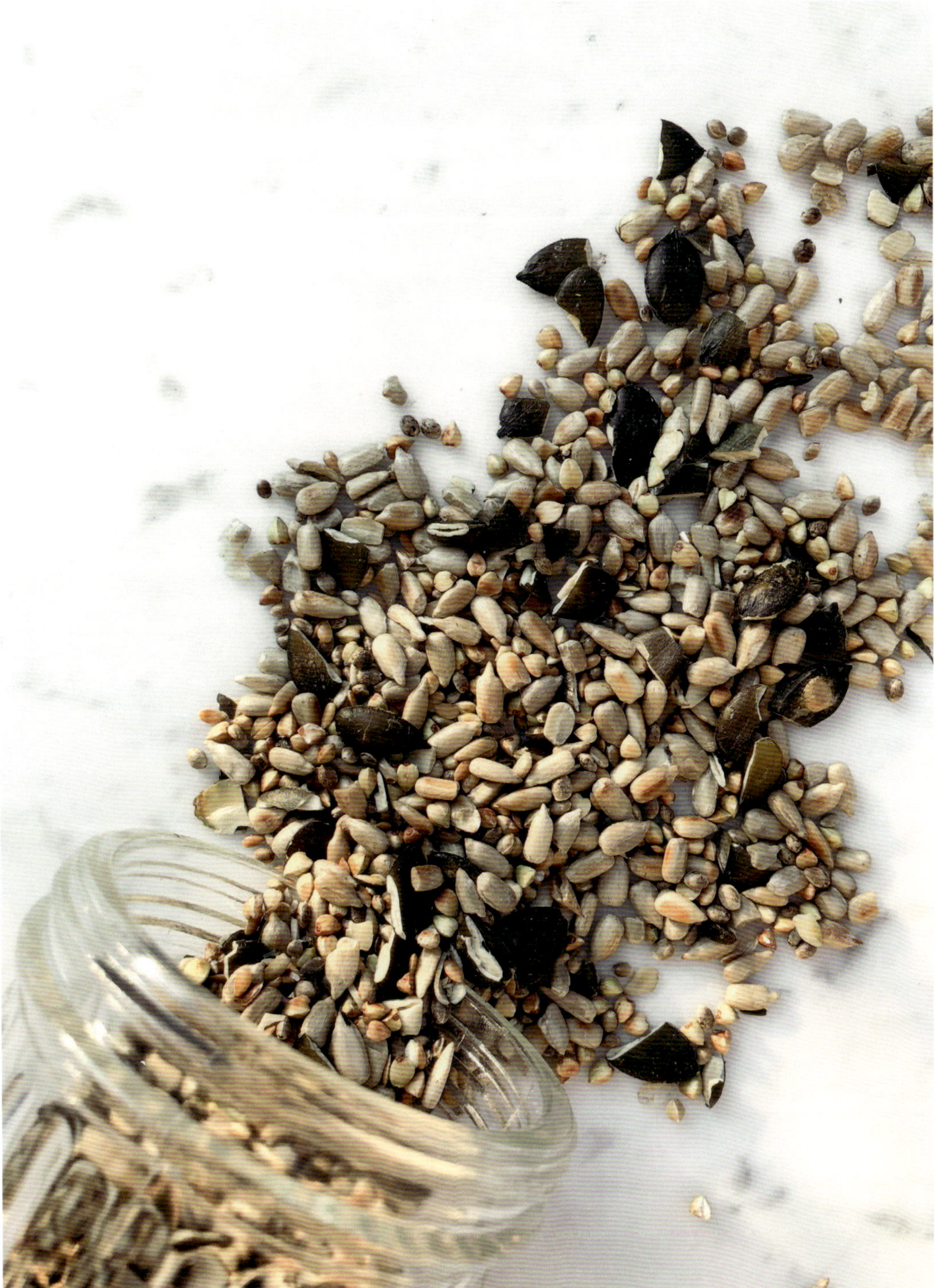

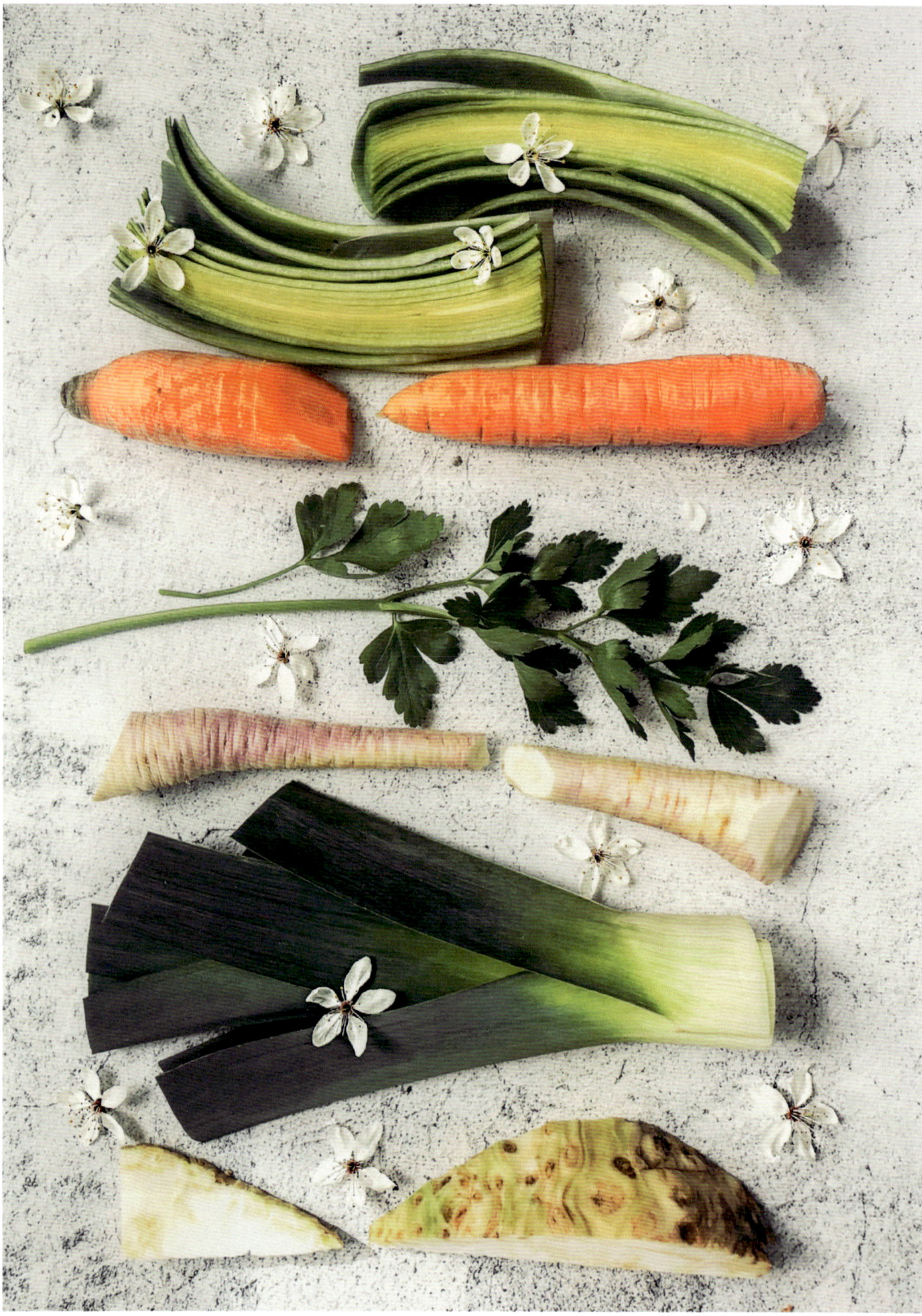

INSTANT-GEMÜSEBRÜHE

Ich bin in einer Familie aufgewachsen, in der es gang und gäbe war, Instantpulver zum Kochen zu verwenden. Fertiges Pulver versetzt mit Hefe, Weizen und Aromen. Also Zusatzstoffe, welche in eine klassische Gemüsebrühe eigentlich nicht hineingehören. Dieses Rezept war demnach auch eine Entdeckung für mich. Denn jetzt kaufe ich nicht mehr die fertige Gemüsebrühe aus der Dose, sondern nur noch Suppengrün und Salz. Zu Hause wird alles in den Mixer geworfen und ruckzuck hat man seine eigene, gesunde Gemüsebrühe gezaubert.

EMISSIONEN FÜR DIESES GERICHT:

selbst gemacht 157 g CO_2e
gekauft 261 g CO_2e

ZUTATEN

Für 2 Gläser (400 ml)

1 Bund Suppengrün (500 g)

100 g Meersalz

ZUBEREITUNG

Das Suppengrün waschen und nach Bedarf schälen. Mit einem Messer in grobe Würfel schneiden.

Anschließend Suppengrün und Salz in einer Küchenmaschine klein häckseln. Zwischendurch pausieren und mit einem Löffel die Gemüsereste von den Rändern nach unten zum Schneidemesser schieben.

Die fertige Masse in ausgekochte Schraubverschlussgläser füllen und mit einem Deckel verschließen.

AUFBEWAHRUNG

Im Kühlschrank aufbewahren. Die Haltbarkeit beträgt ca. 4–6 Monate. Achte nur darauf, die Brühe immer mit einem sauberen Löffel zu entnehmen.

VERWENDUNG

Ideal zum Würzen und Verfeinern von herzhaften Gerichten.
Ein Muss in Suppen und Saucen.
Aromatisiert Gemüsepfannen, gekochten Couscous oder Hirse.

DOSIERUNG

1 TL Gemüsebrühe auf 250 ml Wasser verwenden.

VEGANER PARMESAN

Da ich nicht strikt einer rein veganen Ernährung folge, gönne ich mir hin und wieder Pasta mit einem guten Bio-Parmesan. Bis vor kurzem war ich der Meinung, dass die vegane Alternative an das Original des Parmesans auf keinen Fall herankommen würde. Doch als ich anfing, für mein Buch mehr und mehr vegane Ersatzprodukte auszuprobieren, hat es mir dieser vegane Parmesan total angetan. Der Umwelt zuliebe ist das Rezept auf der Basis von europäischen Mandeln und ohne Cashewkerne. Für Nussallergiker*innen besteht die Möglichkeit, anstatt der Mandeln auf regionale Hanfsamen oder Sonnenblumenkerne zurückzugreifen und diese mit einem Mixer selbst zu mahlen.

EMISSIONEN FÜR DIESES GERICHT:

vegan 237 g CO_2e
tierisch 942 g CO_2e

ZUTATEN

Für 1 Glas (400 ml)

100 g blanchierte europäische Mandeln, gemahlen

5 EL Hefeflocken

1–1,5 TL Salz

1–2 TL Zitronensaft / weißen Essig (je nach Saison der Zitrone)

optional:

1 Prise Kala Namak

Knoblauchpulver

Zwiebelpulver

Paprikapulver, geräuchert

Kräuter, getrocknet

ZUBEREITUNG

Alle Zutaten, bis auf den Zitronensaft / weißen Essig in eine Schüssel geben und verrühren. Wenn du noch extra Gewürze, wie Knoblauchpulver, hinzufügen magst, dann diese mit unterrühren.

Anschließend den Zitronensaft / weißen Essig unterrühren und auf einen Teller geben. Bei Zimmertemperatur für ca. 1/2 Stunde etwas antrocknen lassen.

Die fertige Parmesan-Masse in ein sauberes Glas füllen.

AUFBEWAHRUNG

Der Parmesan hält sich in einem Schraubglas bis zu 6 Wochen im Kühlschrank.

Wenn du auf den Zitronensaft oder Essig verzichtest, kann er auch problemlos bei Raumtemperatur gelagert werden.

VERWENDUNG

Anstelle von geriebenem Parmesan verwenden.
Zu italienischen Gerichten wie Pasta, Pizza, Polenta, Risotto oder Gnocchi.
Zum Verfeinern von Saucen und Suppen.
Zum Aufstreuen über Aufläufe und Ofengemüse.

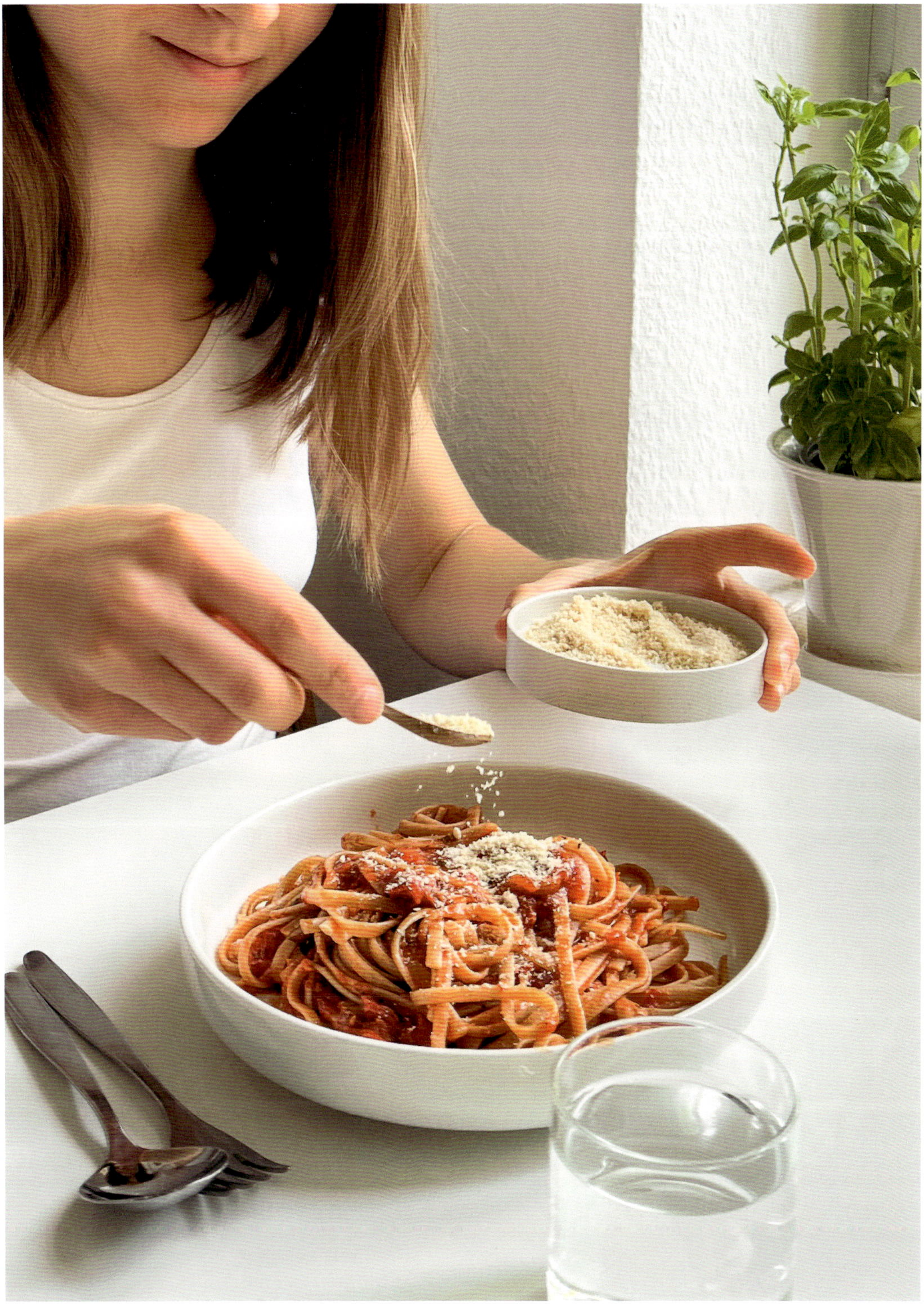

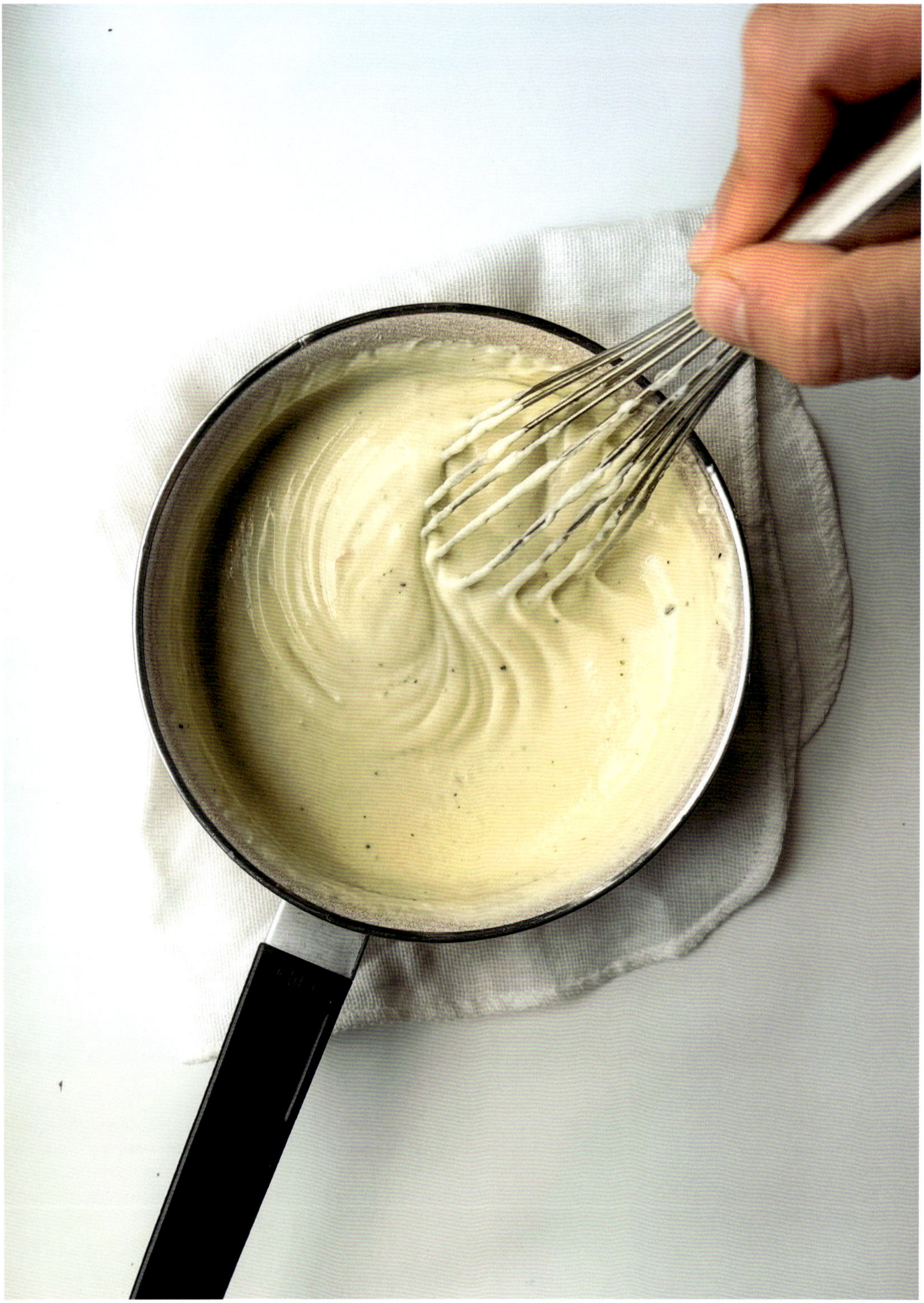

HEFESCHMELZ ZUM ÜBERBACKEN

Gratinkäse ganz einfach selbst gemacht – und ich zeige dir wie! Als ein großer Grund für das Nicht-vegan-Sein wird oft die unendliche Liebe zu Käse genannt. Ich verstehe, dass man die würzigen Aromen und die cremige Konsistenz von diesem tierischen Star-Produkt nicht missen möchte. Doch dieses Rezept macht es möglich, x-beliebige Sachen mit einem würzig-cremigen Topping zu versehen, welches dem überbackenem Käse suuuper nahe kommt. Der Hefeschmelz ist schnell und einfach zu Hause zusammengerührt und ziert, nach Lust und Laune, jegliche Art von Aufläufen, Pizzen, Gratins oder Toasts mit einer goldgelben Haube.

EMISSIONEN FÜR DIESES GERICHT:

vegan 182 g CO_2e
tierisch 1.350 g CO_2e für 200 g Mozarella

ZUTATEN

Für 1 Auflaufform

4 EL Rapsöl

2 EL Mehl

250 ml Wasser

8 EL Hefeflocken

1 EL Dijon-Senf

1 Prise Muskatnuss

1 Prise Paprika, edelsüß

Salz und Pfeffer

ZUBEREITUNG

Das Öl in einem Topf erhitzen. Mit einem Schneebesen das Mehl mit dem Öl verrühren.

Das Wasser unter ständigem Rühren hinzugeben. Weiter rühren, bis die Konsistenz sämig wird.

Topf vom Herd nehmen. Hefeflocken, Dijon-Senf, Muskatnuss,Paprika, Salz und Pfeffer hinzugeben. Je nach Konsistenz kannst du auch noch Wasser zum Verdünnen oder Hefeflocken zum Verdicken zufügen.

Den noch warmen Hefeschmelz über dem Auflauf verteilen und diesen wie gewohnt im Ofen überbacken.

AUFBEWAHRUNG

Kalte Reste kannst du in ein Glas füllen. Gut verschlossen hält sich der Hefeschmelz mehrere Tage. Durch die Lagerung bekommt er eine dickflüssigere Konsistenz. Daher empfiehlt es sich, ihn vor dem Weiterverarbeiten kurz zu erwärmen und nach Bedarf mit etwas Wasser zu verdünnen.

VERWENDUNG

Zum Überbacken von Gratins, Aufläufen oder einer Lasagne.
Als cremige Komponente auf Pizza oder Toasts.
In cremigen Saucen, z. B. für Makkaroni mit Käsesauce.
Erkaltet als Brotaufstrich, evtl. noch mit Kräutern verfeinert.

HUMMUS

Dieses göttliche braune Mus ist aus meiner Küche nicht mehr wegzudenken. Die Grundzutaten erscheinen im Einzelnen erst einmal ein wenig unspektakulär, ergeben aber kombiniert eine herrlich aromatische Masse. Star des Ganzen sind die Kichererbsen, welche eine gute Portion Proteine mit sich bringen. Verwendest du getrocknete Kichererbsen, solltest du sie bereits am Vortag gründlich waschen und in reichlich kaltem Wasser über Nacht einweichen. Am nächsten Tag werden die eingeweichten Kichererbsen nochmal gut abgespült und für ca. 1–2 Stunden weichgekocht. Seit ich meinen Hummus das erste Mal selbst gemacht habe, kann ich nur sagen: Vergiss den Hummus aus dem Supermarkt! Er ist mit unnötigen Zusätzen versehen, schmeckt meistens sehr sauer und kostet mehr.

EMISSIONEN FÜR DIESES GERICHT:

vegan — 452 g CO_2e

ZUTATEN

Für 1 Glas (400 ml)

250 g gekochte Kichererbsen (entspricht 100 g getrockneten oder 1 Glas/Dose)

2 EL Tahini

1 Knoblauchzehe

2 EL Zitronensaft oder weißer Essig (je nach Saison der Zitrone)

1 EL Olivenöl

1 TL Kreuzkümmel, gemahlen

2 TL Koriander, gemahlen

1 TL Salz

1 Prise Chili (optional)

90 ml Wasser

ZUBEREITUNG

Die gekochten Kichererbsen in einem Sieb abtropfen lassen und mit kaltem Wasser abspülen.

Optional: Für einen super feinen, geschmeidigen Hummus die gekochten Kichererbsen vor dem Mixen schälen.
Die Kichererbsen zusammen mit den restlichen Zutaten in einer Küchenmaschine oder mit einem Stabmixer pürieren, bis ein cremiges Mus entsteht.

Anschließend nochmal abschmecken und fertig.

AUFBEWAHRUNG

Der Hummus hält sich in einem Schraubglas bis zu 5 Tage im Kühlschrank. Für eine längere Haltbarkeit den Hummus immer mit sauberem Besteck entnehmen.

VERWENDUNG

Als Aufstrich für Brot, Brötchen, Maiswaffeln.
Als Dip zu Ofengemüse, gekochten Kartoffeln oder Rohkost.
Als Pesto zu Pasta.
Als Salatdressing, mit etwas Wasser verdünnt und mit Salz, Pfeffer und Gewürzen abgeschmeckt.
In Wraps.

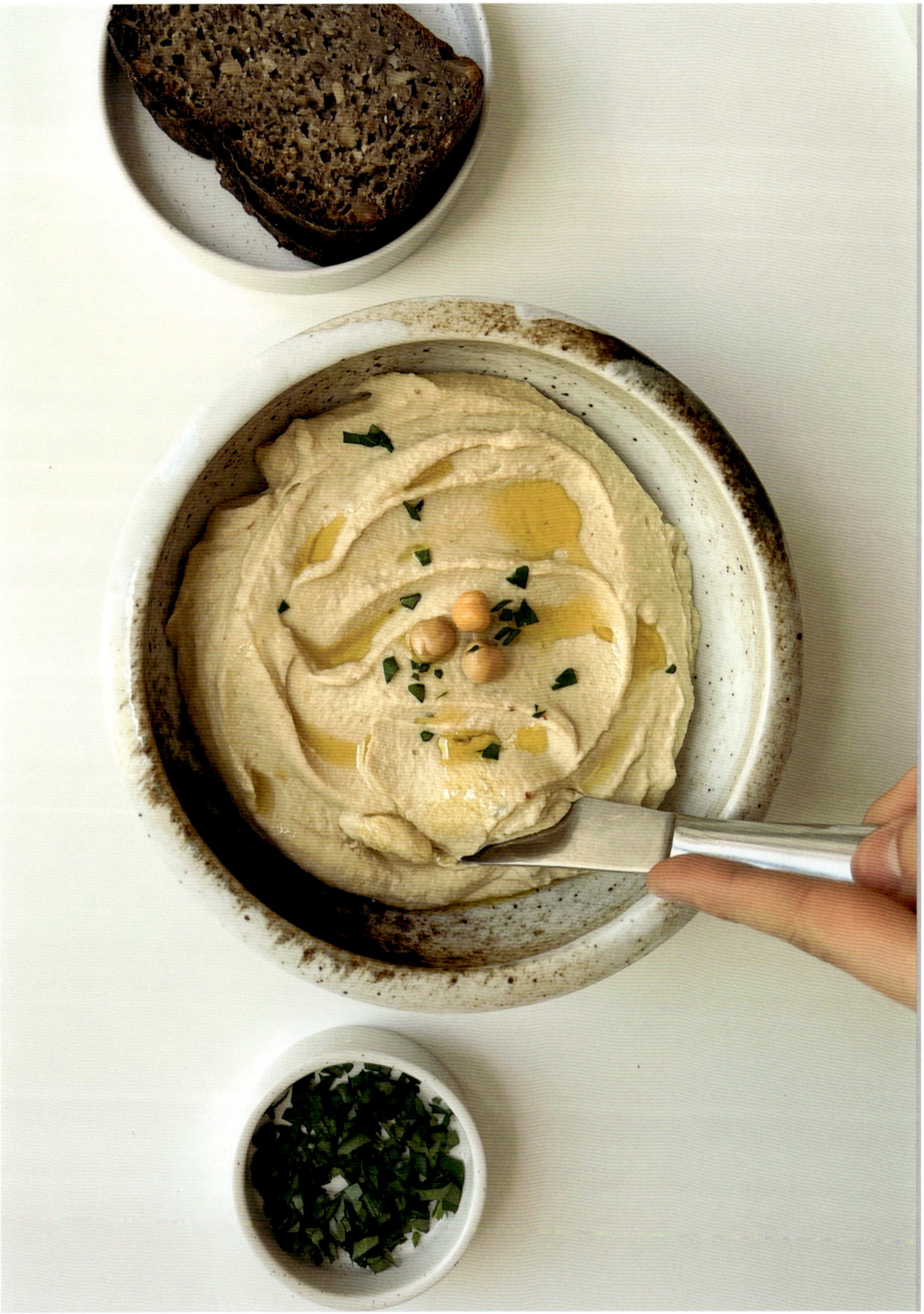

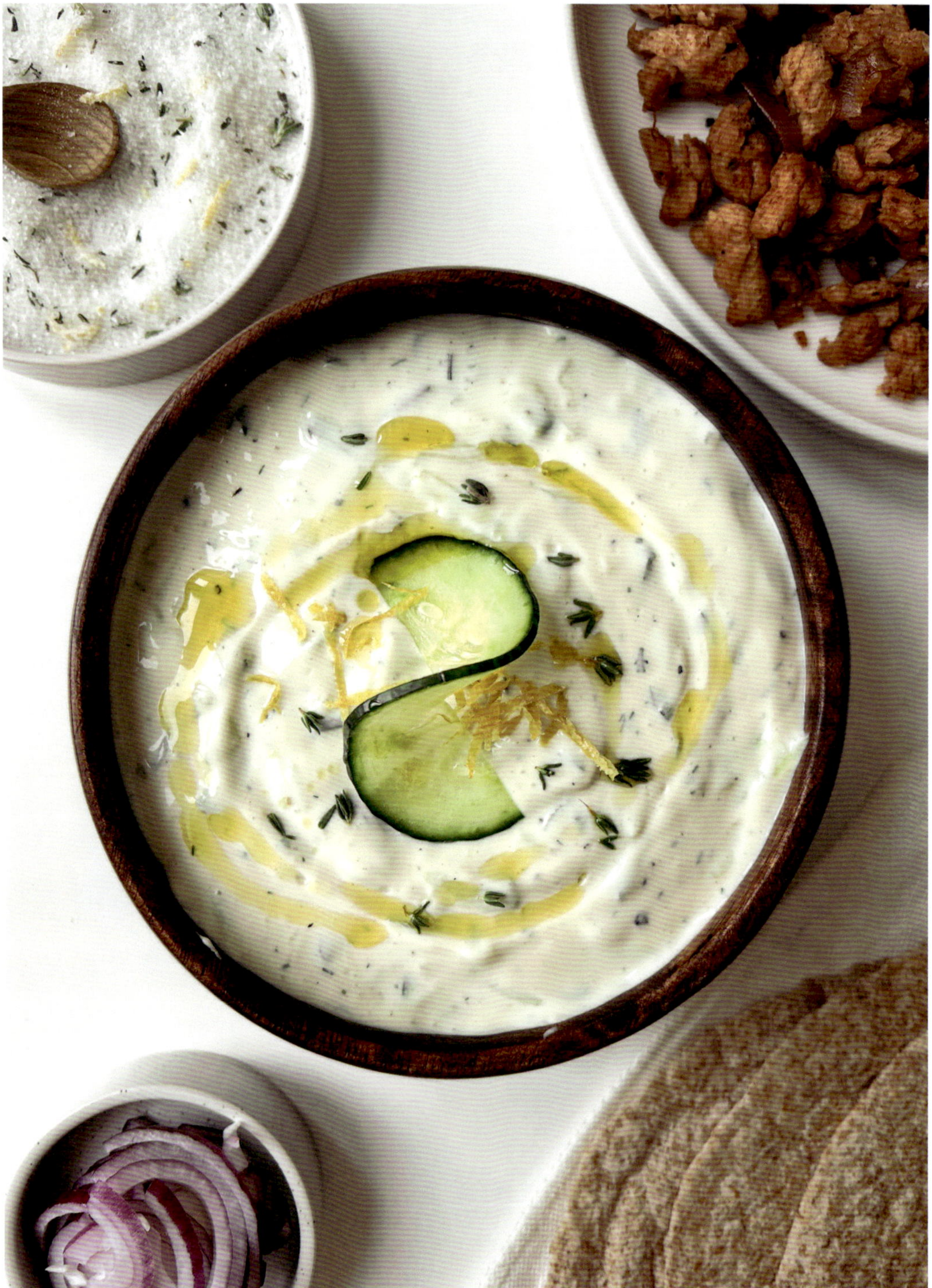

ZWEIERLEI TSATSIKI

Dieser Tsatsiki schmeckt so gut, dass mir so manche Leute nicht glauben wollten, dass er vegan ist. Dank des Sojaquarks besitzt er eine wundervolle Cremigkeit und liegt gleichzeitig nicht so schwer im Magen wie das tierische Pendant. Da die klassische Variante Salatgurke enthält und diese regional das Jahr über nur begrenzt erhältlich ist, habe ich noch eine zweite Variante kreiert. Somit könnt ihr den Tsatsiki jederzeit nach Lust und Laune genießen.

EMISSIONEN FÜR DIESES GERICHT:

Variante 1	738 g CO_2e mit Salatgurke
Variante 2	860 g CO_2e mit Gewürzgurken / Sauerkraut
tierisch	1.206 g CO_2e mit griechischem Joghurt

VARIANTE 1 - GURKENSAISON

Für 1 Portion

1/3 Salatgurke

400 g Sojaquark

1 EL Weißweinessig

1 TL Knoblauchpulver, alternativ 1 Knoblauchzehe, fein gehackt

1/2 Bund Dill/Petersilie (optional)

Salz und Pfeffer

Schuss Olivenöl

Die Gurke inklusive Schale mit einer Küchenreibe fein raspeln.

Alle Zutaten, bis auf das Öl, in eine Schüssel geben und mit einem Löffel verrühren.

Abschmecken und nach Belieben nachwürzen.

Mit einem Schuss Olivenöl toppen.

Entweder gleich genießen oder im Kühlschrank durchziehen lassen.

Der fertige Tsatsiki hält sich im Kühlschrank bis zu 5 Tage.

VARIANTE 2 - AUSSERHALB DER GURKENSAISON

Für 1 Portion

400 g Sojaquark

150 g Sauerkraut/Gewürzgurken, in feine Streifen geschnitten

1 TL Weißweinessig

1 TL Knoblauchpulver, alternativ 1 Knoblauchzehe, fein gehackt

1/2 Bund Dill/Petersilie (optional)

Salz und Pfeffer

Schuss Olivenöl

Alle Zutaten in eine Schüssel geben und mit einem Löffel verrühren.

Abschmecken und nach Belieben nachwürzen.

Entweder gleich genießen oder im Kühlschrank durchziehen lassen.

Der fertige Tsatsiki hält sich im Kühlschrank bis zu 5 Tage.

VEGANE LEBERWURST

Man mag diese Paste «vegane Leberwurst» nennen oder einfach nur als braune Pampe bezeichnen. Aber der wichtigste Fakt ist: sie schmeckt einfach nur sooooo gut! Wirklich alle, die ich bisher davon probieren lassen habe, hat es aus den Socken gehauen. Die meisten meinten sogar, dass es besser schmeckt als die echte Leberwurst. Was will man mehr? Probiert es aus und überzeugt euch von dem herzhaft-würzigen Geschmack!

EMISSIONEN FÜR DIESES GERICHT:

vegan 485 g CO_2e
tierisch 1.160 g CO_2e mit Schweinefleisch

ZUTATEN

Für 1 Glas (400 ml)

1/2 Zwiebel

1/2 Apfel

2 EL Rapsöl

1 Prise Muskat, Koriander, Kardamom, Zimt, Thymian

1 EL Majoran, getrocknet

250 g gekochte Kidneybohnen (entspricht 100 g getrockneten oder 1 Glas/Dose)

2 TL Zitronensaft oder weißer Essig (je nach Zitronen-Saison)

2 TL Senf, mittelscharf

1 EL Petersilie, gehackt

1/2 TL Rauchsalz

1/2 TL Salz

viel Pfeffer

ZUBEREITUNG

Schneiden: Die Zwiebel und den Apfel in kleine Stücke schneiden.

Braten: Zwiebel- und Apfelstücke mit einem EL Öl glasig anbraten.

Zum gebratenen Zwiebel-Apfel-Gemisch die Gewürze (Muskat, Koriander, Kardamom, Zimt, Thymian) samt dem Majoran zugeben. Bei mittlerer Hitze kurz anbraten, so dass sich die Aromen entfalten können.

Mixbehälter: Währenddessen Kidneybohnen in ein Püriergefäß füllen. Zitronensaft/Essig, Senf, Petersilie, 1 EL Öl, Rauchsalz, Salz und Pfeffer hinzufügen.Die gebratene Zwiebel-Apfel-Gewürz-Mischung zugeben.

Pürieren: Mit einem Stabmixer pürieren. Ist die Masse zu trocken, mit einem Schuss Öl oder Wasser nachhelfen.
Die fertige Paste in ein Schraubglas füllen.

AUFBEWAHRUNG

Die Leberwurst hält sich in einem Schraubglas bis zu 5 Tage im Kühlschrank. Für eine längere Haltbarkeit die Wurst immer mit einem sauberen Löffel oder Messer entnehmen.

VERWENDUNG

Als Aufstrich für Brot, Brötchen, Maiswaffeln.
Als Beilage zu Quark und Kartoffeln.
Pur zum Löffeln, wenn einem der Zahn nach etwas Herzhaftem tropft.

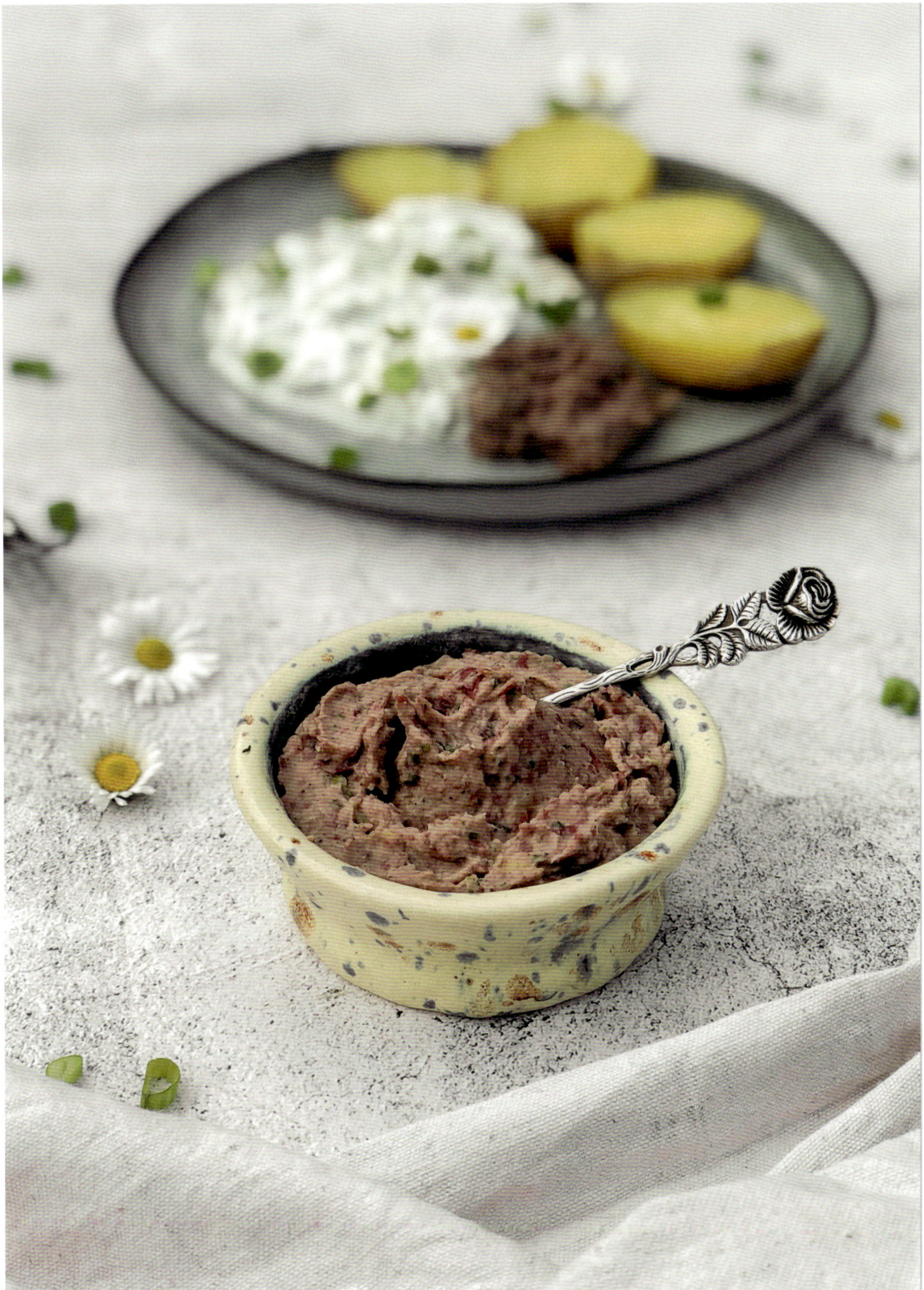

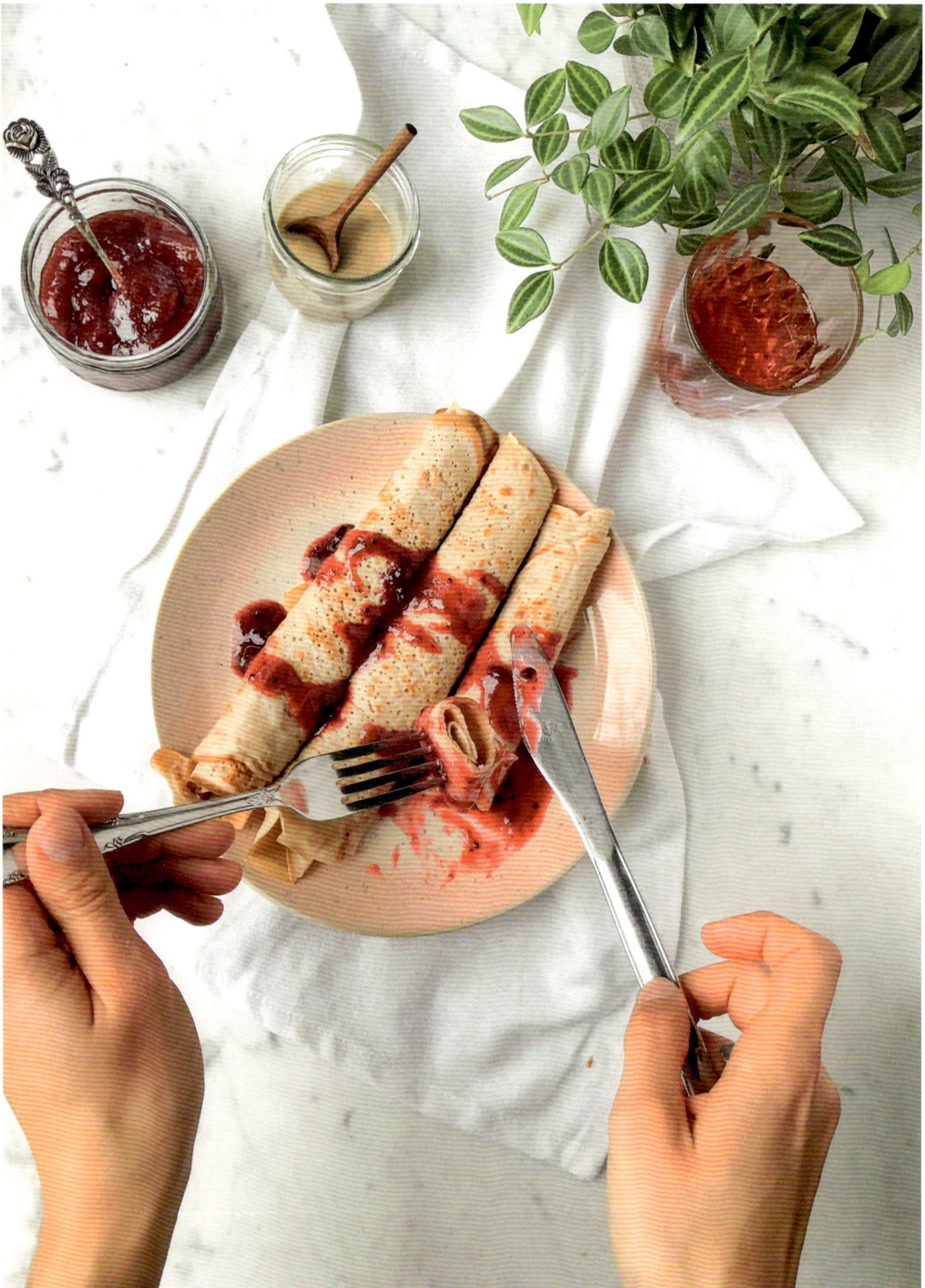

ERDBEERMARMELADE

Es geht nichts über selbstgemachte Erdbeermarmelade! Für mich, als stolze Enkelin, ist die meiner Omi immer noch die Beste! Aber auch ich habe mich eifrig daran versucht, meine eigene Version auf die Beine zu stellen und präsentiere sie euch hiermit. Wichtig ist, dass ihr bei dem Kauf der Erdbeeren auf ihre Herkunft achtet. Denn Erdbeeren aus dem Nachbarland oder aus dem Kühlhaus bringen extrem hohe Emissionen mit sich. Greift von daher zu regionalen Beeren oder pflückt sie euch selbst.

EMISSIONEN FÜR DIESES GERICHT:

selbst gemacht — 57 g CO_2e pro 100 g
gekauft — 169 g CO_2e pro 100 g

ZUTATEN

Für 4–5 Gläser (400 ml)

1,5 kg Erdbeeren, am besten selbst gepflückt

500 g Gelierzucker 3:1

1 Zitrone, ausgepresst

ZUBEREITUNG

Für die Erdbeeren: Erdbeeren putzen und das Grün entfernen. In kleine Stücke schneiden.

Erdbeerstücke in einen großen Topf geben. Zitronensaft und Gelierzucker zugeben. Alles gut umrühren.

Für die Schraubgläser: Die Gläser gründlich säubern und mit heißem Wasser ausspülen. Auf einem sauberen Wischtuch, mit der Öffnung nach oben, abtropfen lassen.

Kochen: Die Erdbeermischung unter Rühren langsam aufkochen. Immer weiter rühren, das Ganze für 3 Minuten sprudelnd kochen lassen.

Abfüllen: Die Marmelade heiß in die Gläser füllen, diese verschließen, umgedreht auf den Deckel stellen und abkühlen lassen.

AUFBEWAHRUNG

Die Erdbeermarmelade hält sich kühl und dunkel gelagert mindestens 5 Monate. Geöffnet im Kühlschrank ist sie bis zu einem Monat genießbar. Für eine längere Haltbarkeit die Marmelade immer mit sauberem Besteck entnehmen.

VERWENDUNG

Als Aufstrich für Brot, Brötchen, Maiswaffeln.
Auf Pfannkuchen oder Waffeln.
Eingerührt in pflanzlichen Joghurt.
Zum Backen für Plätzchen.
Verdünnt als Dessertsauce für Eis oder Pudding.

APFELMUS

Mit meiner Familie habe ich früher das Apfelmus aus Äpfeln unseres Gartens gemacht, welche oft schon runzelig oder angefressen waren. Die Arbeit war daher mühselig und am Ende mussten wir die gekochten Äpfel immer noch per Hand durch ein Küchensieb streichen. Doch geschmacklich war dieses einfach unbezahlbar!
Heute geht alles viel einfacher und schneller! Ich koche die Äpfel samt Schale und püriere sie anschließend mit einem Stabmixer. Diese Verarbeitung verleiht dem Apfelmus eine derart feine Konsistenz, die ich vorher nur von gekauftem Apfelmus kannte. Gleichzeitig profitierst du von einer vollwertigen Apfelmus-Variante, durch die zahlreichen Nährstoffe, welche in den Apfelschalen stecken.
Probier es aus und überzeuge dich selbst! Im Herbst gibt es genügend Möglichkeiten, selbst Äpfel zu pflücken.Egal ob am Straßenrand, im Garten, auf einer Streuobstwiese oder einer Apfelplantage, es findet sich ein Weg, günstig an regionale Äpfel zu kommen.

EMISSIONEN FÜR DIESES GERICHT:

Variante 1	36 g CO_2e pro 100 g ohne Zucker
Variante 2	41 g CO_2e pro 100 g mit Zucker
gekauft	130 g CO_2e pro 100 g

VARIANTE 1 – OHNE ZUCKER, KURZE HALTBARKEIT

Für 2-3 Gläser (330 ml):

500 g Bio-Äpfel, ungespritzt

50 ml Wasser

1 EL Zitronensaft

1 Prise Zimt

optional:

1 Prise Vanille, gemahlen

Die Äpfel gut waschen, in Viertel schneiden und sparsam das Kerngehäuse samt Stielen entfernen. Zusammen mit Wasser und Zitronensaft in einen Kochtopf geben. Zugedeckt bei mittlerer Hitze für 15-20 Minuten köcheln lassen, bis die Äpfel weich sind.

Die gekochte Masse mit einem Stabmixer fein pürieren. Optional kann die Masse auch im Standmixer püriert werden. Mit dem Zimt und optional etwas Vanille nach Geschmack verfeinern. Alles gut verrühren.

Kochend heiß in ausgekochte Schraubgläser füllen und luftdicht verschließen. Etwa 1 Monat im Kühlschrank haltbar.

VARIANTE 2 – MIT ZUCKER, LANGE HALTBARKEIT

Für 2-3 Gläser (330 ml):

500 g Bio-Äpfel, ungespritzt

50 ml Wasser

100 g Rübenzucker

1 EL Zitronensaft

1 Prise Zimt

optional:

1 Prise Vanille, gemahlen

Die Äpfel gut waschen, in Viertel schneiden und sparsam das Kerngehäuse samt Stielen entfernen. Zusammen mit Wasser, Rübenzucker und Zitronensaft in einen Kochtopf geben. Alles verrühren. Zugedeckt bei mittlerer Hitze für 15-20 Minuten köcheln lassen, bis die Äpfel weich sind.

Die gekochte Masse mit einem Stabmixer fein pürieren. Optional kann die Masse auch im Standmixer püriert werden. Mit dem Zimt und optional etwas Vanille nach Geschmack verfeinern. Alles gut verrühren.

Kochend heiß in ausgekochte Schraubgläser füllen und luftdicht verschließen. Kühl und dunkel gelagert hält es sich mindestens 4 Monate.

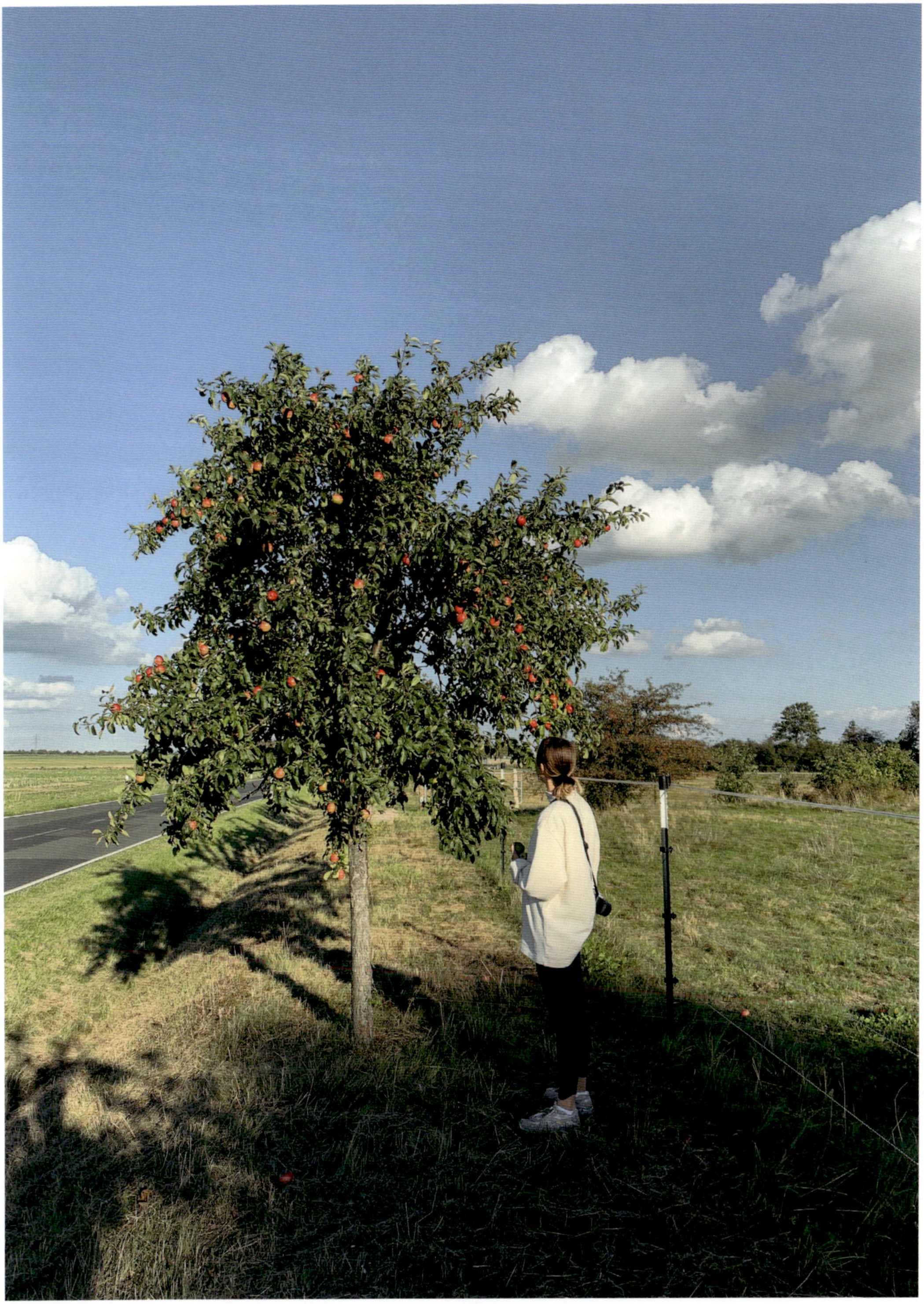

SAISONKALENDER

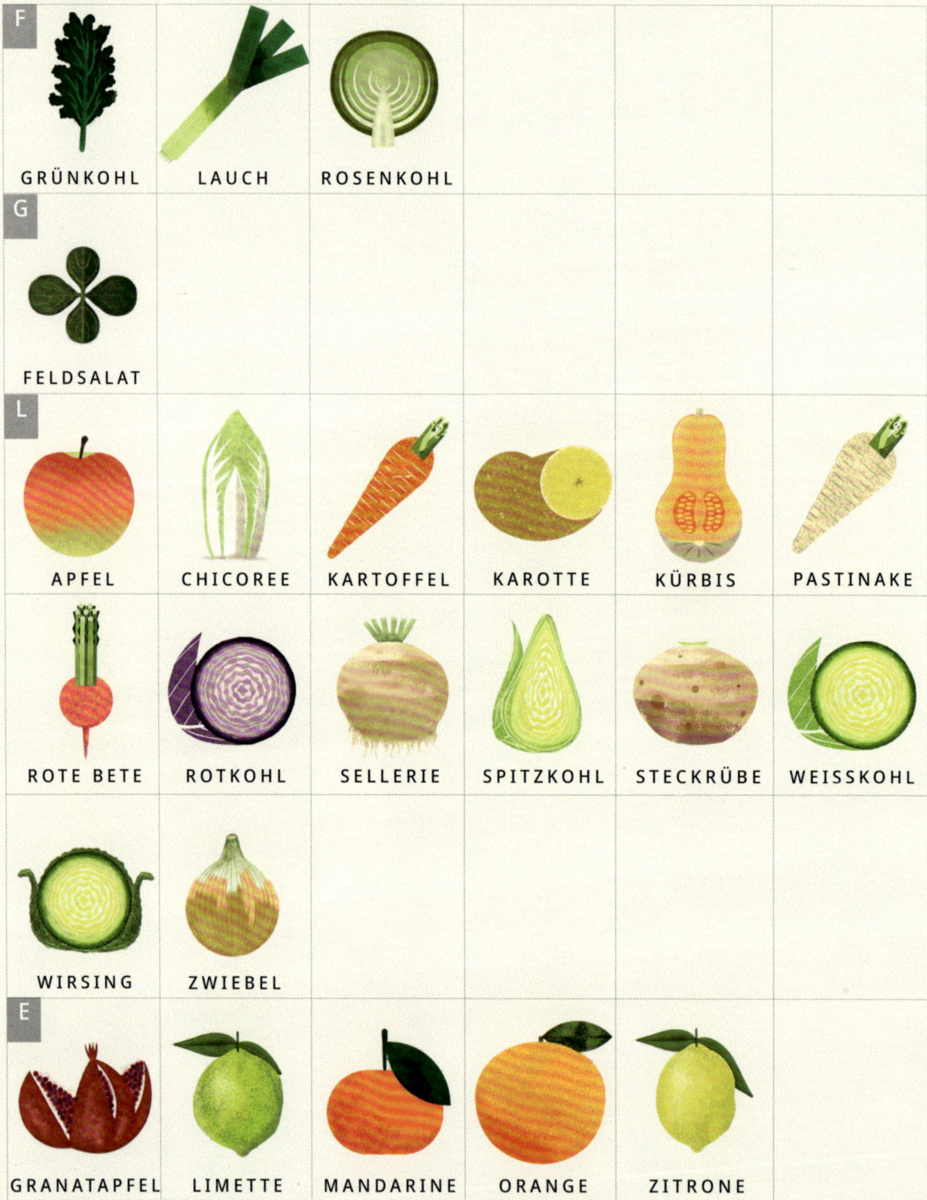

F – Freiland G – unbeheiztes Gewächshaus L – Lagerware E – Frisch aus Europa

JANUAR

Der Januar verwöhnt uns mit seinen zahlreichen Kohlsorten, dem geschmacksintensiven Wurzelgemüse und dem nussigen Feldsalat. Leicht lassen sich leckere und gesunde Speisen kreieren, welche nach den üppigen Adventsleckereien wie gelegen kommen.

Nur bei dem Blick auf das regionale Obstangebot sieht es etwas mau aus. Ganz alleine steht der Apfel da, welcher mit seinen vielen Vitaminen und Mineralstoffen unverzichtbar für unser Immunsystem ist.

Doch auch der regionale Apfel bringt im Januar eine hohe CO_2-Bilanz mit sich. Die Lagerhallen benötigen viel Energie und sorgen dafür, dass dessen Klimabilanz genauso hoch ist wie die von südländischen Früchten mit einem weiteren Transportweg. Aus diesem Grund können wir im Winter unser Obstangebot auf europäische Zitrusfrüchte der Saison erweitern. Am besten greifst du auf Bio-Früchte aus unseren Nachbarländern, wie Italien oder Spanien zurück.

BUNTER WINTERSALAT

Diese fruchtig-spritzige Salatkombination kommt nach den weihnachtlichen Schlemmereien gerade richtig. Sie ist eine wahre Vitaminbombe, welche dich fit für das neue Jahr macht und dir hilft, deine Neujahrsvorsätze mit maximaler Motivation anzugehen. Schon alleine diese farbenfrohe Kombination aus Orange, Gelb und Grün wird deine gute Laune wach kitzeln und Energie in dir entfachen. Und als kleiner Öko-Fact am Rande: Dank der saisonalen Zutaten kannst du auch im Winter einen knackig-frischen Salat genießen. Lass ihn dir schmecken!

EMISSIONEN FÜR DIESES GERICHT:

vegan 395 g CO_2e
tierisch 403 g CO_2e mit Honig

ZUTATEN

Für 2 Portionen:

Für den Salat:

150 g Feldsalat

1 Apfel

1 Karotte

1 große Bio-Orange

Für die karamellisierten Walnüsse:

1 Handvoll Walnüsse

2 EL Zuckerrübensirup

Für das Dressing:

2 EL Olivenöl

1 EL Weißweinessig

1 EL Zuckerrübensirup

Orangenschale, gerieben

Salz und Pfeffer

ZUBEREITUNG

Für den Salat: Feldsalat waschen und in einem Sieb abtropfen lassen.

Apfel waschen, entkernen und in feine Spalten schneiden. Karotte waschen und mit einem Sparschäler in dünne Streifen schälen.

Mit einer Küchenreibe die Schale der Orange vorsichtig abreiben und in einer kleinen Schale beiseite stellen. Die Orange komplett schälen, die Fruchtfilets herausschneiden und mittig halbieren. Davon 3 Stücke für das Dressing beiseite legen.

Alle geschnittenen Zutaten mit dem Feldsalat in eine Schüssel geben.

Für die karamellisierten Walnüsse: Walnüsse ohne Öl in einer beschichteten Pfanne goldbraun anrösten. Hitze reduzieren und unter Rühren mit dem Zuckerrübensirup karamellisieren lassen. Anschließend beiseite stellen.

Für das Dressing: Die 3 Orangenstücke mit den Händen auspressen. Den Saft in einer kleinen Schale auffangen. Olivenöl, Weißweinessig, Zuckerrübensirup, Orangenschale und etwas Salz und Pfeffer miteinander verquirlen. Anschließend über den Salat geben und mit den Händen vorsichtig vermengen.

Zum Servieren: Salat auf 2 Teller verteilen und mit den Walnüssen toppen.

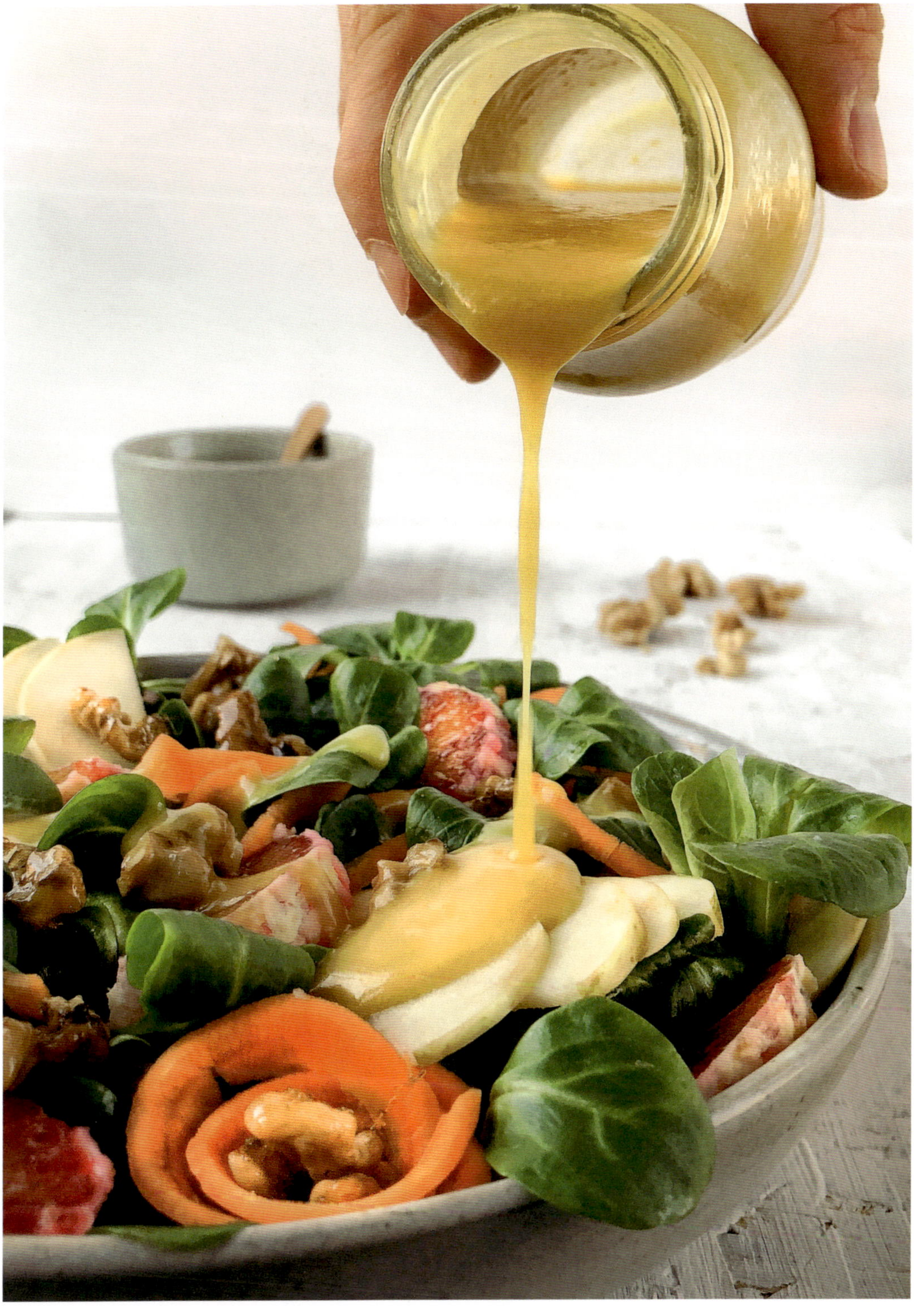

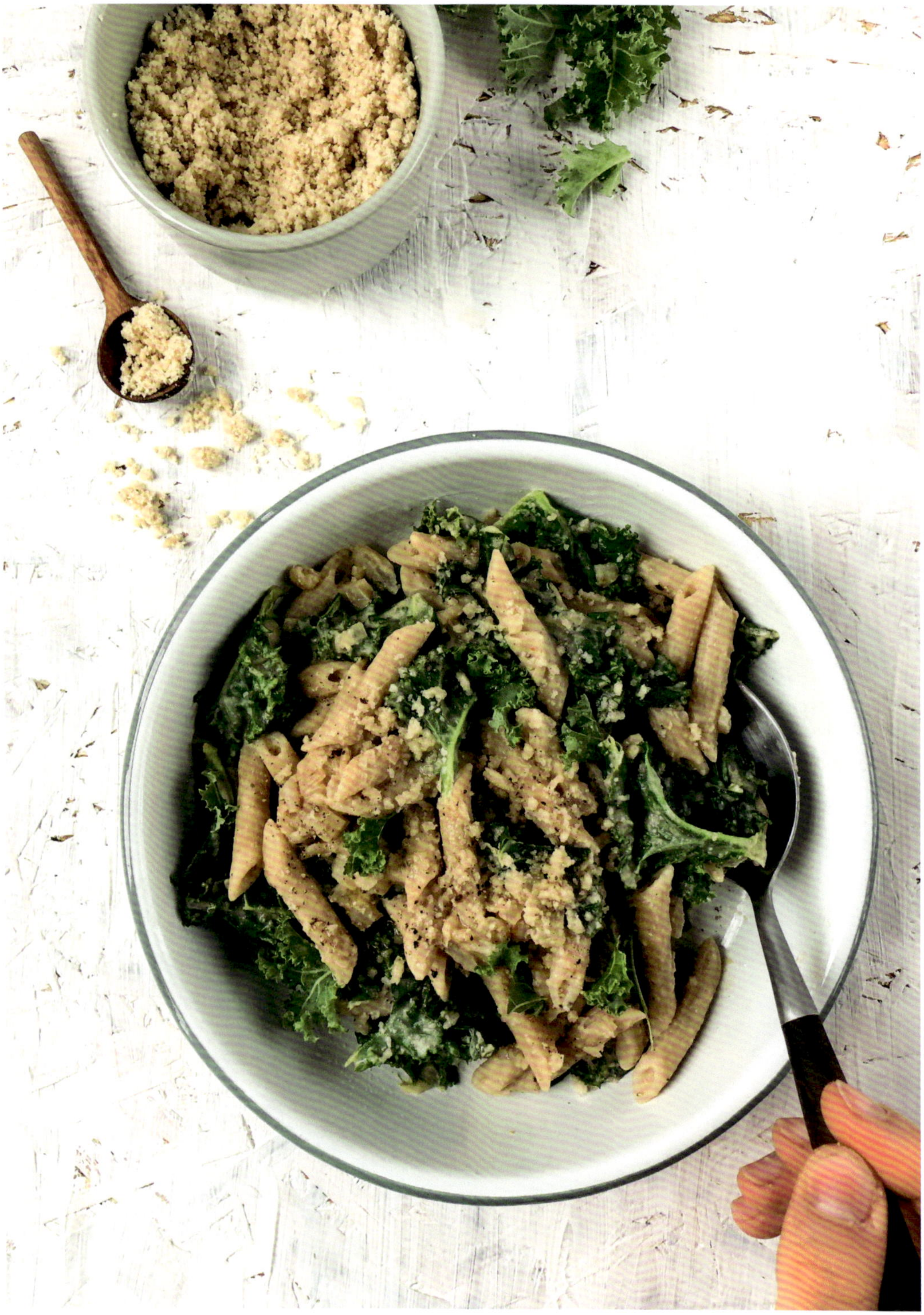

GRÜNKOHL-HUMMUS-PASTA

Wer es glaubt oder nicht, Hummus schmeckt auch als Pesto zu Pasta mega gut! Vor allem mit dem selbst gemachten Parmesan on top gibt es für mich nichts besseres. Dieses Rezept mit Grünkohl und Hummus ist eine Kreation für die kalten Wintermonate. Grünkohl hat den ganzen Winter über Saison. Er zählt zu den wenigen Gemüsesorten, die auf den eisigen deutschen Äckern überwintern und auch bei Frost geerntet werden können. Geschmacklich harmoniert er in diesem Gericht wunderbar mit dem Hummus und der Zitrone. Alles zusammen hat die perfekte schlotzige Pasta-Konsistenz und ist mein absolutes Lieblingsrezept, wenn es um Nudeln im Winter geht.

EMISSIONEN FÜR DIESES GERICHT:

vegan 971 g CO_2e
tierisch 1.492 g CO_2e mit Parmesan

ZUTATEN

Für 2-3 Portionen:

1 Zwiebel

200 g Grünkohl am Strunk

250 g Vollkorn-Penne

350 ml abgeschöpftes Nudelwasser

1 EL Rapsöl

1 Portion Hummus (S. 52); alternativ 150–200 g gekaufter Hummus

3 EL Hefeflocken

1 EL Zitronensaft

Salz und Pfeffer

Zum Servieren:

Veganer Parmesan (S. 48); alternativ Hefeflocken

ZUBEREITUNG

Für die Nudeln einen Topf mit Wasser befüllen und dieses zum Kochen bringen.

Gemüse vorbereiten: Die Zwiebel schälen und klein schneiden. Den Grünkohl waschen. Die Blätter von den Stielen fein abzupfen und beiseite stellen

Nudeln kochen: In das kochende Nudelwasser 2 TL Salz und die Vollkorn-Penne hineingeben. Die Nudeln darin nach Packungsanweisung al dente kochen. Von dem Nudelwasser 350 ml abnehmen und beiseite stellen.

Braten: Die Zwiebel mit dem Öl in einer Pfanne glasig werden lassen. Den Hummus zusammen mit 250 ml von dem Pastawasser in die Pfanne zu den Zwiebeln geben. Alles verrühren und kurz aufkochen lassen. Anschließend Hitze reduzieren. Hefeflocken und Zitronensaft zugeben.

Zusammenfügen: Die fertige Pasta abgießen und mit dem Grünkohl zu der Hummus-Zwiebel-Mischung geben. Alles gut vermengen und etwas eindicken lassen. Ist es zu trocken, dann nach Belieben etwas von dem restlichen Pastawasser unterrühren.

Mit Salz und Pfeffer abschmecken.

Zum Servieren: Die fertige Pasta mit veganem Parmesan bestreut servieren.

STECKRÜBEN-GRATIN

Ja ja, die gute alte Steckrübe ... Sie war mir bis vor Kurzem noch völlig unbekannt. Als ich sie das erste Mal in den Händen hielt, fragte ich mich nur: Was tun damit? Oma sagte mir, dass ihr Geschmack an eine Mischung aus gegartem Kohlrabi und Pastinake erinnert. Als mittlerweile erfahrene Steckrüben-Köchin und unzählige verputzte Steckrüben später, präsentiere ich dir voller Stolz dieses cremige Steckrüben-Gratin. Zusammen mit Kartoffeln, Räuchertofu, Apfel und Zwiebel entsteht ein wunderbar deftiges Geschmackserlebnis.

EMISSIONEN FÜR DIESES GERICHT:

vegan 966 g CO_2e
tierisch 3.432 g CO_2e mit Speck, Sahne und Käse

ZUTATEN

Für 3-4 Portionen:

Für die Füllung:

500 g Steckrübe

500 g Kartoffeln

1 Apfel

1 Päckchen Räuchertofu (200 g)

1 Zwiebel

1 EL Rapsöl

Für die Sahne-Mischung:

250 ml Hafer-/Sojasahne

150 ml Wasser

1 EL Rosmarin, getrocknet

1 TL Majoran, getrocknet

1 EL Instant-Gemüsebrühe (s. 47), alternativ gekaufte Instant-Brühe aus dem Glas

3 EL Hefeflocken

1 Prise Kala Namak

Salz und Pfeffer (ordentlich!)

Für das Topping:

1 x veganer Hefeschmelz (S. 51), alternativ veganer Reibekäse

ZUBEREITUNG

Vorbereitung: Den Ofen auf 180 °C vorheizen und eine große Auflaufform (ca. 20 x 30 cm) bereitstellen.

Für die Füllung: Steckrübe und Kartoffeln schälen, in etwa 1-2 cm große Würfel schneiden und in die Auflaufform geben.

Apfel waschen und entkernen. Apfel und Räuchertofu in 1 cm große Würfel schneiden. Zwiebel schälen und klein schneiden. Alle drei Komponenten mit dem Rapsöl in einer Pfanne bei mittlerer Hitze für ca. 6 Minuten knusprig anbraten.

Für die Sahne-Mischung: Die Zutaten (Hafer-/Sojasahne, Wasser, Rosmarin, Majoran, Instant-Gemüsebrühe, Hefeflocken, Kala Namak) in einer Schüssel mit einem Schneebesen verrühren. Mit Salz und Pfeffer abschmecken.

Zusammenfügen: Die Apfel-Räuchertofu-Zwiebel-Mischung in die Auflaufform geben. Alles miteinander vermengen und mit der Sahne-Mischung übergießen. Wichtig ist – und das hängt etwas von der Größe eurer Auflaufform ab – dass alles gut mit Flüssigkeit bedeckt ist. Ist dies nicht der Fall, noch etwas Wasser zugießen.

Für das Topping: Nun den Hefeschmelz nach Rezept (siehe Basics) zubereiten und auf dem Gemüse verteilen. Alternativ mit veganem Reibekäse bestreuen.

Backen: Im vorgeheizten Backofen für ca. 40 Minuten backen, bis der Hefeschmelz eine goldbraune Farbe angenommen hat.

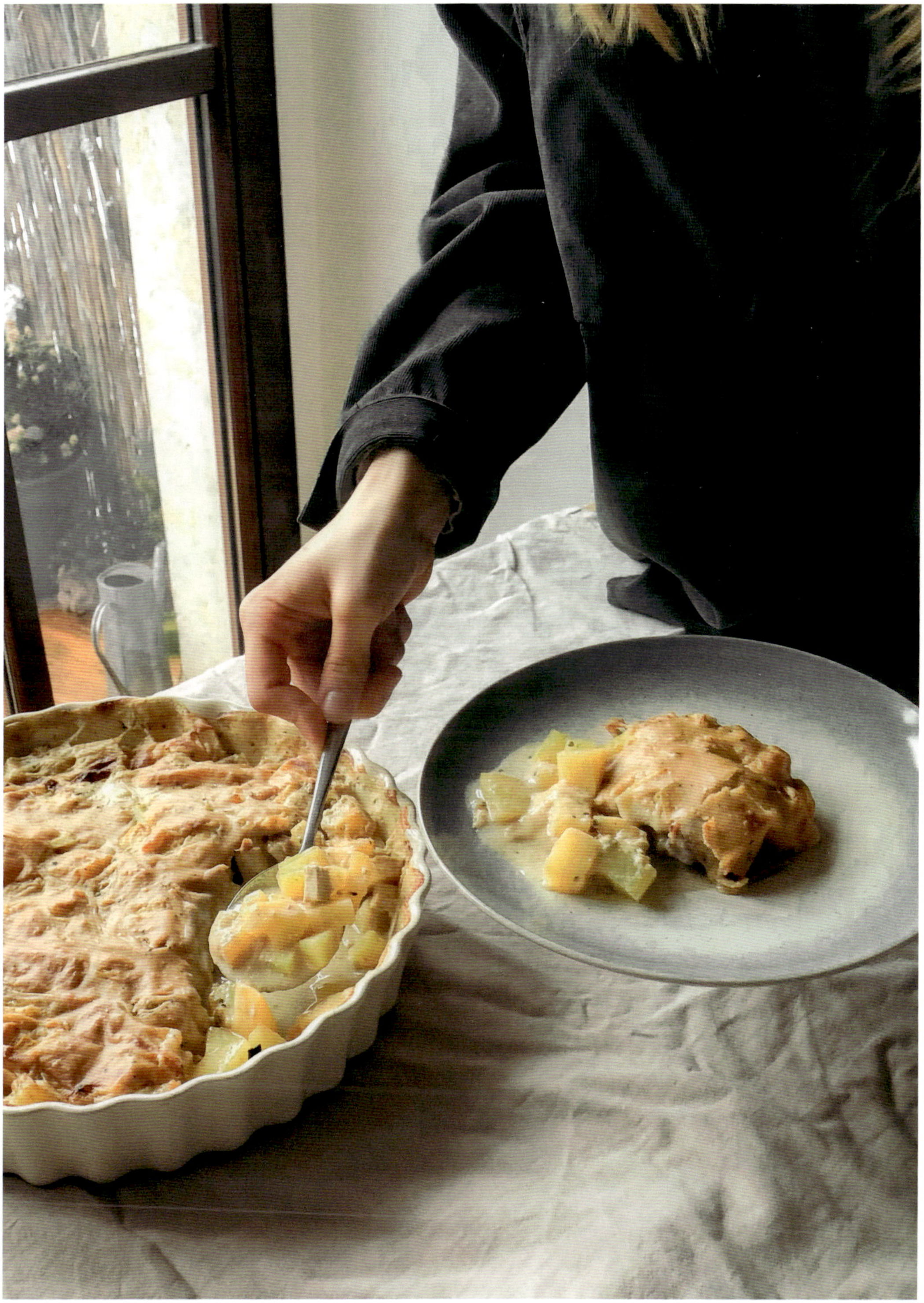

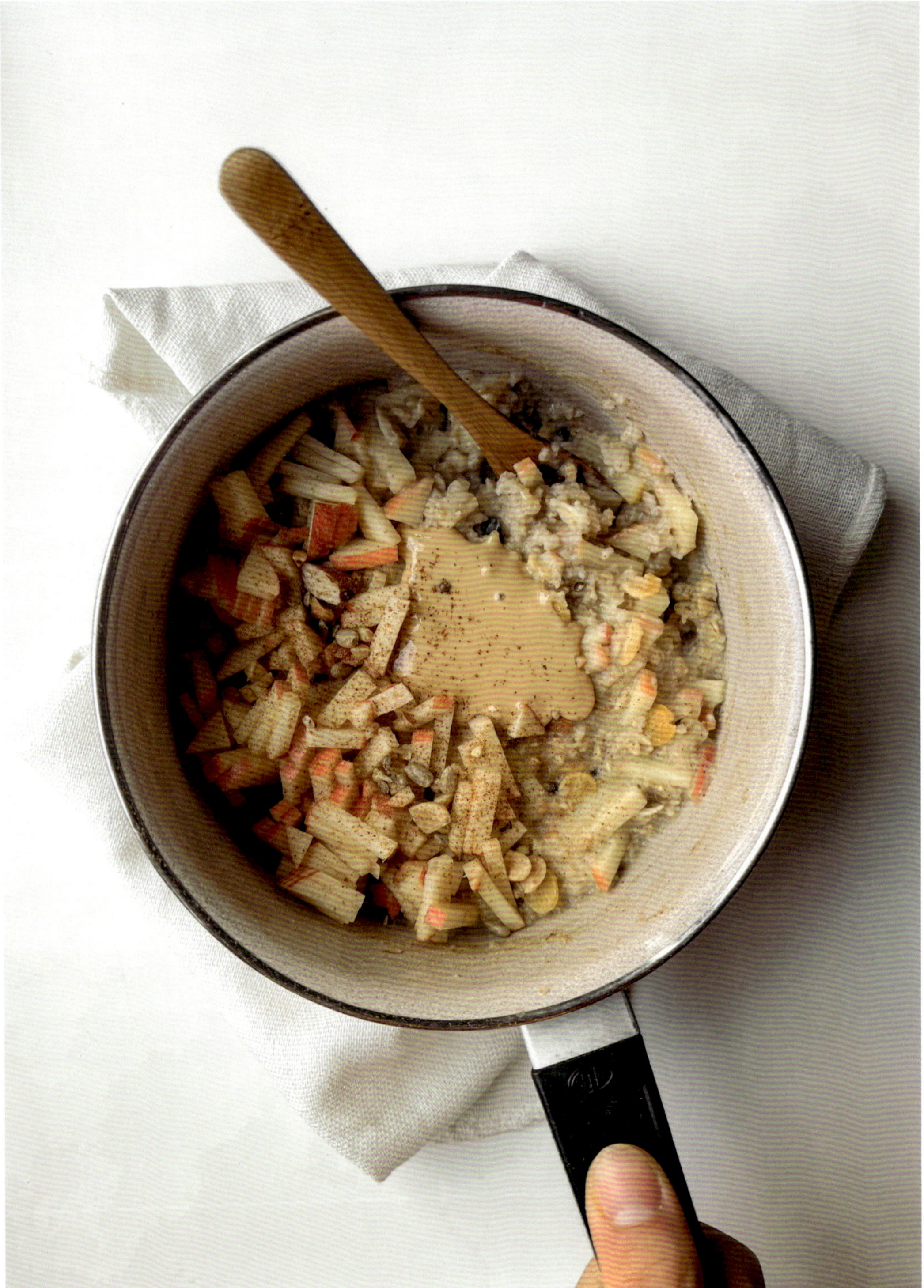

APFEL-ZIMT-PORRIDGE

Tadaa, hiermit präsentiere ich dir mein absolutes Lieblingsfrühstück. Seitdem ich Porridge entdeckt habe, gibt es das bei mir in den kalten Monaten mindestens 5 x die Woche. Es ist gesund, dauert in seiner Zubereitung gerade mal 10 Minuten und es sättigt unglaublich gut. Da ich mir den Abwasch für eine extra Schüssel sparen möchte, löffel ich es immer direkt aus dem Topf. Die Kombination aus Apfel und Zimt ist für den Winter genau das Richtige. Lagert man die Äpfel aus dem Herbst dunkel und kühl, dann kann man auch noch im Winter darauf zurückgreifen und sein Porridge damit genießen.

EMISSIONEN FÜR DIESES GERICHT:

vegan 143 g CO_2e
tierisch 348 g CO_2e mit Vollmilch und Honig

ZUTATEN

Für 1 Portion:

1 kleiner Apfel

1/ 2 Tasse Haferflocken (50 g)

1/ 2 Tasse Haferdrink (125 ml)

1/2 Tasse Wasser (125 ml)

1 EL gerösteter Saatenmix (S. 44), alternativ Sonnenblumenkerne / Kürbis-kerne / Leinsamen / gehackte Nüsse

1 Prise Salz, optional

1 TL Zuckerrübensirup, optional

1/ 2 TL Zimt

Zum Servieren:

1 EL Erdnussmus

1 Prise Zimt

ZUBEREITUNG

Den Apfel waschen, entkernen und in kleine Stücke schneiden.

Kochen: Alle Zutaten, bis auf das Erdnussmus und die Hälfte der Apfelstückchen, in den Topf geben und allmählich erhitzen.

Den Herd auf kleine Flamme stellen und unter ständigem Rühren für 5 Minuten köcheln lassen.

Zum Servieren: Das fertige Porridge mit den restlichen Apfelstückchen, Erdnussmus und einer extra Prise Zimt dekorieren.

Warm genießen und danach mit voller Energie in deinen Tag starten.

HINWEIS

Wenn du Rosinen-Fan bist, dann gib gerne 1-2 EL mit in das Porridge hinein oder dekoriere es damit.

Je nach Saison kannst du mit den Früchten variieren und neue Kombinationen genießen:
Frühling: mit Rhabarberkompott, Vanille und Saatenmix
Sommer: frische Beeren mit Vanille und Mandelmus
Herbst: Birnen mit Walnüssen, Zimt und Tahini
Winter: Karotten, Muskat, Zimt und Erdnussmus

SAISONKALENDER

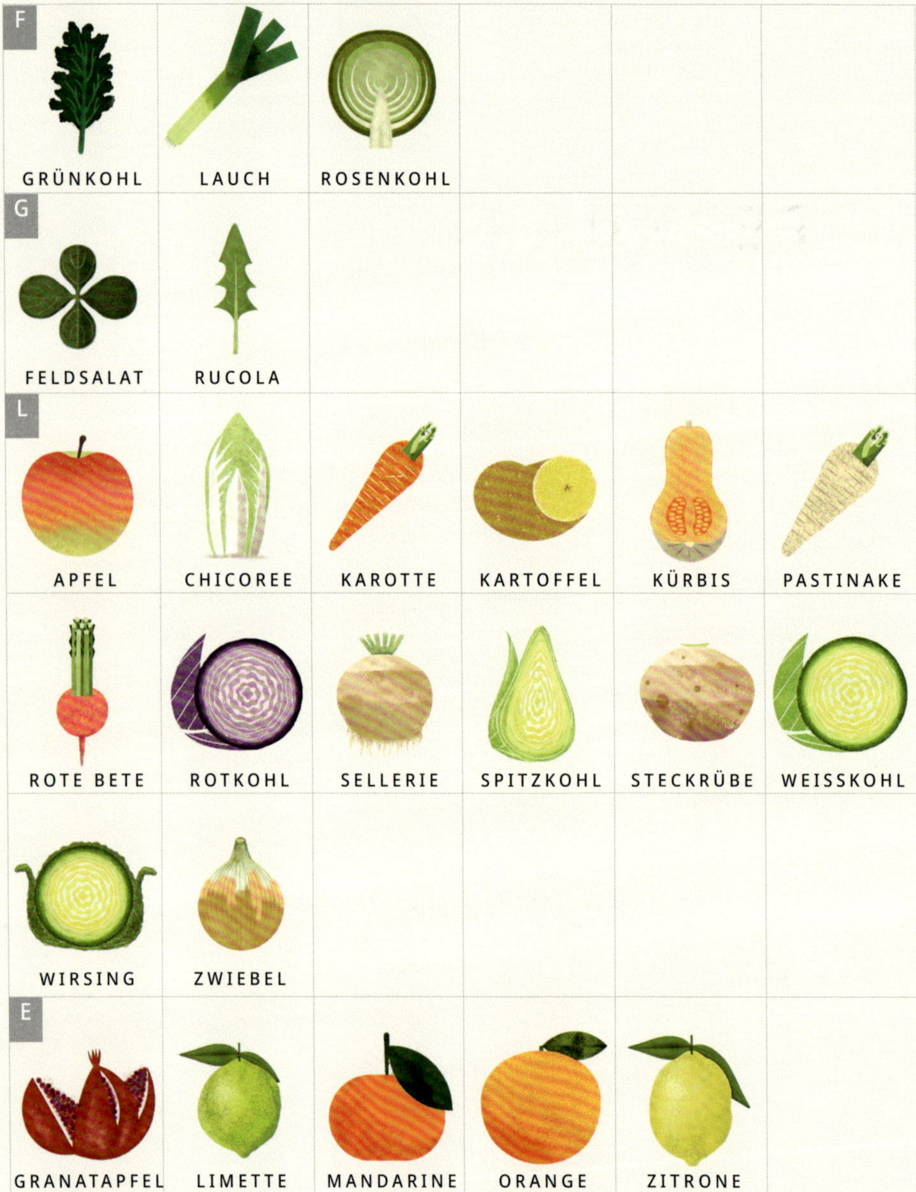

F – Freiland G – unbeheiztes Gewächshaus L – Lagerware E – Frisch aus Europa

FEBRUAR

Auf dem Markt dominiert, wie im Januar, die Lagerware. Gerichte mit Kartoffeln, Wurzelgemüse und Kohl stehen weiterhin auf dem Speiseplan. Daraus lassen sich herrlich wärmende Suppenkreationen oder Eintopfgerichte kochen.

Wer Liebhaber von Grünkohl und Rosenkohl ist, sollte diese unbedingt nochmal genießen, da mit dem Ende des Monats auch deren Saison ausläuft.

Lass dich von den folgenden Rezepten inspirieren und probier gerne selbst etwas Eigenes aus den saisonalen Zutaten aus.

KARTOFFELSUPPE MIT CRUNCHY TOFU

Kartoffelsuppe ist einfach das perfekte Wohlfühlessen für kalte Tage! Sie wärmt deinen Magen und dein Herz. Für mich zählt sie zu den wahrscheinlich besten Gerichten der deutschen Klassiker. Das crunchy Topping aus veganen Würstchen oder Räuchertofu ersetzt die klassische Variante mit Wiener Würstchen so gut, dass du rundum glücklich mit dieser veganen Suppe bist.

EMISSIONEN FÜR DIESES GERICHT:

vegan 832 g CO_2e
tierisch 1.552 g CO_2e mit Butter und Würstchen

ZUTATEN

Für 2-3 Portionen:

500 g Kartoffeln

1 Zwiebel

1 kleines Bund Suppengrün (75 g Sellerie, 75 g Lauch, 200 g Karotten)

2 EL Rapsöl

1/2 Bund Petersilie

1 EL Majoran, getrocknet

800 ml Gemüsebrühe

1 Packung Räuchertofu / 1 Packung vegane Würstchen

1 TL Senf, mittelscharf

Salz und Pfeffer

Zum Servieren:

Brot

ZUBEREITUNG

Für das Gemüse: Kartoffeln schälen, grob würfeln und beiseite stellen. Zwiebel und Sellerie schälen und in Würfel schneiden. Lauch und Karotten waschen und in Scheiben schneiden.

Braten: Nun 1 EL Rapsöl im Topf erhitzen und Gemüse (ohne Kartoffeln) für ca. 5 Minuten unter Rühren anschwitzen.

Die Petersilienblätter von den Stängeln trennen und beides separat fein hacken. Petersilienblätter beiseite stellen. Petersilienstängel, Majoran und Kartoffeln zum Gemüse in den Topf geben.

Mit Gemüsebrühe den Topfinhalt ablöschen, umrühren und zugedeckt 15 Minuten köcheln, bis die Kartoffeln gar sind.

Den Räuchertofu / die veganen Würstchen in Scheiben schneiden. Anschließend mit 1 EL Rapsöl in einer Pfanne von allen Seiten knusprig und goldbraun anbraten.

Pürieren: Sind die Kartoffeln gar, die Hälfte der Petersilienblätter hinzugeben und alles mit einem Stabmixer glatt und cremig mixen.

Würzen: Mit Senf, Salz und Pfeffer abschmecken.

Zum Servieren: Die Suppe mit dem Räuchertofu / veganen Würstchen und restlicher Petersilie anrichten. Dazu kann gerne noch Brot gereicht werden.

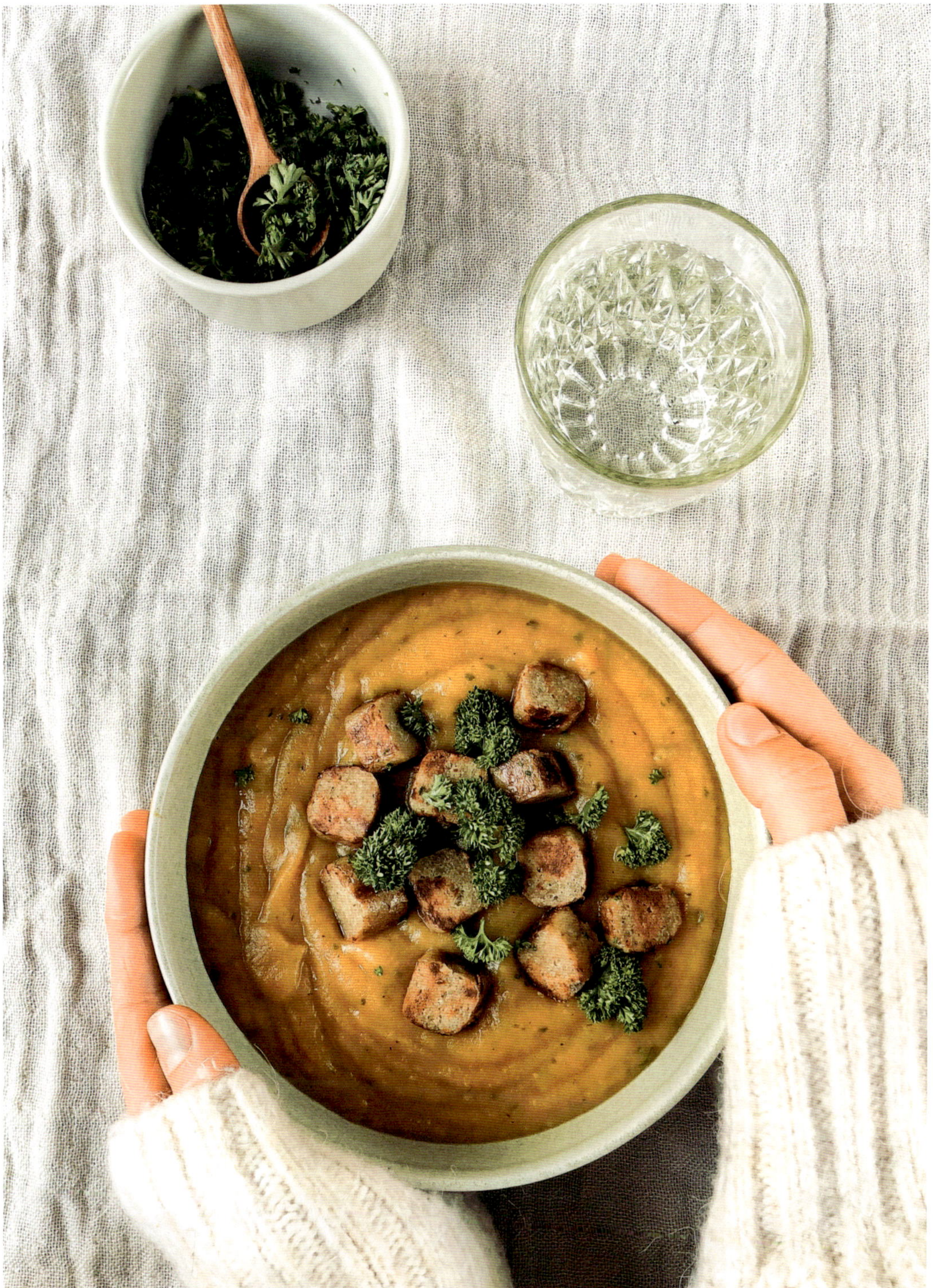

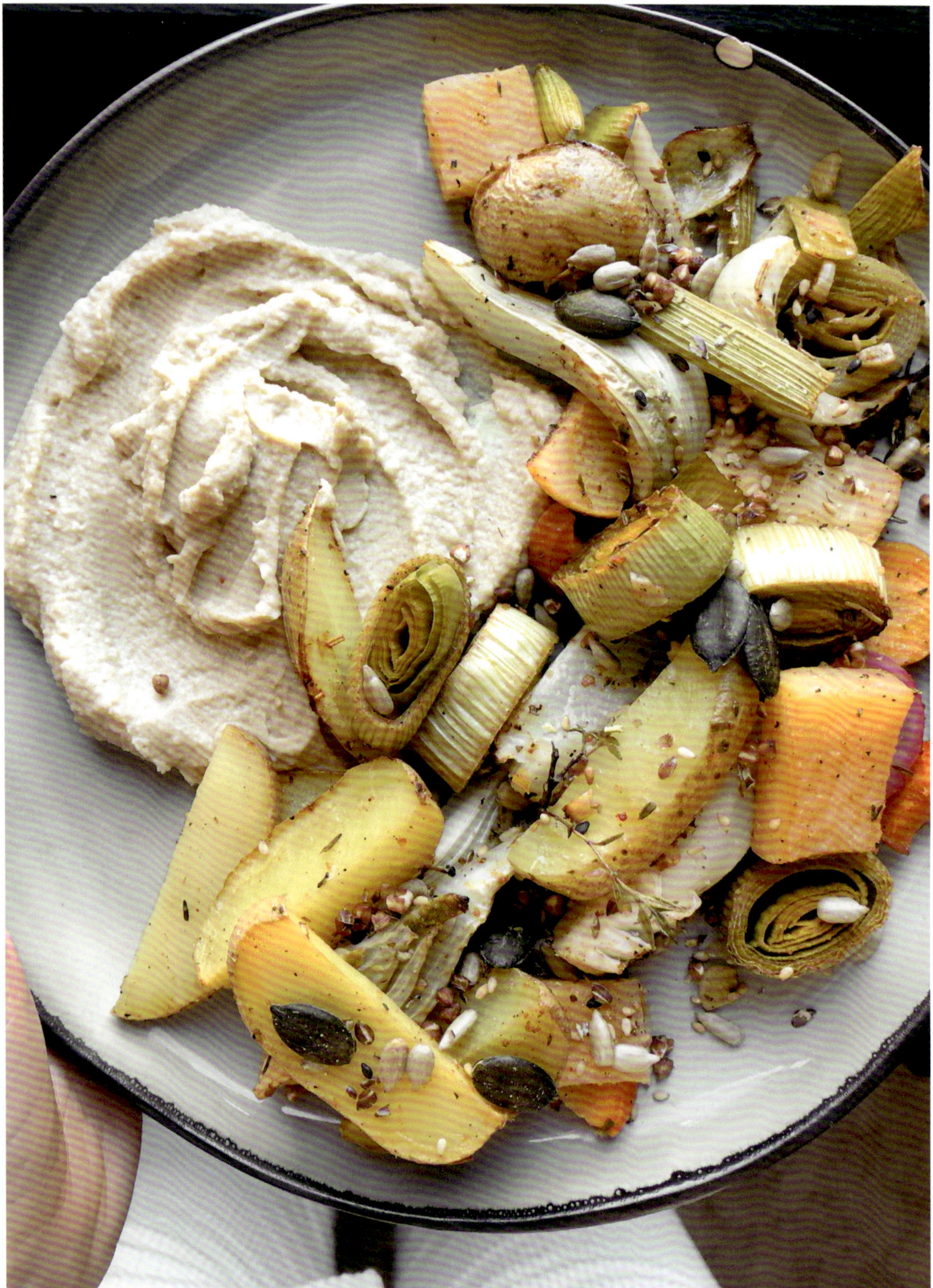

OFENGEMÜSE-HUMMUS-LIEBE

Mit diesem Gericht wirst du in den Hummus-Himmel fliegen. Aus diesem Grund sende ich hiermit eine Hummus-Hommage an meine Schwester und danke ihr herzlichst, dass sie mich auf den Geschmack von lauwarmem Hummus in Kombination mit aromatisch buntem Ofengemüse gebracht hat – es ist einfach ein Traum! Je nach Saison kannst du mit dem Ofengemüse variieren, so dass es nie langweilig im Hummus-Himmel wird.

EMISSIONEN FÜR DIESES GERICHT:

vegan 901 g CO_2e
tierisch 1.654 g CO_2e mit Tsatsiki statt Hummus

ZUTATEN

Für 2-3 Portionen:

Für das Gemüse:

1 kleine Stange Lauch

400 g Gemüse der Saison (Karotte, Steckrübe, Rote Bete, Rosenkohl)

300 g Kartoffeln

2 Zwiebeln

1 Knoblauchzehe

Für die Marinade:

2 EL Olivenöl

getrocknete Kräuter

Salz

Zum Servieren:

1 Portion Hummus (S. 52), alternativ 200 g gekaufter Hummus

3 EL Saatenmix (S. 44), alternativ Sonnenblumenkerne / Kürbiskerne / Leinsamen / gehackte Nüsse

ZUBEREITUNG

Den Ofen auf 180–200 °C vorheizen.

Für das Gemüse: Lauch, Gemüse der Saison und Kartoffeln waschen, putzen und gut abbürsten. Rote Bete schälen und samt Kartoffeln und restlichem Gemüse in Stücke/Scheiben schneiden. Zwiebeln schälen und in dicke Streifen schneiden. Knoblauch fein hacken.

Alles auf ein mit Backpapier ausgelegtes Blech verteilen.

Für die Marinade: Olivenöl, getrocknete Kräuter und Salz über das Gemüse geben. Die Marinade mit den Händen einmassieren, so dass alles gut verteilt ist.

Backen: Das Blech mit dem Gemüse in den Ofen schieben und für ca. 30–40 Minuten backen, bis die rote Bete weich ist.

In der Zwischenzeit den **Hummus zubereiten** (siehe Basics).

Zum Servieren: Das Ofengemüse neben dem Hummus auf Tellern anrichten und mit dem Saatenmix bestreuen.

HINWEIS

Je nach Saison kannst du mit dem Gemüse variieren und neue Kombinationen genießen:
Frühling: Spargel, Lauch, Lauchzwiebeln, Radieschen
Sommer: Zucchini, Brokkoli, Paprika, Fenchel
Herbst: Kürbis, Karotte, Blumenkohl
Winter: Wurzelgemüse, Lauch, Steckrüben, Kartoffeln

PASTA IN PILZ-RAHMSAUCE MIT RÄUCHERTOFU

Ein absoluter Traum von einer herzhaft-deftigen Pasta! Es ist meine Form einer Carbonara, auch wenn sie komplett andere Nuancen mit sich bringt, erinnert sich mich in einer gewissen Weise an den cremigen italienischen Klassiker. Das muss wohl an den knusprigen Räuchertofuwürfeln liegen, welche den Carbonara-Speck imitieren. Alles in allem ist dieses vollmundige Gericht eine wahre Proteinbombe, nach der ich mich sofort sehne, wenn mich beim Einkaufen Champignons aus den Regalen anlachen.

EMISSIONEN FÜR DIESES GERICHT:

vegan 1.193 g CO_2e
tierisch 2.462 g CO_2e mit Speck, Parmesan und saurer Sahne

ZUTATEN

Für 2 Portionen:

Für den crunchy Tofu:

100 g Räuchertofu
1 EL Rapsöl
2 EL Sojasauce
1 Prise Pfeffer und Rauchsalz

Für die Champignons:

1 Zwiebel
200 g Champignons
1 EL Olivenöl

Für die Pasta:

200 g Vollkorn-Penne

Für die Sauce:

200 g Sojajoghurt
100 g Erbsen, gefroren
1 EL Weißweinessig
4 EL Hefeflocken
Salz und Pfeffer

Zum Servieren:

1 Prise Kala Namak
veganen Parmesan (S. 48)

ZUBEREITUNG

Für den crunchy Tofu: Räuchertofu in kleine Würfel schneiden und in einer kleinen Pfanne mit Öl scharf anbraten. Ist der Tofu goldbraun gebraten, dann mit Sojasauce ablöschen und mit Pfeffer und Rauchsalz würzen. Vom Herd nehmen und beiseite stellen.

Für die Champignons: Zwiebel würfeln. Champignons putzen und in Scheiben schneiden. Zusammen mit Zwiebel und Olivenöl in einer Pfanne anbraten, bis die Pilze zum Großteil geschrumpft und goldbraun geworden sind.

Für die Pasta: Während die Pilze vor sich hin braten, das Pastawasser zum Kochen bringen. Die Nudeln darin mit 2 TL Salz al dente kochen.

Für die Sauce: Mit einer Kelle 400 ml von dem Nudelwasser abnehmen. Davon 200 ml zu den Pilzen gießen. Den Rest beiseite stellen. Sojajoghurt, Erbsen und Weißweinessig zu den Pilzen geben und miteinander verrühren. Mit Hefeflocken, Salz und Pfeffer abschmecken.

Zusammenfügen: Die fertige Pasta abgießen. Die gekochten Nudeln noch tropfnass in die Pilz-Rahmsauce fallen lassen. Alles gut miteinander vermengen. Wenn Flüssigkeit fehlt, dann etwas von dem aufgefangenen Pastawasser zugießen. Für 5 Minuten köcheln lassen, bis eine schlotzige Pastakonsistenz erreicht ist.

Zum Servieren: Auf zwei Teller verteilen. Mit den crunchy Tofu-Würfeln, einer Prise Kala Namak und veganem Parmesan servieren.

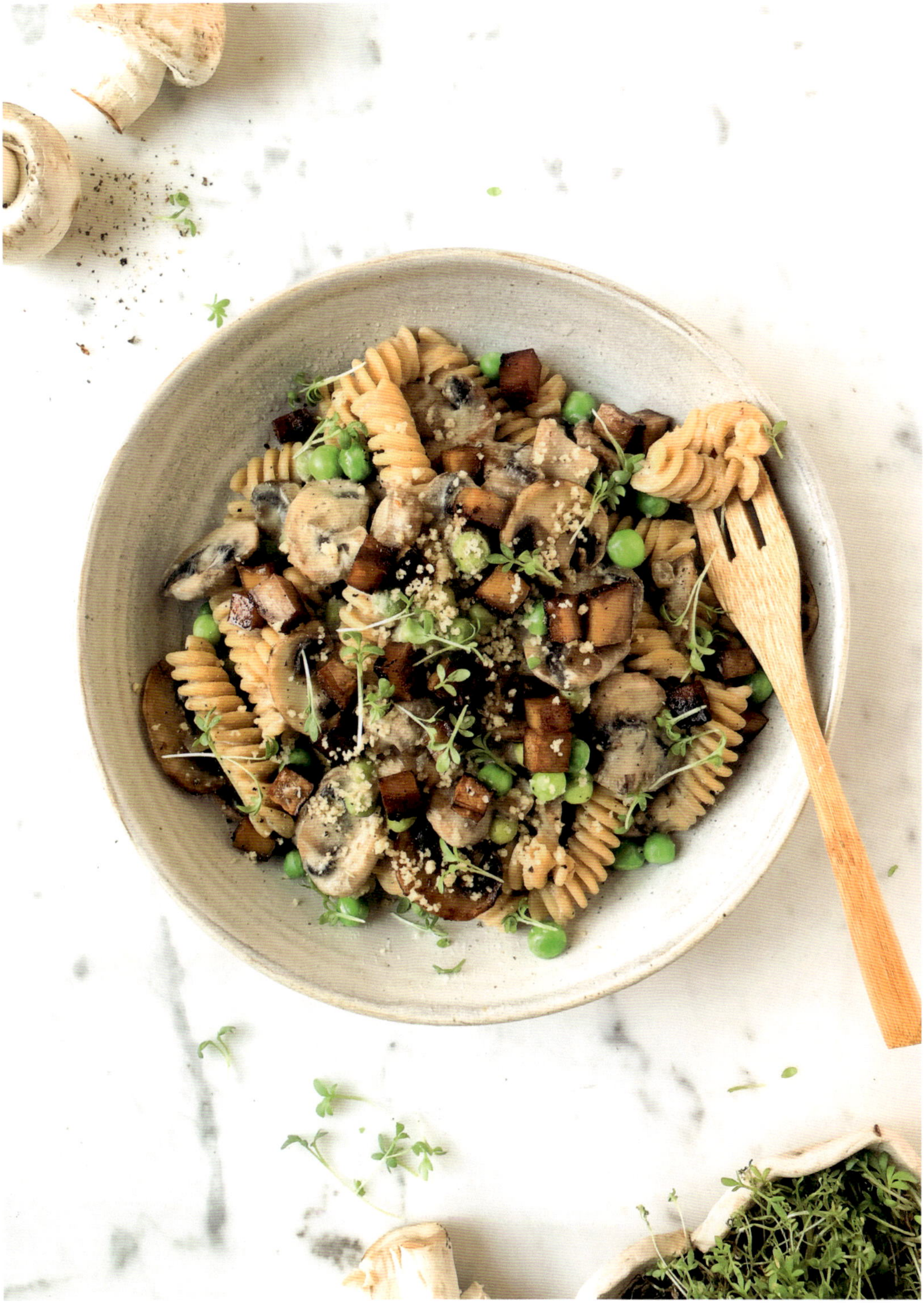

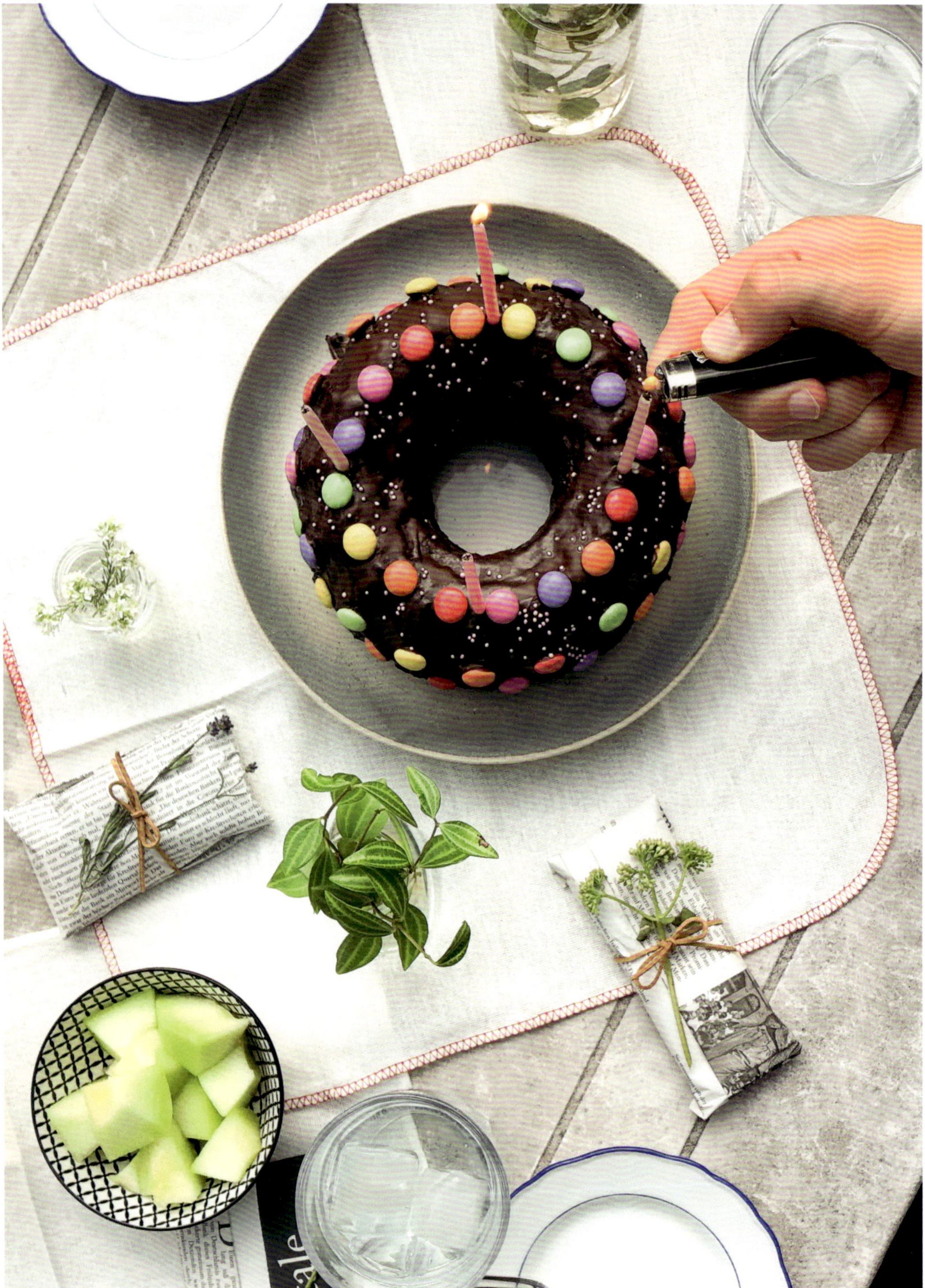

GEBURTSTAGSKUCHEN

Voilà ... hiermit präsentiere ich dir meinen absoluten Lieblingskuchen. Er passt zu jeglichem Anlass und wird von allen Schoko-Liebhaber*innen sofort ins Herz geschlossen. Das ursprüngliche Rezept enthielt statt des Apfelmus zerdrückte Bananen. Für eine regionale Variante bin ich kreativ geworden und habe mich für unseren einheimischen Apfel entschieden.
Wenn du mal Lust auf Muffins oder einen Blechkuchen hast, dann ist das mit diesem Kuchenteig überhaupt kein Problem. Du musst für den Blechkuchen nur die Menge verdoppeln und bei den Muffins die Backzeit um ca. 10–15 Minuten verkürzen.

EMISSIONEN FÜR DIESES GERICHT:

vegan 1.358 g CO_2e
tierisch 2.376 g CO_2e mit Butter, Ei, Vollmilch und Vollmilchschokolade

ZUTATEN

Für 1 Guglhupf (Ø 26 cm):

Für die Form:

etwas Margarine und Mehl

Für den Teig – Schüssel 1:

300 g Weizenmehl

5 EL Backkakao

1 Päckchen Backpulver

150 g Zucker

50 g Zartbitterschokolade, klein gehackt

Für den Teig – Schüssel 2:

350 g Apfelmus (gerne das Selbstgemachte, S. 60)

50 ml Rapsöl

250 ml Haferdrink

Für die Dekoration:

100 g Zartbitterschokolade, klein gehackt

Schokolinsen / gehackte Nüsse, Streusel / Zuckerperlen

ZUBEREITUNG

Vorbereitung: Den Ofen auf 175 °C Ober- und Unterhitze vorheizen. Die Guglhupfform mit Margarine einfetten und mit Mehl bestäuben.

Für den Teig – Schüssel 1: Die Zutaten (Mehl, Backkakao, Backpulver, Zucker und 50 g klein gehackte Zartbitterschokolade) in einer Schüssel vermengen.

Für den Teig – Schüssel 2: In einer separaten Schüssel die Komponenten (Apfelmus, Rapsöl und Haferdrink) verrühren.

Zusammenfügen: Die Mehlmischung (Schüssel 1) langsam zu den flüssigen Zutaten (Schüssel 2) geben und vorsichtig unterrühren. Achte darauf, dass du nicht zu lange rührst, da der Teig sonst zäh wird. Den Teig in die Guglhupfform füllen.

Backen: Im Backofen für 30–35 Minuten backen. Der Kuchen ist fertig, wenn am Holzstäbchen kein Teig mehr hängen bleibt.

Den Kuchen für 30 Minuten abkühlen lassen. Anschließend vorsichtig aus der Form stürzen.

Für die Dekoration: In einem Wasserbad 100 g Zartbitterschokolade langsam zum Schmelzen bringen.
Die geschmolzene Schokolade über den Kuchen geben und nach Belieben mit Schokolinsen oder Nüssen dekorieren. Bei Zimmertemperatur fest werden lassen.

HINWEIS

Für den extra Crunch gehackte Walnüsse mit in den Kuchenteig geben.

SAISONKALENDER

F	LAUCH					
G	FELDSALAT	KOPFSALAT	RHABARBER	RUCOLA		
L	APFEL	CHICOREE	KAROTTE	KARTOFFEL	PASTINAKE	ROSENKOHL
	ROTE BETE	ROTKOHL	SELLERIE	WEISSKOHL	WIRSING	ZWIEBEL
E	GRANATAPFEL	LIMETTE	MANDARINE	ORANGE	ZITRONE	

F – Freiland G – unbeheiztes Gewächshaus L – Lagerware E – Frisch aus Europa

MÄRZ

Im Monat März haben, über das Jahr gesehen, die wenigsten Obst- und Gemüsesorten Saison. Ganz alleine steht der Lauch auf dem Freiland-Acker. Doch dies ist kein Grund zur Sorge! Denn mit seinen würzigen Aromen ist er ein vielseitiger Genosse in Pfannen- und Ofengerichten.

Zudem lässt sich mit der regionalen Lagerware leckeres aus Kartoffeln, Kohl und Rüben zaubern. Ob als Suppe, Auflauf oder Rohkostsalat – langweilig wird es auf unseren Tellern demnach nicht.

Gegen Ende des Monats klopft der ersehnte Frühling an die Tür und mit ihm auch die Rhabarbersaison.

NO-FISH-PIE

Da die industrialisierte Fischerei einen imensen Schaden im Ökosystem der Meere anrichtet, ist deren CO_2-Speichervermögen stark gefährdet. Um dem entgegenzuwirken, habe ich hier ein grandioses Rezept für dich! Unter der knusprig-weichen Kartoffelhaube wartet eine cremige Lauch-Bohnen-Erbsen-Füllung, die dank der Nori-Algen die Meeresaromen in deinen Gaumen bringt. Mit einem Klecks Ketchup dazu habe ich sogar Kinder damit begeistern können.

EMISSIONEN FÜR DIESES GERICHT:

vegan 1.235 g CO_2e
tierisch 4.231 g CO_2e mit Sahne, Butter, Lachs und Lachsforelle

ZUTATEN

Für 3 Portionen,
Auflaufform 25 x 25 cm:

Für den Kartoffelbrei:

600 g Kartoffeln, mehligkochend

75 ml Hafer-/Sojasahne

1 EL Margarine

1 Prise Muskat

Salz und Pfeffer

Für die Füllung:

1 große Lauchstange

1 Zwiebel

2 Knoblauchzehen

1 EL Margarine

450 g weiße Bohnen (entspricht 200 g getrockneten oder 2 Gläsern/Dosen)

3 EL frischer Dill

1 EL frische Petersilie

125 ml Sojasahne

1 EL Weißweinessig + 100 ml Wasser

2 TL Kapern

1/2 Nori-Algen-Blatt (Sushi-Blätter), alternativ 2 EL Noriflocken

2 EL Hefeflocken

1/2 Tasse Erbsen, gefroren

ZUBEREITUNG

Für den Kartoffelbrei: Kartoffeln schälen und in 2 cm große Würfel schneiden. Diese in einem Topf mit Wasser bedecken und mit etwas Salz zum Kochen bringen. Bei mittlerer Hitze für ca. 10 Minuten weich garen. Kochwasser abgießen und 100 ml davon auffangen. Kartoffeln mit Kochwasser, Sojasahne und Margarine möglichst fein zerstampfen. Mit Muskat, Salz und Pfeffer abschmecken. Zugedeckt beiseite stellen.

Für die Füllung: Den weißen Teil vom Lauch in 1 cm breite Ringe schneiden. Grünen Teil in 3 mm breite Ringe schneiden. Beides in ein Sieb geben und gründlich waschen.
Zwiebel schälen und würfeln. Knoblauch schälen und fein hacken. Zusammen mit Lauch und Margarine in einer Pfanne anschwitzen, bis der Lauch gar ist.

Die weißen Bohnen waschen und in einer Schüssel mit einer Gabel grob zerdrücken. Beiseite stellen.

Den Ofen auf 180 °C Ober- und Unterhitze vorheizen.

Dill und Petersilie klein hacken. Zusammen mit der Sojasahne, dem Weißweinessig und 100 ml Wasser zu dem gegarten Lauch geben und verrühren.

Kapern fein hacken. Nori-Blatt mit einer Schere in ganz feine Stücke schneiden. Kapern, Nori-Stücke und Hefeflocken der Pfanne zufügen.
Bohnen und Erbsen unterrühren und kurz aufkochen lassen. Mit Salz und Pfeffer abschmecken.

Zusammenfügen: Die Füllung in einer Auflaufform gleichmäßig verteilen. Den Kartoffelbrei daraufschichten und glatt streichen. Mit einer Gabel ein Wellenmuster hineinstreichen.

Backen: Die ersten 15 Minuten auf mittlerer Schiene und die letzten 10 Minuten auf oberer Schiene backen.
Vor dem Servieren 15 Minuten auskühlen lassen.

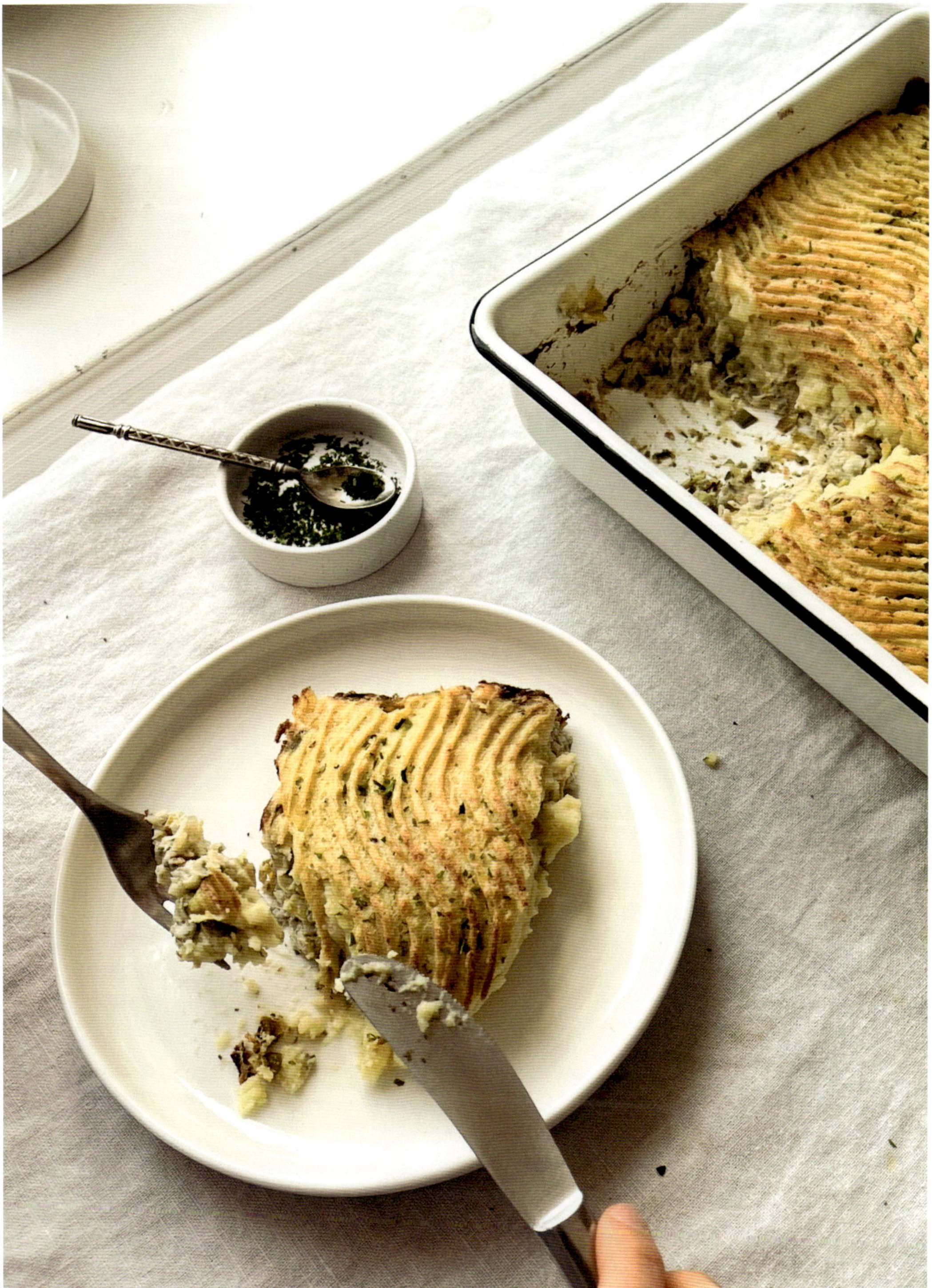

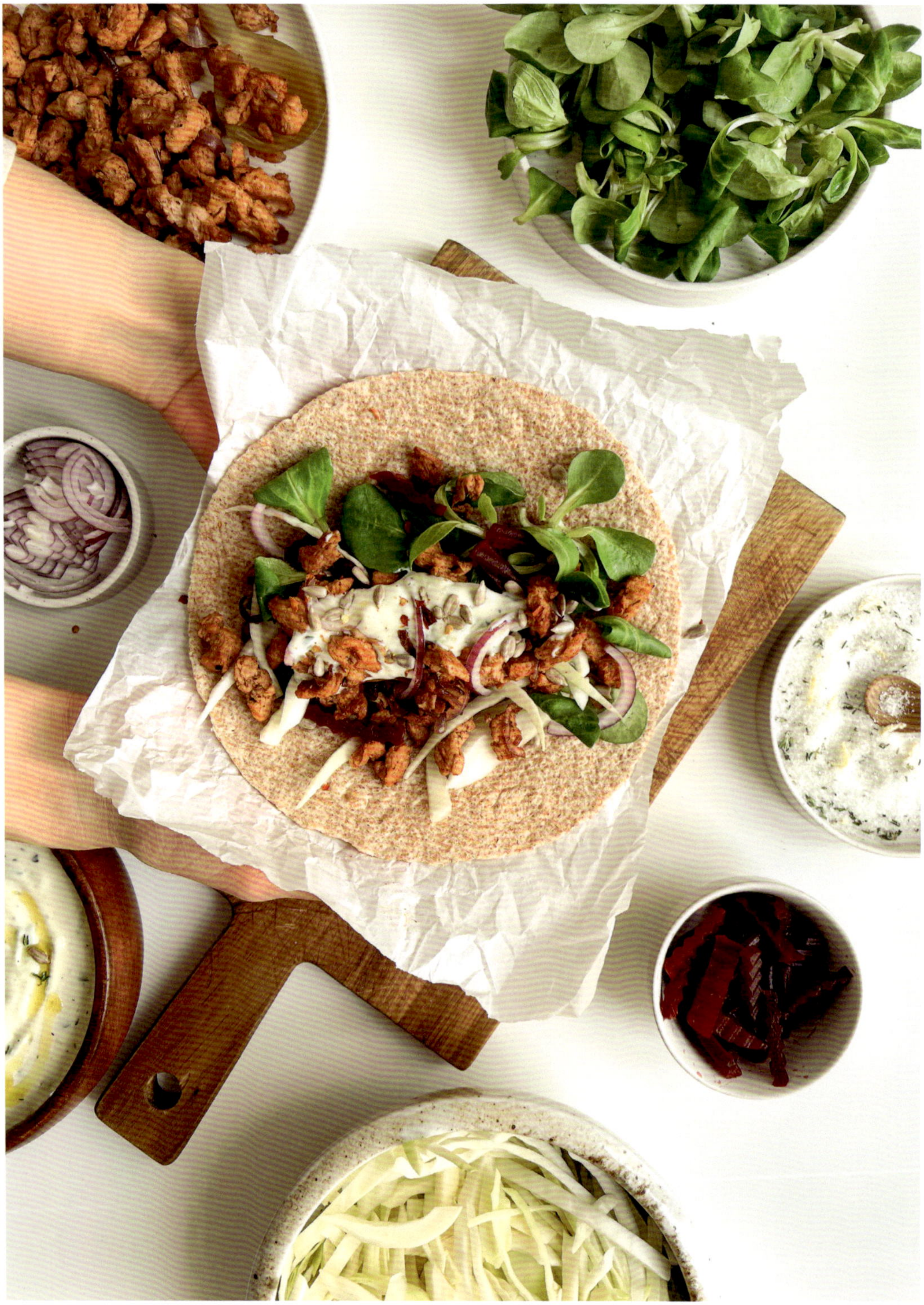

GYROS-TASCHE

Dieses saftige Gyros ist ganz einfach und schnell gemacht. Das Tolle an dieser pflanzlichen Variante ist, dass du die Soja-/Erbsenschnetzel immer zu Hause haben kannst und nicht wie bei dem Fleisch auf das Mindesthaltbarkeitsdatum achten musst. Auch wenn ich das Gyros schon pur verputzen kann, wird es in Kombination mit dem weichen Fladenbrot und dem cremigen Tsatsiki erst zur richtig runden Sache. Genauso gut kannst du dir es mit Naturreis oder Kartoffeln und einer Salatbeilage schmecken lassen.

EMISSIONEN FÜR DIESES GERICHT:

vegan 1.069 g CO_2e
tierisch 2.590 g CO_2e mit Schweinefleisch und Tsatsiki

ZUTATEN

Für 2-3 Portionen

Für das Gyros:

100 g Soja-/Erbsenschnetzel, grob

1/2 TL Salz

750 ml kochendes Wasser

1 Zwiebel

2 EL Rapsöl

Für die Marinande:

3 EL Sojasauce

2 EL Ketchup/Tomatenmark

2 TL Gyros-Gewürz

1 TL Paprikapulver

Salz und Pfeffer

Für die Füllung:

Feldsalat

eingelegte Rote Bete

Zwiebeln, in Scheiben

Weißkohl, fein geschnitten

Tsatsiki (S. 55)

Für die Tasche:

Fladenbrote/Pita-Taschen

ZUBEREITUNG

Für das Gyros: Soja-/Erbsenschnetzel mit dem Salz in eine hitzebeständige Schüssel geben und mit dem kochendem Wasser übergießen. Für 5 Minuten ziehen lassen.

Währenddessen die Zwiebel schneiden und mit dem Rapsöl in eine Pfanne geben.

Eingeweichte Soja-/Erbsenschnetzel abgießen, etwas ausdrücken und zu der Zwiebel in die Pfanne geben. Bei mittlerer Hitze für ca. 5–10 Minuten kross anbraten.

Für die Marinade: Alle Zutaten in einer Schüssel miteinander verrühren. Die kross gebratenen Schnetzel mit der Marinade ablöschen. Alles gut verrühren, etwas andicken lassen und Hitze abschalten.

Zusammenfügen: Fladenbrote mit Tsatsiki bestreichen und nach Belieben mit allen Zutaten füllen. Zuletzt nochmal etwas Tsatsiki draufgeben, eng aufrollen, halbieren und servieren.

HINWEIS

Je nach Saison kannst du mit der Füllung variieren:
Frühling: Spinat, Radieschen, Frühlingszwiebeln, Tsatsiki mit Bärlauch
Sommer: Kopfsalat, Tomaten, Gurke, Paprika, Grillgemüse, Oliven
Herbst: Feldsalat, Kürbis, veganer Feta
Winter: Gewürzgurken, Weißkrautsalat, Oliven

CHAMPIGNON-LAUCH-RISOTTO

Diese abgewandelte Version von einem klassischen Risotto ist mindestens genauso cremig und lecker wie das italienische Original. Kochdinkel ist eine einheimische, regionale Alternative zu Reis. Mit seinem kernigen Biss und dem mild-nussigen Geschmack eignet er sich hervorragend für dieses Gericht. Zusammen mit dem Lauch, den gebratenen Pilzen und dem veganen Parmesan entsteht ein unfassbar herzhaft-aromatisches Essen, welches ganz ohne tierische und exotische Zutaten auskommt.

EMISSIONEN FÜR DIESES GERICHT:

vegan 694 g CO_2e
tierisch 1.232 g CO_2e mit Parmesan und Butter

ZUTATEN

Für 2-3 Portionen:

Champignons:

200 g Champignons

1 EL Olivenöl

Salz und Pfeffer

Lauch:

1/2 Stange Lauch (den hinteren Teil)

1 EL Olivenöl

Für das Risotto:

200 g Kochdinkel

500 ml Gemüsebrühe

Salz und Pfeffer

1–2 TL Weißweinessig

2 EL veganer Parmesan (S. 48)

Zum Servieren:

gehackte Petersilie/Kresse

veganer Parmesan (S. 48)

ZUBEREITUNG

Die Champignons putzen und halbieren. In einer Pfanne 1 EL Olivenöl erhitzen und bei mittlerer Hitze die Champignons goldbraun anbraten. Mit Salz und Pfeffer würzen. Anschließend beiseite stellen.

Den Lauch waschen, längs halbieren und quer in 1 cm dicke Streifen schneiden. Die Lauchstreifen in einem Topf mit 1 EL Olivenöl anschwitzen.

Für das Risotto: Den Kochdinkel in den Topf mit dem Lauch eintreuen und mitschwitzen. Etwa 1/4 der Gemüsebrühe zugießen, salzen und pfeffern. Die Brühe unter ständigem Rühren einkochen lassen.

Nach und nach die gesamte Brühe angießen und den Dinkel immer wieder die Flüssigkeit aufnehmen lassen. Insgesamt 15–20 Minuten köcheln lassen.

Zusammenfügen: Nun Champignons, Weißweinessig und veganen Parmesan unter das fertige Risotto mischen.

Zum Servieren: Mit gehackter Petersilie/Kresse und veganem Parmesan servieren.

HINWEIS

Hast du mal keinen Kochdinkel zur Hand, kannst du dieses Gericht problemlos mit Milchreis zubereiten. Die Kochzeit kann hier allerdings etwas abweichen.

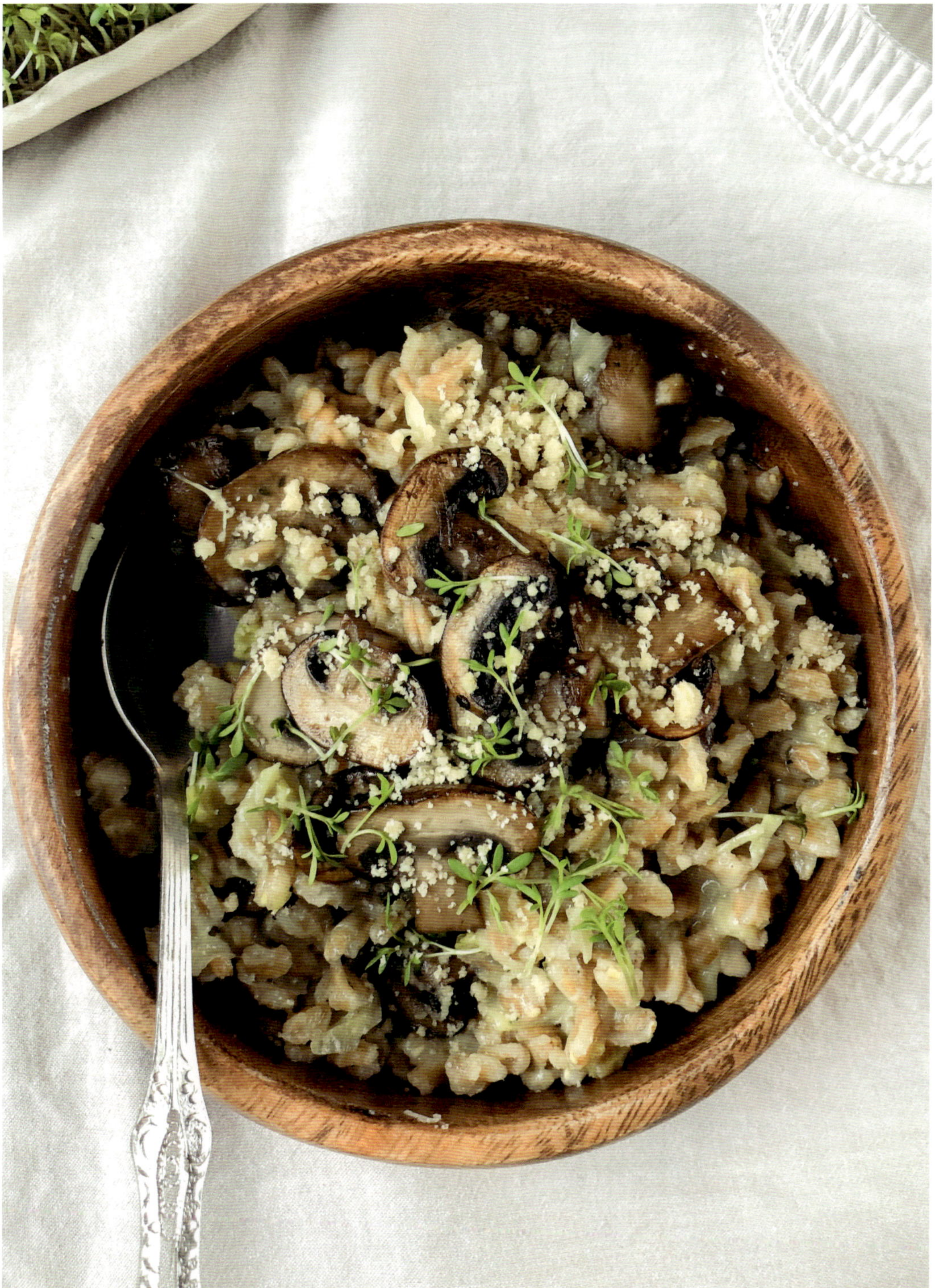

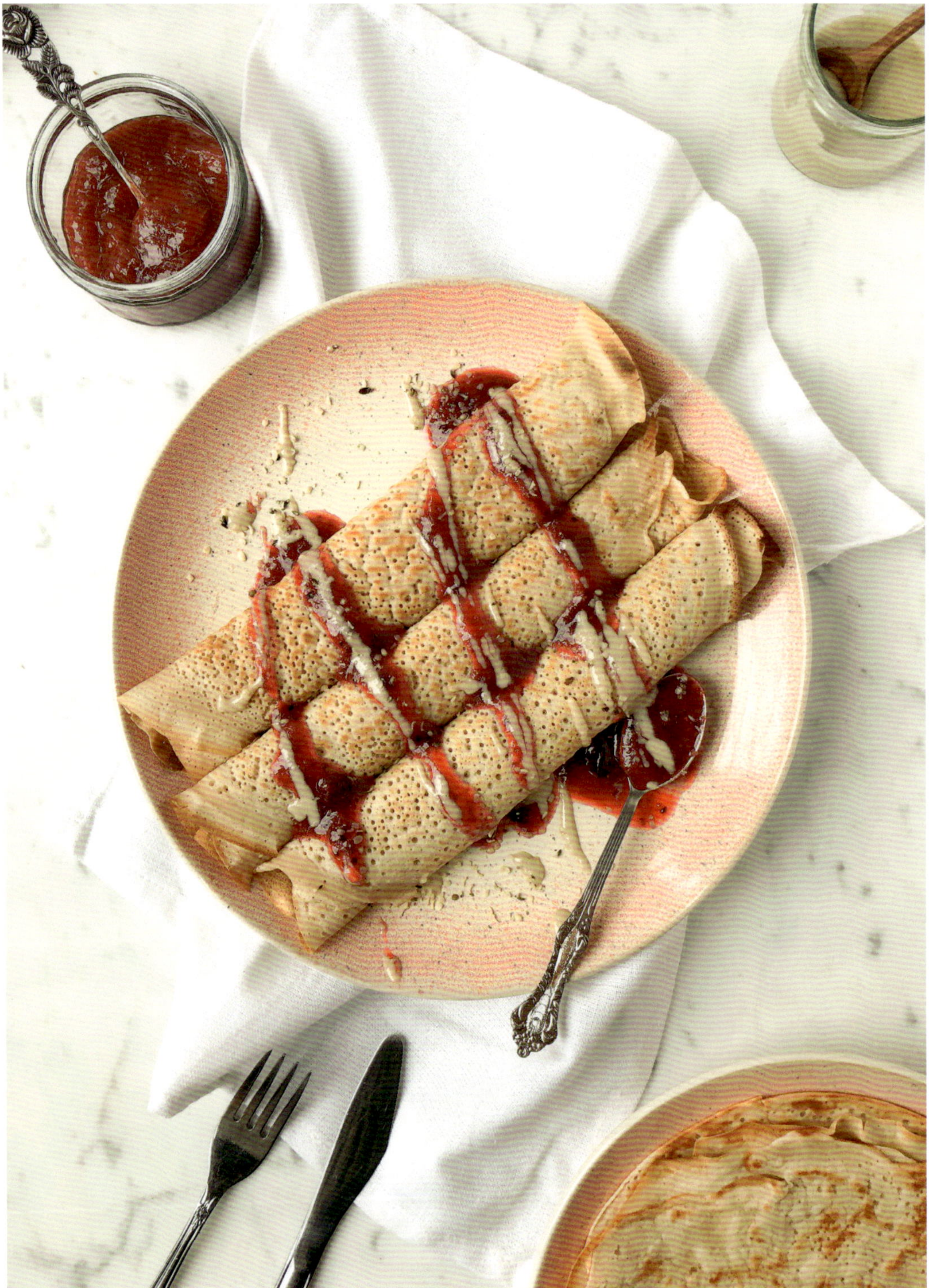

EINFACHE PFANNKUCHEN

Pfannkuchen gibt es ja in den verschiedensten Variationen: süß, herzhaft, gefüllt, überbacken oder in der Suppe. Ich als Naschkatze bevorzuge die süße Variante. Gefüllt mit selbst gemachter Erdbeermarmelade und einer Prise kristallinem Rübenzucker on top sind sie ein Gedicht! Geschmacklich stehen sie dem traditionellen Klassiker mit Eiern auf keinen Fall nach. Sie sind angenehm süß und lassen sich einwandfrei rollen. Somit ist wieder einmal bewiesen, dass keinerlei Eier oder Milch benötigt werden, um ein so leckeres Gericht zaubern zu können.

EMISSIONEN FÜR DIESES GERICHT:

vegan 477 g CO_2e
tierisch 1.132 g CO_2e mit Vollmilch, Ei und Butter

ZUTATEN

Für 2 Portionen:

Für den Teig:

250 ml Haferdrink

170 ml Mineralwasser mit Kohlensäure

1 TL Rübenzucker

200 g Mehl

1 TL Backpulver

1 Prise Salz

1 EL Rapsöl

Für die Füllungen:

Erdbeermarmelade (S. 59)

Apfelmus (S. 60)

Nuss-Nougat-Creme

Nussmus/Tahin

ZUBEREITUNG

Für den Teig: In eine Schüssel alle Zutaten nach und nach hineingeben. Mit einem Schneebesen zu einem glatten Teig verrühren, der etwas flüssiger sein sollte als ein gewöhnlicher Kuchenteig.

Zum Braten: Eine beschichtete Pfanne auf mittlere Hitze erwärmen. Mit einer Suppenkelle eine Portion Teig abschöpfen und ohne Öl in die Pfanne geben. Die Pfanne in die Hand nehmen und mit leicht kreisenden Bewegungen den Teig verteilen. Auf beiden Seiten 2–3 Minuten goldbraun backen. Herausnehmen und auf einem Teller platzieren.

Diesen Arbeitsschritt wiederholen, bis der Teig vollständig verbraucht ist.

Zum Servieren: Die fertigen Pfannkuchen mit den gewünschten Toppings einstreichen, rollen und genießen!

HINWEIS

Für die herzhafte Variante einfach den Zucker im Teig weglassen. Als Füllung eignet sich hervorragend Hummus oder veganer Kräuterquark mit frischem Salat.

Am besten machst du gleich eine Portion Pfannkuchen mehr. Kalt schmecken sie nämlich mindestens genauso gut!

SAISONKALENDER

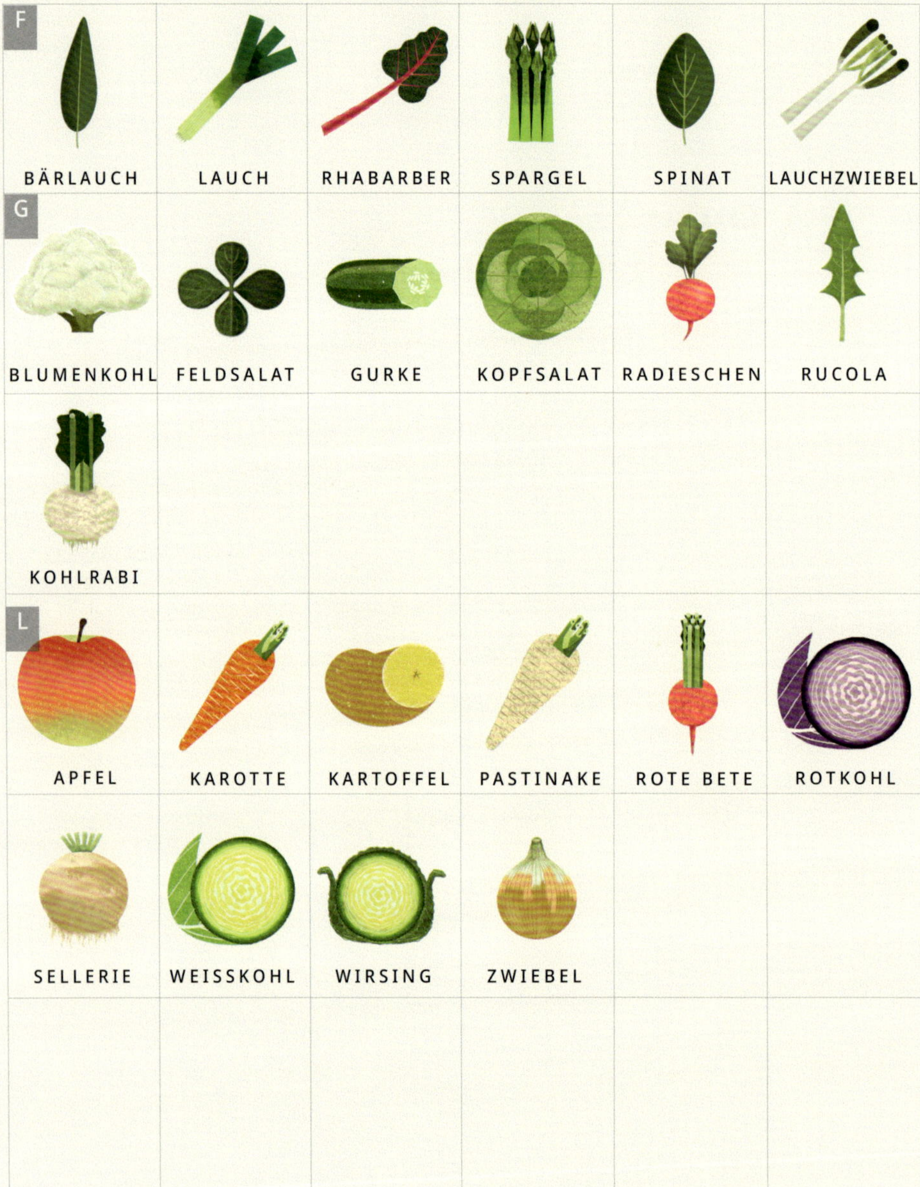

F – Freiland G – unbeheiztes Gewächshaus L – Lagerware

APRIL

So langsam blinzelt die Sonne immer öfter durch die grauen Wolken hindurch. Das Wintergemüse weicht von den Äckern und macht Platz für die ersten Frühlingsboten: Spinat, Bärlauch, Rhabarber und Spargel.

Mit seinen zarten Blättern ist der junge Blattspinat sehr beliebt. Er macht sich gut in Gemüsepfannen, Salaten oder Bowls.

Weitere fantastische Rezepte bringt der würzige Bärlauch mit sich. Egal ob als Pesto, in der Quiche oder in Margarine aufs Brot – der knoblauchartige Geschmack peppt die Frühlingsküche auf. Mit der tollen Nebenwirkung, dass dir, im Gegensatz zu Knoblauch, die lästige Knobifahne erspart bleibt.

SCRAMBLED TOFU

Wenn du bis jetzt noch kein Scrambled Tofu oder zu Deutsch Tofu-Rührei probiert hast, dann wird es höchste Zeit! Denn wer es einmal kennengelernt hat, der möchte es nicht mehr missen.
Die Geheimzutat ist das Schwefelsalz «Kala Namak». Ihr findet es mittlerweile in jedem guten Bioladen oder in gut sortierten Rewe- oder Edeka-Filialen. Die Schwefelnote des Salzes verleiht dem Tofu den typischen Ei-Geschmack und verwandelt das Gericht in ein perfektes veganes Frühstück.

EMISSIONEN FÜR DIESES GERICHT:

vegan 489 g CO_2e
tierisch 1.418 g CO_2e mit Ei, Vollmilch und Butter

ZUTATEN

Für 2 Portionen:

2 Lauchzwiebeln

1 EL Margarine

200 g Naturtofu

1 Prise Paprikapulver

1/2 TL Kurkuma, gemahlen

4 EL Sojajoghurt

1 TL Hefeflocken, optional

1/2 TL Kala Namak

Pfeffer und Salz

Zum Servieren:

2 Brötchen/Brote

Margarine

ZUBEREITUNG

Die Lauchzwiebeln in Ringe schneiden und den grünen Teil davon beiseite legen.

Die Margarine in der Pfanne erhitzen und den weißen Teil der Lauchzwiebeln darin glasig braten.

Den Tofu mit einem Küchentuch ordentlich abtupfen, so dass überschüssige Flüssigkeit entnommen wird.

Nun den Tofu mit den Händen in die Pfanne bröseln und für ca. 5 Minuten goldbraun anbraten.

Würzen: Mit Paprika und Kurkuma würzen.

Als nächstes Hitze reduzieren. Sojajoghurt und Hefeflocken unterrühren.

Danach die Pfanne vom Herd nehmen und mit Kala Namak bestreuen. Alles nochmal verrühren und nach Belieben mit Salz und Pfeffer abschmecken.

Zum Servieren: Frische Brötchen mit Margarine dazu reichen und mit dem grünen Teil der Lauchzwiebeln dekorieren.

HINWEIS

Je nach Saison kannst du mit dem Gemüse variieren und neue Kombinationen genießen:
Frühling: Lauchzwiebeln, Spargel
Sommer: Zucchini, Tomate, Paprika, Oliven
Herbst: Spinat, Champigons
Winter: Lauch, veganer Speck

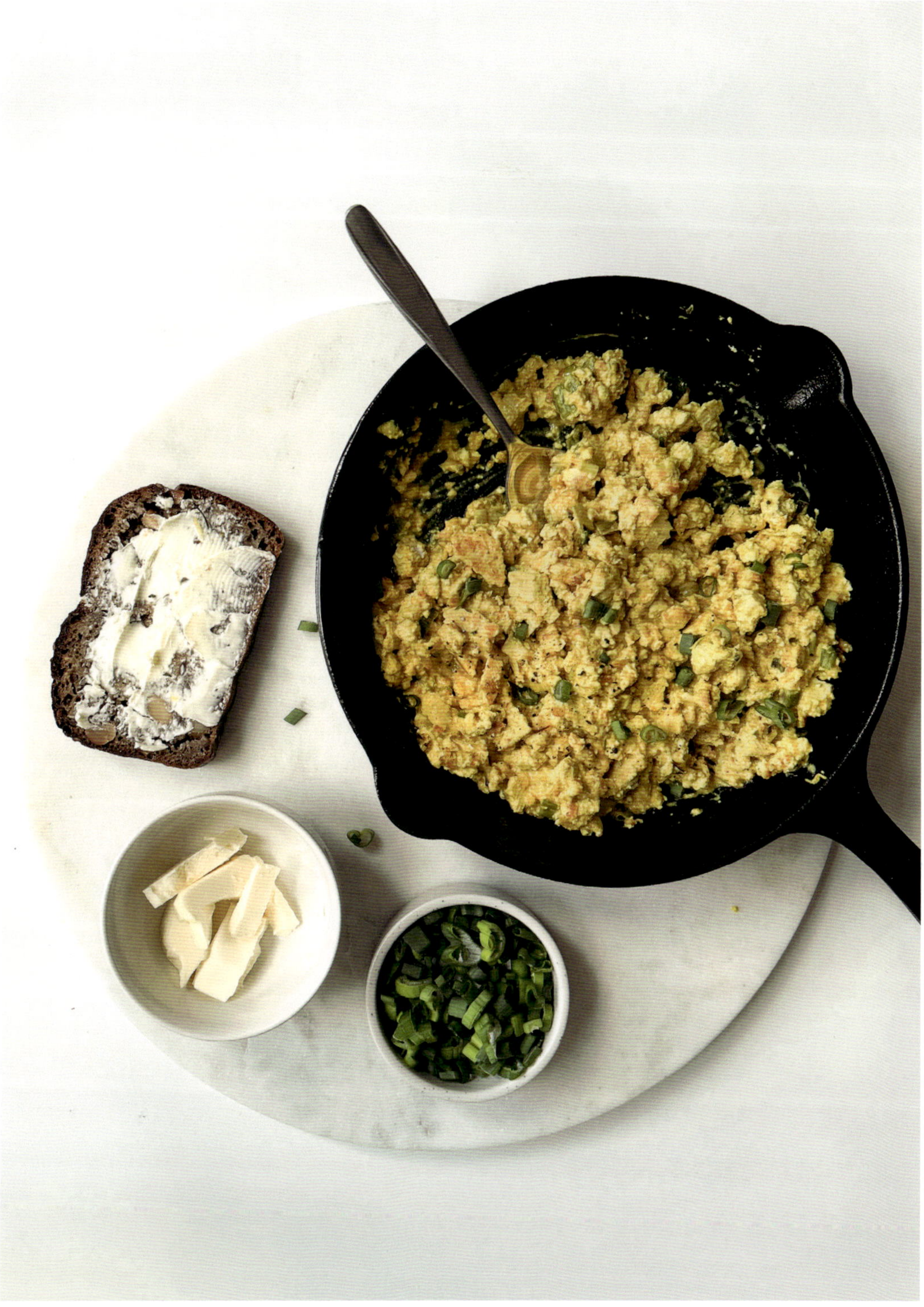

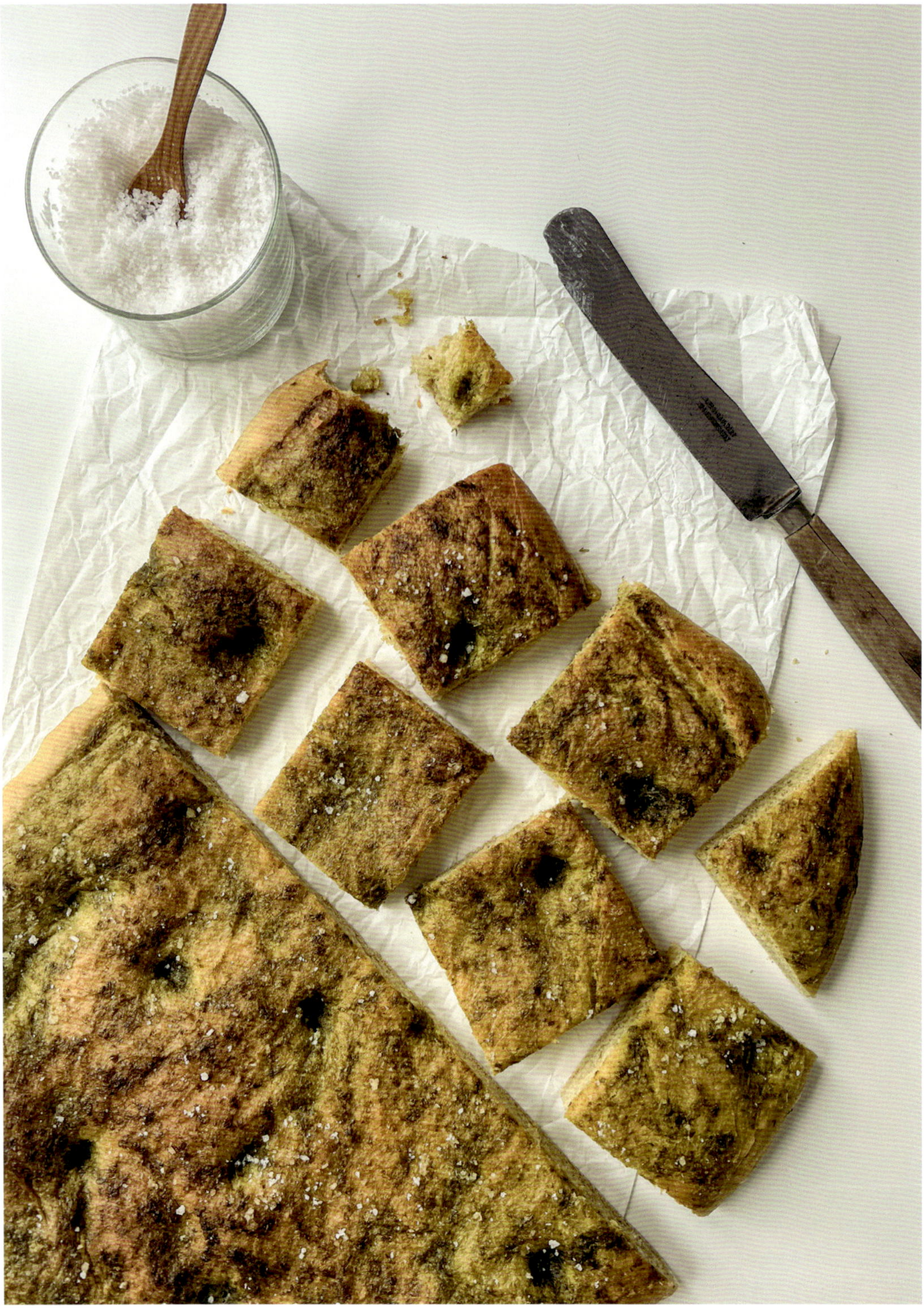

BÄRLAUCH-FOCACCIA

Das bekannte italienische Fladenbrot wird dank des selbstgemachten Bärlauch-Pestos zum neuen Superstar auf deiner Osterbrunch-Tafel. Wenn du den Bärlauch für das Pesto selbst sammeln willst, findest du ihn an feucht-schattigen Plätzen am und im Wald. Gib acht, dass du die Blätter nicht mit den Maiglöckchen oder der Herbstzeitlosen verwechselt. Riechen die Blätter würzig nach Knoblauch, dann wird es höchstwahrscheinlich der Bärlauch sein.

EMISSIONEN FÜR DIESES GERICHT:

vegan 939 g CO_2e

ZUTATEN

Für 1 Auflaufform:

Für das Pesto:

120 ml Olivenöl

40 g Bärlauch

2 EL Zitronensaft

1 TL Salz

Für den Teig:

1. Feuchte Zutaten:

1/2 Würfel frische Hefe

230 ml lauwarmes Wasser

1 EL Zuckerrübensirup

2. Trockene Zutaten:

500 g Mehl

1/2 TL Salz

Zum Bestreuen:

grobes Meersalz

HINWEIS

Je nach Saison kannst du mit den Kräutern für das Pesto variieren:
Frühling: Knoblauchsrauke
Sommer: Basilikum, Petersilie, Knoblauch

Oder du lässt den Pesto-Schritt weg und verwendest nur die Menge an Olivenöl für den Teig.

ZUBEREITUNG

Achtung: 120 Minuten Teigruhe einplanen.

Für das Pesto: Den Bärlauch waschen, trocknen, von den Stielen entfernen und grob hacken. Mit Olivenöl, Zitronensaft und Salz in einem Behälter zu einem cremigen Pesto pürieren.

Für den Teig:

1. Feuchte Zutaten: Die Hefe in eine Schüssel bröseln. Das Wasser, 4 EL des Pestos und den Zuckerrübensirup zufügen. Alles miteinander verrühren, bis die Hefe aufgelöst ist.

2. Trockene Zutaten: Das Mehl mit dem Salz in eine Schüssel geben und verrühren. In der Mitte eine tiefe Mulde drücken.

3. Zusammenfügen: Die Hefe-Pesto-Mischung in die Mulde gießen. Nach und nach das Mehl vom Rand mit der Flüssigkeit verkneten. Diesen Teig zuerst in der Schüssel formen. Anschließend für 5–10 Minuten auf einer bemehlten Arbeitsfläche kräftig kneten und ziehen. Sollte der Teig an den Händen kleben, etwas Mehl dazu streuen.

4. Teigruhe: Den Teig zurück in die Schüssel geben. Zugedeckt an einem warmen Ort für 1 Stunde gehen lassen. Der Teig sollte sich verdoppelt haben.

Die Auflaufform mit 3 EL des Pestos einölen. Den Teig hineingeben und vorsichtig mit den Händen in die Breite ziehen. Das restliche Pesto darüber geben und die charakteristischen Löcher bilden. Dafür die Finger mehrmals in den Teig drücken und so das Pesto in den Mulden gleichmäßig verteilen.

Ein Wischtuch mit lauwarmem Wasser befeuchten und auswringen. Den Teig damit abdecken und erneut für 60 Minuten an einem warmen Ort gehen lassen.

Ofen auf 220 °C Ober- und Unterhitze vorheizen.

Backen: Den Teig mit grobem Meersalz bestreuen. Für 10–15 Minuten goldbraun backen. Auskühlen lassen und so frisch wie möglich genießen.

SPARGEL MIT SAUCE HOLLANDAISE

Mit dem April beginnt die Spargelzeit. Deshalb präsentiere ich dir direkt den Spargel-Klassiker mit Sauce Hollandaise und Kartoffeln. Hab hierbei keine Angst vor der veganen Sauce Hollandaise. Diese ist ganz einfach angerührt und schmeckt auch wunderbar ohne Zutaten tierischen Ursprungs.
Statt den üblichen Pellkartoffeln verwende ich gekochte Kartoffeln samt Schale. Dies macht die Zubereitung noch viel einfacher. Du kannst frei nach deinem Geschmack entscheiden, welche Art von Kartoffel auf dem Teller neben dem Spargel landet.

EMISSIONEN FÜR DIESES GERICHT:

vegan 1.229,4 g CO_2e
tierisch 3.045,65 g CO_2e mit Butter und Ei

ZUTATEN

Für 4 Portionen:

Für die Kartoffeln:

1 kg Kartoffeln, festkochend

1 EL Salz

Für den Spargel:

1 EL Salz

2 TL Zucker

2 EL Zitronensaft

1 kg weißer Spargel

Für die Sauce Hollandaise:

200 ml Sojasahne

200 ml Gemüsebrühe

1 EL Weißweinessig

4 EL Margarine (50 g)

2 EL Weizenmehl

1-2 TL Senf, mittelscharf

1 EL Zitronensaft

Salz und Pfeffer

ZUBEREITUNG

Die Kartoffeln in einem großen Topf mit Wasser bedecken, salzen und zum Kochen bringen. Je nach Größe 15–25 Minuten gar kochen.

Das Wasser abgießen und die Kartoffeln zugedeckt im Topf warm halten (oder schälen, je nach Wunsch).

Für den Spargel: Einen großen flachen Topf mit Wasser erhitzen. Mit Salz, Zucker und frischem Zitronensaft würzen.

Währenddessen den Spargel schälen und die holzigen Enden entfernen.

Den geschälten Spargel hineinlegen und einmal kurz aufkochen. Anschließend die Hitze reduzieren und 10–15 Minuten ziehen lassen, bis der Spargel gar ist. Spargel aus dem Wasser nehmen und abgedeckt warm halten.

Für die Sauce Hollandaise: Die Sojasahne mit Gemüsebrühe und Weißweinessig in einem separaten Gefäß vermischen. Beiseite stellen.

Die Margarine vorsichtig in einem Topf schmelzen und das Mehl einrühren.

Unter ständigem Rühren die Sahne-Gemüsebrühe-Mischung zu der Mehlschwitze geben. So lange rühren, bis die Sauce die von dir gewünschte Konsistenz erreicht hat.

Den Senf und Zitronensaft einrühren und mit Salz und Pfeffer abschmecken.

Zum Servieren: Den Spargel zusammen mit den Kartoffeln anrichten und mit der Sauce Hollandaise übergießen.

HINWEIS

Die Sauce Hollandaise passt auch prima zu anderem Gemüse wie Blumenkohl, Brokkoli oder Sellerieschnitzeln.

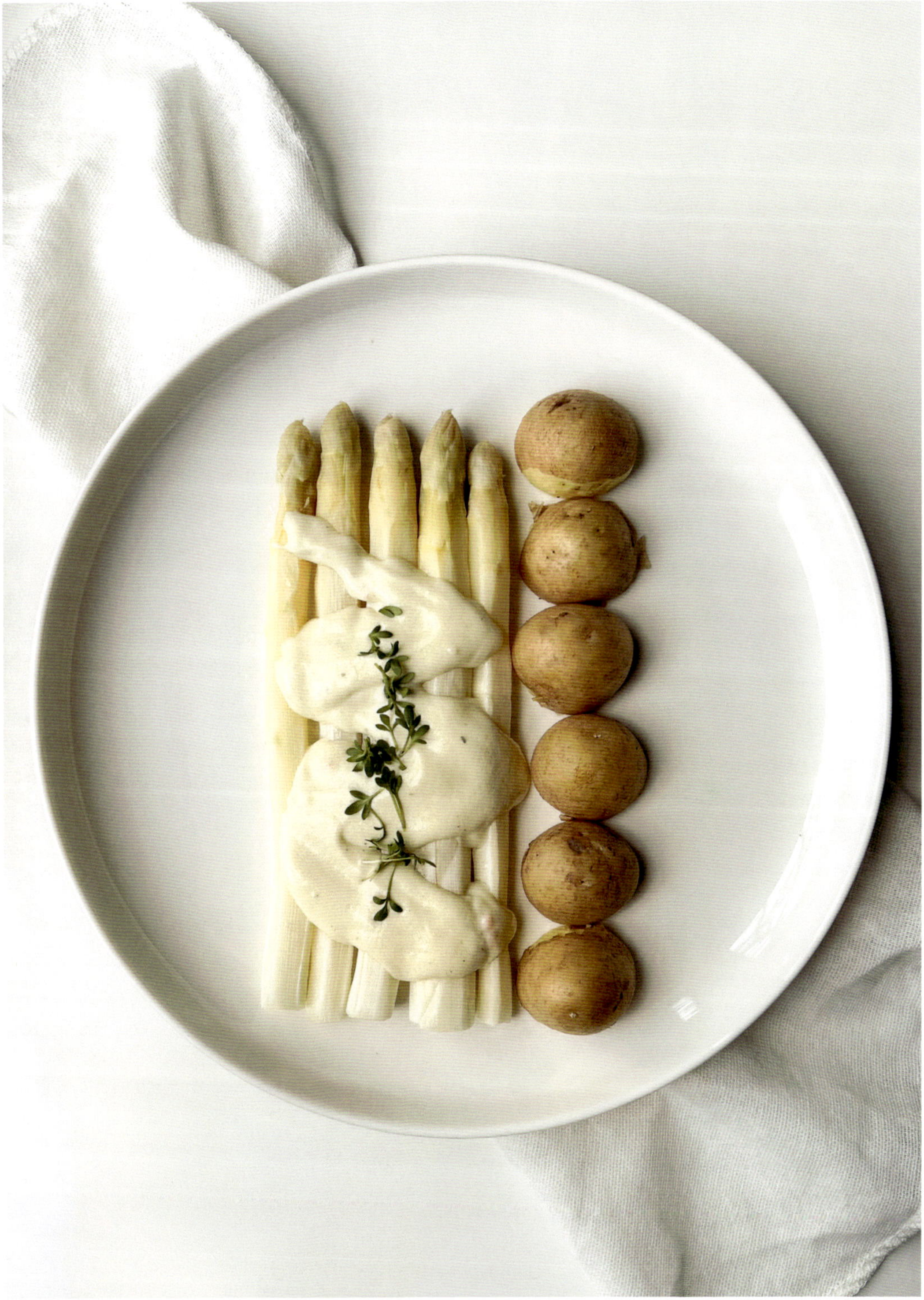

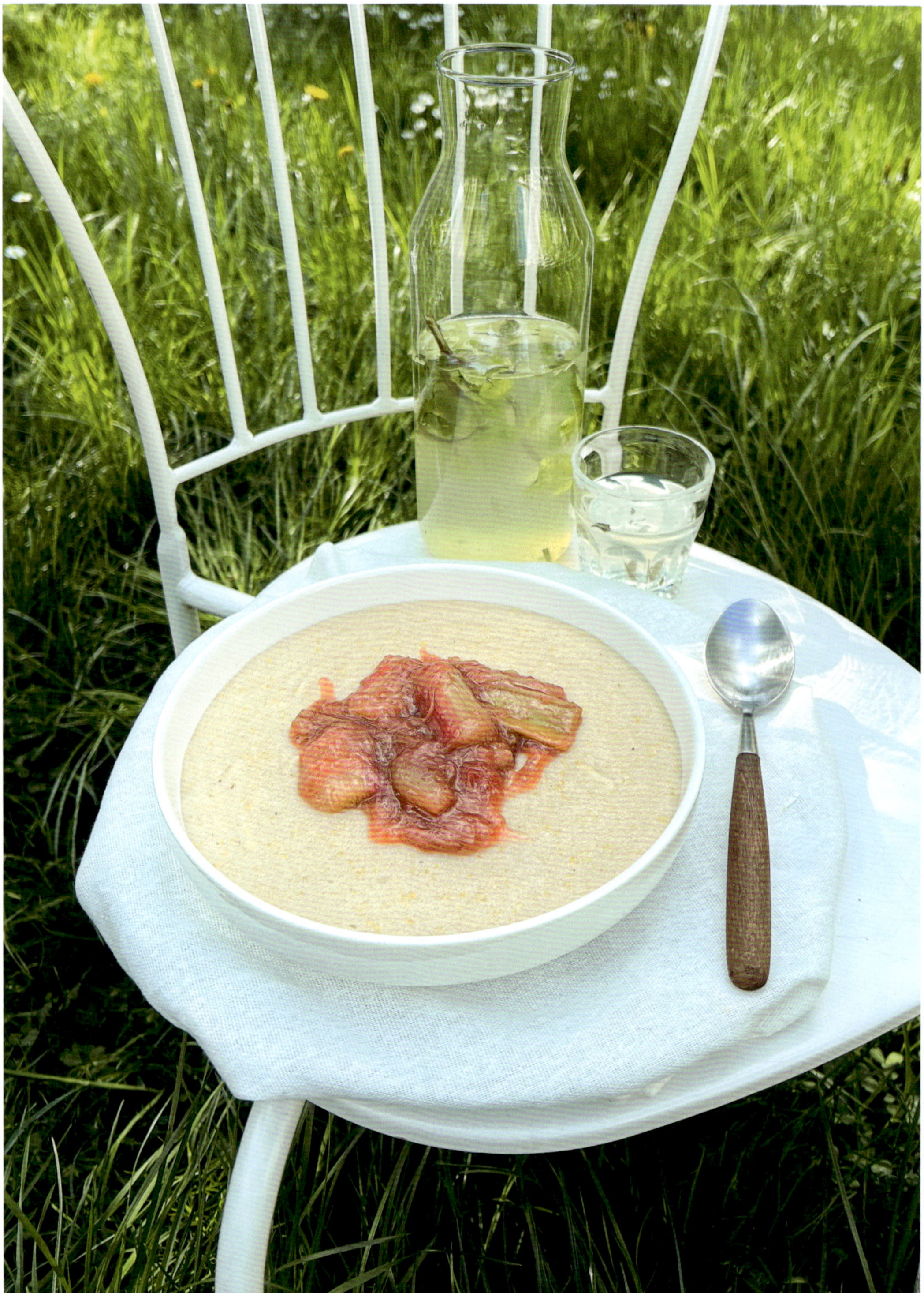

GRIESSBREI MIT RHABARBER-KOMPOTT

Der Duft von Grießbrei erinnert mich sofort an meine Kindheit. Ich habe ihn so gerne gegessen und besonders, wenn ihn mein Papa für mich gekocht hat. Verziert wurde er dann immer mit einer «Sonne» aus Apfelmus und einer ordentlichen Ladung Zimt und Zucker. Für etwas Abwechslung zu dieser klassischen Variante habe ich diesen veganen Grießbrei mit Rhabarber-Kompott kreiert. Das Gericht passt super in den Frühling und wird von Groß und Klein geliebt.

EMISSIONEN FÜR DIESES GERICHT:

vegan 458 g CO_2e
tierisch 1.674 g CO_2e mit Vollmilch

ZUTATEN

Für 2-3 Portionen:

Für das Kompott:

500 g Rhabarber, ungeschält

2–3 EL Rübenzucker

1 Päckchen Vanillezucker

2 TL Speisestärke

2 EL kaltes Wasser

2 EL Zitronensaft

Für den Grießbrei:

750 ml Haferdrink

200 ml Wasser

2 EL Rübenzucker/Zuckerrüben-sirup

1 Prise Salz

150 g Grieß, z. B. Maisgrieß/ Polenta

1 Prise Vanille, gemahlen

ZUBEREITUNG

Für das Kompott: Den Rhabarber putzen und in schräge, ca. 4 cm lange Stücke schneiden.

Rhabarber mit Rübenzucker, Vanillezucker und 2 EL Wasser in einem Topf mischen und zugedeckt, unter gelegentlichem Rühren, langsam zum Kochen bringen.

Bei mittlerer Hitze 5 Minuten köcheln lassen, bis der Rhabarber weich ist.

Anschließend 2 TL Speisestärke mit 2 EL kaltem Wasser und dem Zitronensaft glatt rühren und unter den kochenden Rhabarber rühren. Durch erneutes Aufkochen etwas eindicken lassen. Vom Herd nehmen und etwas abkühlen lassen.

Für den Grießbrei: Haferdrink und Wasser mit dem Zuckerrübensirup und der Prise Salz in einem Topf zum Kochen bringen. Hitze etwas reduzieren. Den Grieß mit einem Schneebesen einrühren. Unter Rühren ein paar Minuten quellen lassen. Optional mit einer Prise gemahlener Vanille versehen.

Mit dem Rhabarberkompott servieren.

HINWEIS

Das Gericht eignet sich sehr gut als Dessert. Dafür den Grießbrei in Gläser füllen, mit Kompott bedecken, abkühlen lassen und bis zum Servieren im Kühlschrank lagern.

Wenn du das Gericht außerhalb der Rhabarbersaison genießen willst, greife auf eingewecktes Apfelmus (siehe Basics) zurück.

SAISONKALENDER

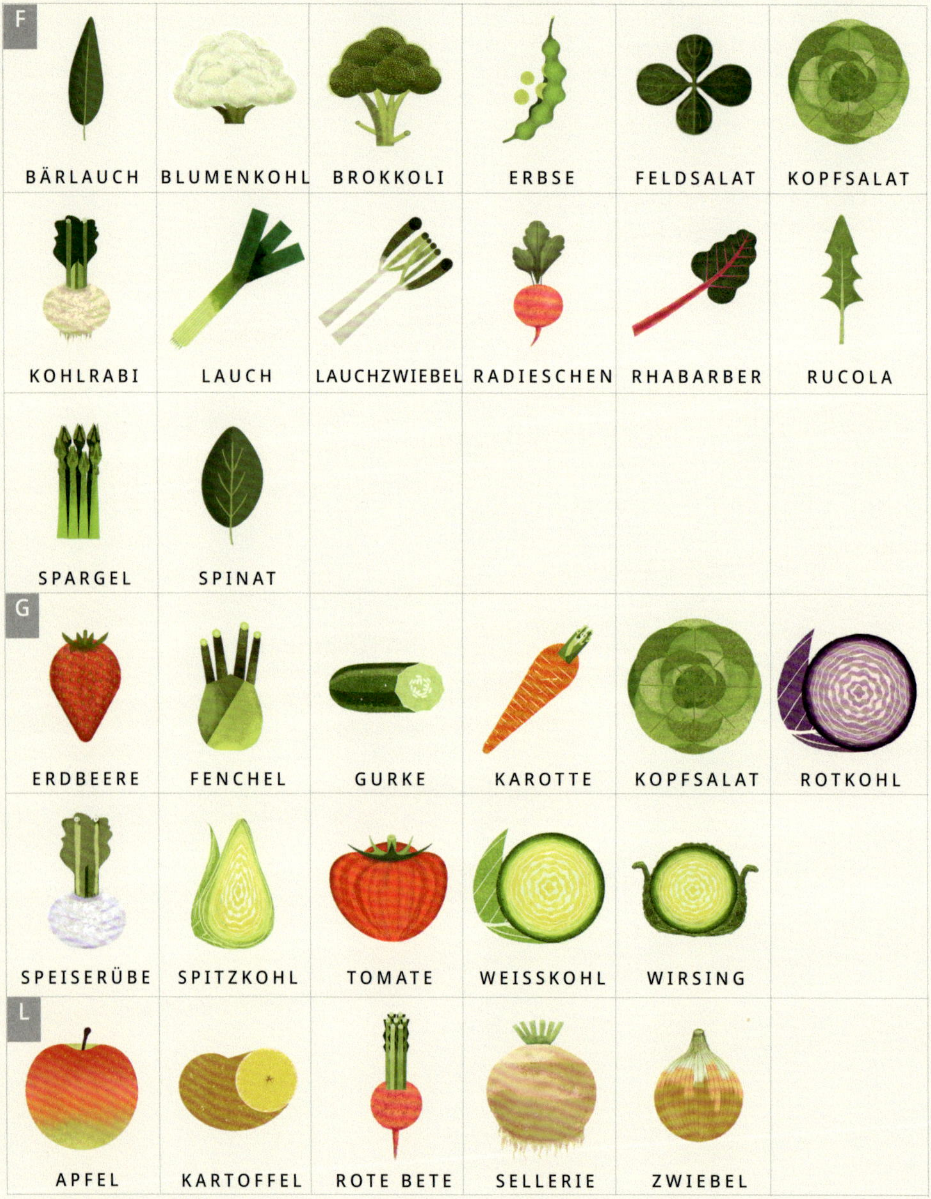

F – Freiland G – unbeheiztes Gewächshaus L – Lagerware

MAI

«Alles neu macht der Mai» – eine alte Redewendung, die wahrer nicht sein kann.

Salatliebhaber*innen können jubeln: Ab jetzt beginnt die Saison für frische Blattsalate wie Kopfsalat, Pflücksalate und viele andere.

Zudem hat der Acker nun endlich frischen Kohlrabi, Radieschen und Lauchzwiebeln zu bieten.

Ende des Monats erwarten uns die ersten süßen Erdbeeren aus regionalem, geschütztem Anbau. Damit steigt die Vorfreude auf deren Hochsaison im Juni nun umso mehr. Doch erstmal heißt es, den Mai zu genießen.

ERBSENSUPPE MIT MINZE

Meine erste Erbsensuppe mit einem Hauch von Minze habe ich mit meiner Omi im Historischen Museum von Bonn gegessen. Vorher war mir nur die deftige Version aus der Gulaschkanone bekannt, von der ich, nebenbei gesagt, nie ein besonders großer Fan war. Doch die Kombination mit der Minze faszinierte mich so sehr, dass ich im Jahr darauf diese vegane Version kreiert habe. Die Suppe ist schnell gezaubert und bringt mit den Hülsenfrüchten eine große Ladung pflanzliches Protein mit sich.

EMISSIONEN FÜR DIESES GERICHT:

vegan 911 g CO_2e
tierisch 2.061 g CO_2e mit Speck und Bockwurst

ZUTATEN

Für 2-3 Portionen:

400 g Erbsen, geforen

500–600 ml Gemüsebrühe

1 x 400-g-Dose weiße Bohnen

1 Bund frische Minze

Salz und Pfeffer

Zum Servieren:

Sojajoghurt

Spritzer Zitronensaft

Brot

ZUBEREITUNG

Die Erbsen und die Gemüsebrühe in einen großen Topf geben und allmählich erhitzen. Etwa 10 Minuten kochen.

Den Herd auf kleine Flamme stellen.

Die weißen Bohnen und **die Minzblätter** (von den Zweigen abgezupft) in den Topf geben.

Pürieren: Erbsen und Brühe mit den weißen Bohnen und Minzeblättern mit einem Stabmixer pürieren, bis die Suppe glatt und cremig ist.

Die Suppe nach Geschmack mit Salz und Pfeffer würzen.

Zum Servieren: Einen Esslöffel Sojajoghurt mit einem Spritzer Zitronensaft als Topping verwenden. Dazu ein paar Scheiben Brot reichen.

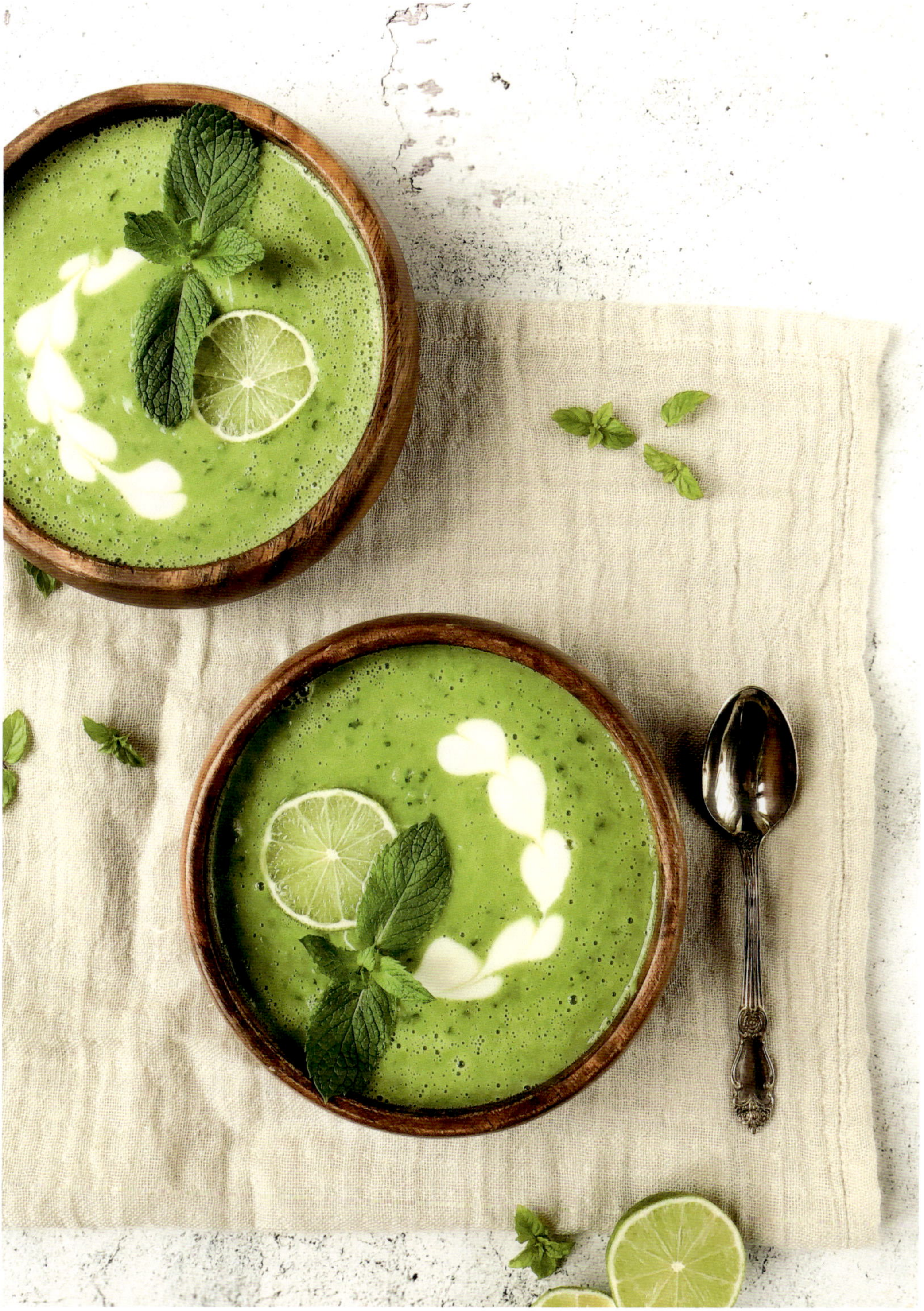

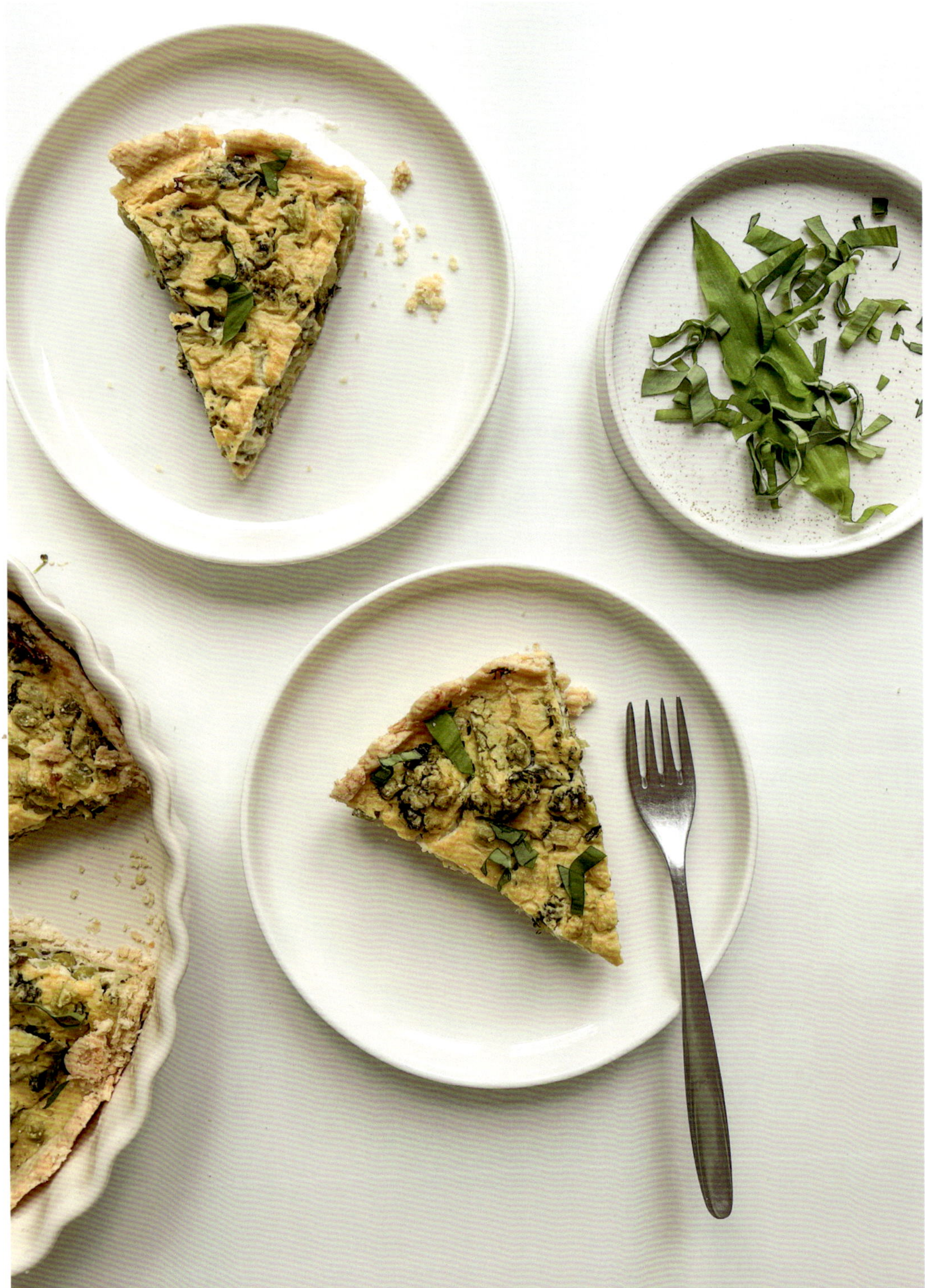

FRÜHLINGS-QUICHE MIT GRÜNEM GEMÜSE

Das Originalrezept eines herzhaften Kuchens stammt aus Frankreich und wird traditionell mit Butter, Milch und Eiern zubereitet. Für eine pflanzliche Variante habe ich lange gegrübelt, welche Zutaten hierfür in Frage kommen können und gleichzeitig in Discountern erhältlich sind, um das Nachkochen für dich so stressfrei wie möglich zu gestalten. Der ungesüßte Sojajoghurt lässt in Verbindung mit Stärke und Grieß eine wunderbare Quiche-Konsitenz entstehen. Mit den richtigen Gewürzen, wie Hefeflocken und Kala Namak, entsteht ganz einfach dieser traumhafte Frühlingskuchen.

EMISSIONEN FÜR DIESES GERICHT:

vegan 712 g CO_2e
tierisch 3.524 g CO_2e mit Butter, Ei, Frischkäse und Vollmilch

ZUTATEN

Für 1 Kuchenform, Ø 28 cm:

Für die Form:

etwas Margarine

Für den Teig:

200 g Dinkelvollkornmehl

1 TL Salz

100 g Margarine

2 EL eiskaltes Wasser

Für die Füllung:

300 g Brokkoli

1/2 Bund Lauchzwiebeln

4 Blätter Bärlauch /
1 Knoblauchzehe

1 EL Rapsöl

100 g Erbsen, gefroren

Salz und Pfeffer

Für den Guss:

400 g Sojajoghurt, ungesüßt

2 EL Grieß/Polenta

2 EL Speisestärke

1 TL Senf

1 TL Kala Namak

2 EL Hefeflocken

100 ml Wasser

1 EL Zitronensaft

ZUBEREITUNG

Vorbereitung: Die Kuchenform mit etwas Margarine einreiben. Den Ofen auf 180 °C Ober- und Unterhitze vorheizen.

Für den Teig: Mehl und Salz in einer Schüssel verrühren. Die Margarine ca. 1 cm groß würfeln und mit Mehl und Wasser mit den Händen zügig zu einem homogenen Teig kneten. Den Teig in die Form drücken, dabei einen Rand mit hochziehen. Den Teig mit einer Gabel mehrere Male einstechen.

Vorbacken: Den Teig für 10 Minuten vorbacken.

Für die Füllung:

1. Gemüse schneiden: Brokkoli putzen, waschen und in kleine Röschen teilen. Lauchzwiebeln in feine Ringe schneiden. Bärlauch/Knoblauch fein hacken.

2. Braten: Das Gemüse (Brokkoli, Lauchzwiebeln und Bärlauch/Knoblauch) mit dem Öl in einer Pfanne anbraten. Die Erbsen zugeben und zugedeckt für 4 Minuten bei niedriger Hitze dünsten. Ist der Brokkoli gar, Hitze ausschalten und etwas salzen und pfeffern.

Für den Guss: Alle Zutaten in einer Schüssel miteinander verrühren. Nach Belieben abschmecken. 1/3 der Masse mit dem Gemüse in der Pfanne verrühren.

Zusammenfügen: Die Gemüsemischung gleichmäßig auf dem vorgebackenem Teig verteilen. Die restlichen 2/3 des Gusses über das Gemüse gießen.

Backen: Im Ofen für 20–30 Minuten backen. Vor dem Servieren 10 Minuten auskühlen lassen.

HINWEIS

Je nach Saison kannst du mit den Gemüsesorten variieren:
Winter: Lauch, Spitzkohl
Frühling: grüner Spargel, Spinat
Sommer: Zucchini, Paprika, Tomaten
Herbst: Rosenkohl, Kürbis

ERDNUSS-TOFU MIT ASIA-GEMÜSE

Du findest Tofu langweilig? Dann hast du meinen Erdnuss-Tofu noch nicht probiert! Das Rezept dafür ist simpel und geschmacklich erzeugt es eine wahre Explosion. Knusprig, aromatisch harmoniert er wunderbar mit der farbenfrohen Gemüsepfanne. Der Naturreis als Beilage ist eine von mir gewählte umweltfreundlichere Alternative. Er stammt in den meisten Fällen aus Italien und hat kürzere Transportwege als der klassische Basmatireis aus dem Himalaya-Gebirge. Somit sind die CO_2-Emissionen deutlich geringer. Probiere es unbedingt aus und lerne den Tofu lieben!

CO_2-EMISSIONEN FÜR DIESES GERICHT:

vegan 1.258 g
tierisch 1.960 g mit Hähnchenfleisch

ZUTATEN

Für 2-3 Portionen:

Für die Beilage:

200 g Naturreis

Für das Asia-Gemüse:

2 Paprika

1 mittelgroße Karotte

2 Pak Choi

3 Lauchzwiebeln

1 EL Rapsöl

2 EL Sojasauce

2 EL Zitronensaft

Für den Tofu:

200 g Naturtofu

1 EL Rapsöl

Prise Salz

Für die Marinade:

2 EL Sojasauce

1 TL Zitronensaft

1 EL Erdnussmus

2 EL heißes Wasser

Prise Salz

ZUBEREITUNG

Für die Beilage: Naturreis mit der dreifachen Menge Wasser und einer Prise Salz zum Kochen bringen. Zugedeckt für ca. 40 Minuten köcheln lassen.

Für das Asia-Gemüse: Paprika, Karotte und den unteren Teil vom Pak Choi in Streifen schneiden. Lauchzwiebeln in Ringe schneiden. Dabei den grünen Teil der Zwiebeln von dem weißen separieren und beiseite stellen. Den weißen Teil in Rapsöl anbraten. Nach 3 Minuten die Karotten zufügen. Kurz danach Pak Choi und Paprika mit in die Pfanne geben. Alles unter ständigem Rühren für 4 Minuten braten. Mit Sojasauce und Zitronensaft würzen. Zum Schluss den grünen Teil des Pak Chois unterheben.

Den Tofu mit einem Küchentuch abtupfen und in Würfel schneiden. In einer Pfanne mit Rapsöl und einer Prise Salz von allen Seiten goldbraun anbraten.

Für die Marinade: Sojasauce, Zitronensaft, Erdnussmus, heißes Wasser und Salz in einer kleinen Schale miteinander verquirlen.

Zusammenfügen: Den goldbraunen Tofu mit der Marinade ablöschen. Alles gut verrühren, etwas andicken lassen und Hitze abschalten.

Zum Servieren: Mit Gemüse und Reis servieren und den grünen Teil der Frühlingszwiebeln darüber streuen.

HINWEIS

Je nach Saison und Angebot kannst du mit den Gemüsesorten variieren. Brokkoli, Zucchini, Zuckerschoten, Erbsen und Champignons eignen sich auch als hervorragende Komponenten.

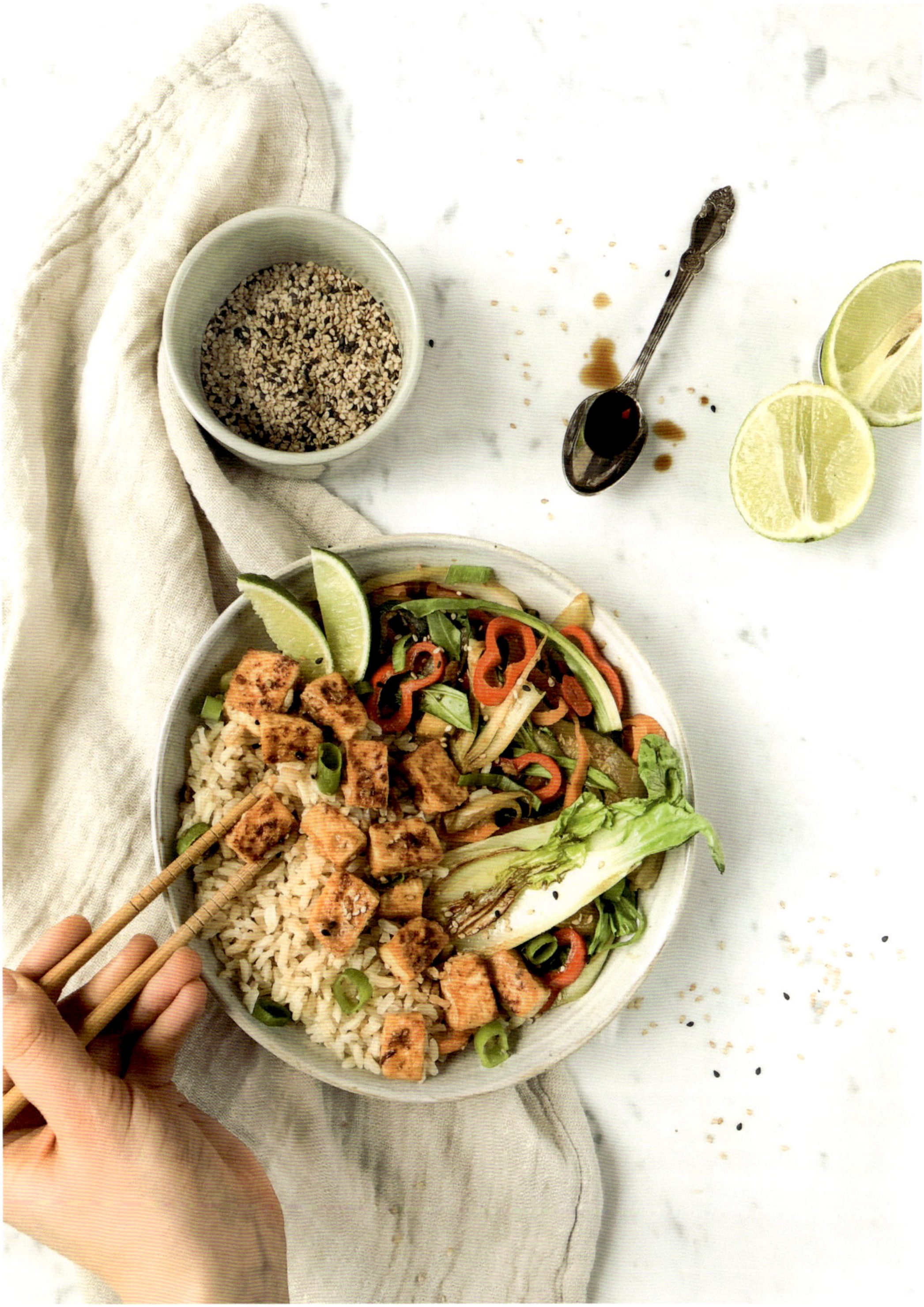

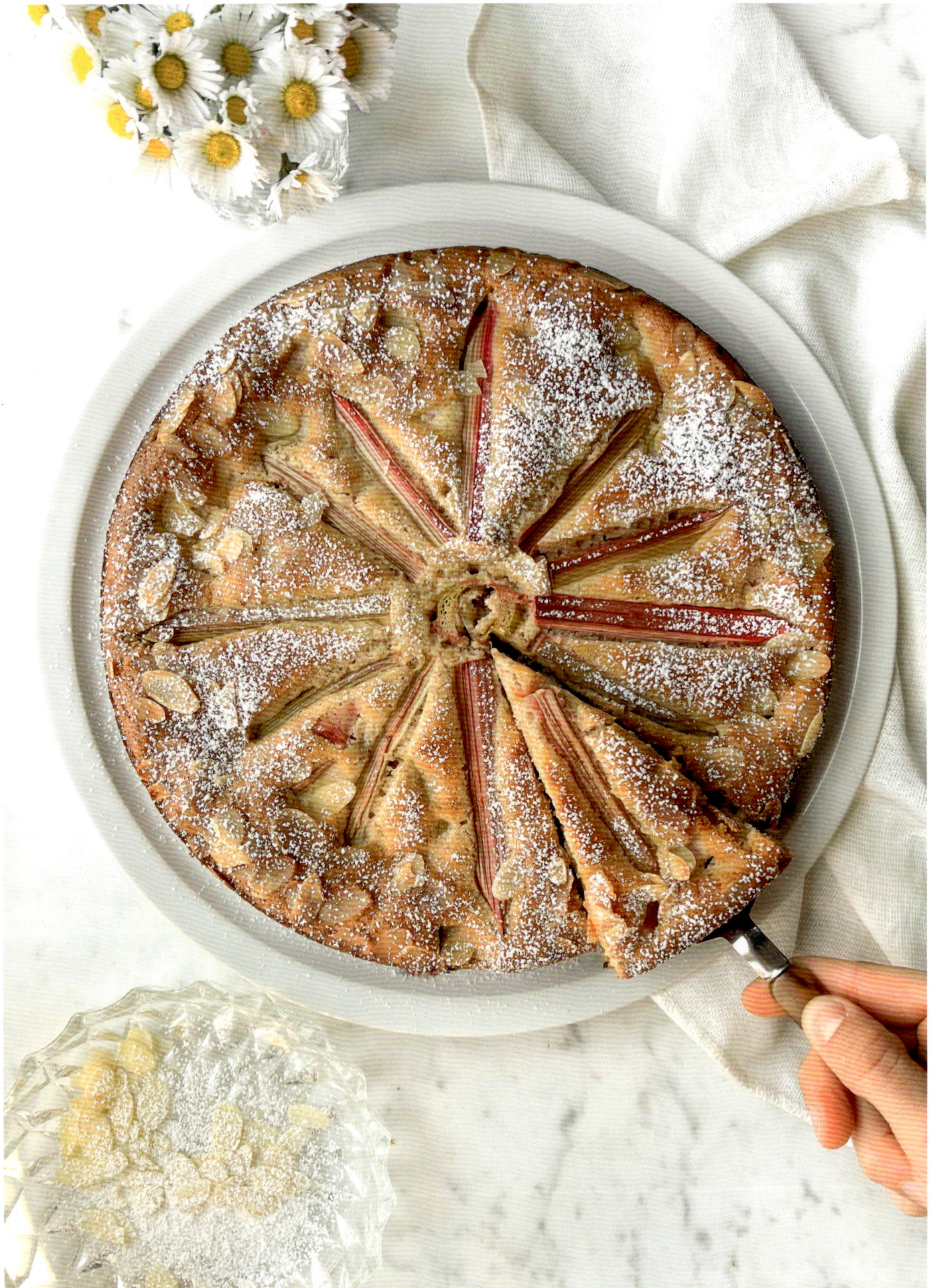

RHABARBERKUCHEN

Einen veganen Kuchen zu backen, ist wirklich gar nicht schwer! Hier braucht es keinerlei Schnickschnack und geschmacklich unterscheidet es sich kein bisschen vom «tierischen Original».
Was jedoch einen großen Unterschied macht, sind die Emissionen, welche für die Zutaten entstehen. Bei der tierischen Variante mit Butter, Ei und Vollmilch wird 3 x mehr von dem Treibhausgas ausgestoßen. Alleine die Butter bringt 1.784 g CO_2e auf die Waage. Das pflanzliche Öl befindet sich hingegen bei 146 g CO_2e. Mit diesem Wissen im Hinterkopf greife ich umso lieber auf die vegane Version beim Backen zurück.

EMISSIONEN FÜR DIESES GERICHT:

vegan 783 g CO_2e
tierisch 2.712 g CO_2e mit Butter und Ei

ZUTATEN

Für 1 Springform Ø 26 cm:

Für die Form:

etwas Margarine

500 g Rhabarber (ungeschält)

Für den Teig – Schüssel 1:

250 g Dinkelmehl, gerne die Hälfte davon Vollkornmehl

2 TL Backpulver

1 Pck. Vanillepuddingpulver

1 Prise Vanille, gemahlen / 1 Päckchen Vanillezucker

Für den Teig – Schüssel 2:

150 g Rübenzucker

300 ml Haferdrink

6 EL Rapsöl

Zum Dekorieren:

50 g gehobelte Mandeln

Zum Servieren:

Puderzucker

ZUBEREITUNG

Vorbereitung: Ofen auf 170 °C Ober- und Unterhitze vorheizen. Die Springform mit etwas Margarine einfetten.

Den Rhabarber schälen und in 1–2 cm lange Stücke schneiden. Bei sehr dicken Rhabarberstangen die Stücke nochmal längs halbieren. Die Rhabarberstücke in einer Schüssel beseite stellen.

Für den Teig – Schüssel 1: Mehl mit Backpulver, Vanillepuddingpulver und gemahlener Vanille/Vanillezucker in einer Schüssel vermischen.

Für den Teig – Schüssel 2: Rübenzucker mit Haferdrink verrühren. Rapsöl zugeben und gut verrühren.

Zusammenfügen: Die Mehlmischung (Schüssel 1) langsam zu den flüssigen Zutaten (Schüssel 2) geben. Mit einem Rührgerät oder Schneebesen rühren, bis der Teig Blasen schlägt. Das sollte nach spätestens einer Minute der Fall sein.

Den Rharbarber unterheben.

Zum Dekorieren: Den Teig in die Form geben und mit den gehobelten Mandeln bestreuen.

Backen: Für ca. 30 Minuten backen. Der Kuchen ist fertig, wenn kein Teig mehr am Holzstäbchen kleben bleibt.

Zum Servieren: Den Kuchen auskühlen lassen und nach Belieben mit etwas Puderzucker bestreut servieren.

SAISONKALENDER

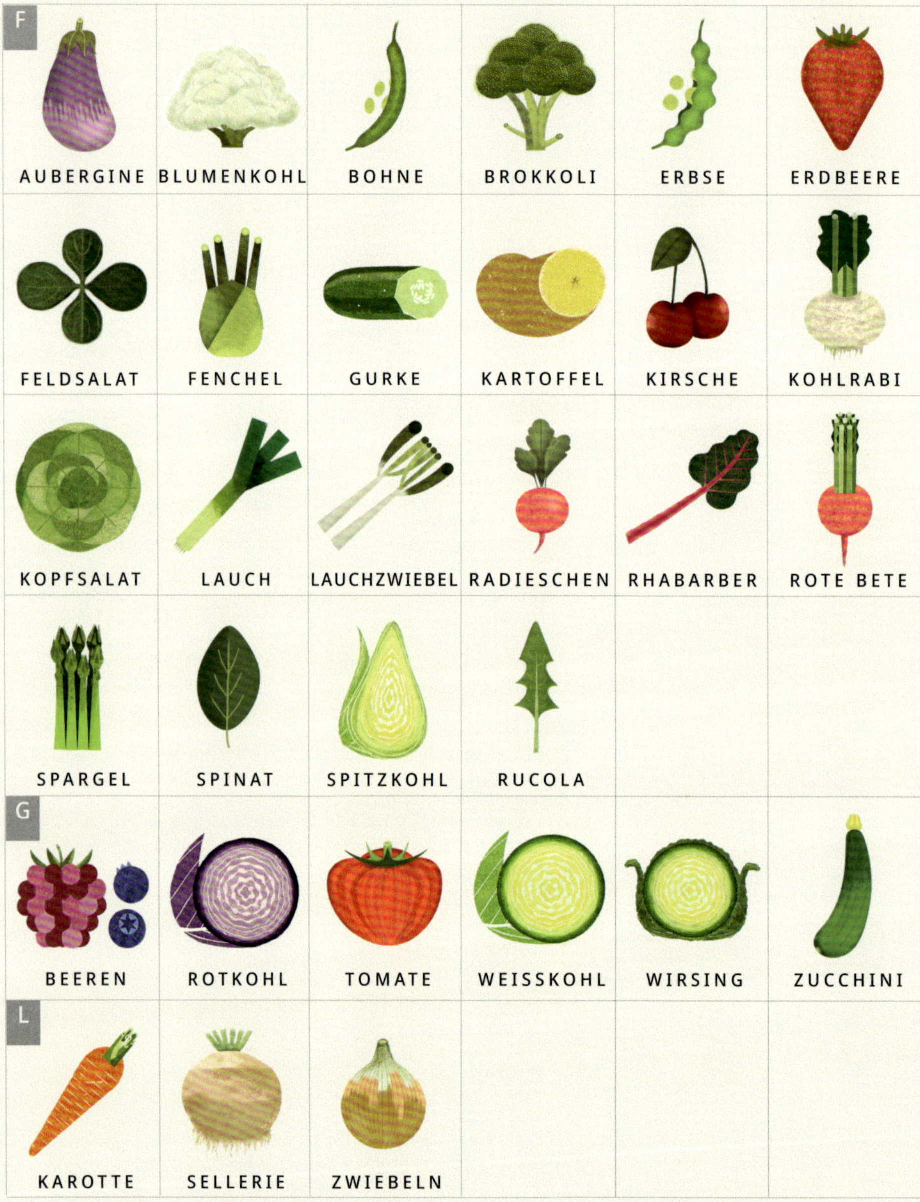

F – Freiland   G – unbeheiztes Gewächshaus   L – Lagerware

JUNI

Der Juni bringt den Sommer mit sich und eine riesige Auswahl im heimischen Angebot.

Reichlich frisches Gemüse lässt die Gerichte herrlich grün erstrahlen. Dazu zählen Zucchini, Erbsen, Bohnen und zahlreiche Salate. Knackige Radieschen, Kohlrabi und Gurken machen sich toll im Salat oder schmecken pur mit einem leckeren Dip.

Ende des Monats, am 24. Juni, dem Johannistag, endet die Spargel- und Rhabarbersaison. Bis dahin sollten wir uns daran nochmal richtig satt essen.

Der Star im Juni ist die Erdbeere. Ob im Müsli, im Salat auf der Erdbeertorte, oder eingekocht zu einer Marmelade – sie schmeckt immer.

Zu den Erdbeeren gesellen sich Ende des Monats die ersten Kirschen.

CHICKPEA «TUNA» SANDWICHES

Wer denkt, dass in einer veganen Lebensweise geschmacklich auf etwas verzichtet werden muss, liegt eindeutig falsch. Diese Version eines klassischen amerikanischen Brotsalates ist ohne Tierleid entstanden und geschmacklich genauso lecker wie der bekannte Thunfisch-Salat.
Die Kichererbsen sorgen für die richtige Konsistenz und die Gewürzgurken verleihen mit dem Stangensellerie den optimalen Geschmack.

EMISSIONEN FÜR DIESES GERICHT:

vegan 1.130 g CO_2e
tierisch 1.992 g CO_2e mit Thunfisch und Joghurt

ZUTATEN

Für 2-3 Portionen:

Für den Salat:

250 g gekochte Kichererbsen (entspricht 100 g getrockneten oder 1 Glas/Dose)

150 g Sojajoghurt, ungesüßt

120 g Gewürzgurken, fein gehackt

1 Stange (50 g) Sellerie, fein gehackt

1/2 rote Zwiebel, fein gehackt

1 TL Senf, mittelscharf

1 EL Zitronensaft

1 TL Weißweinessig

Salz und Pfeffer

Zum Servieren:

4 Scheiben Brot / 2 Brötchen

1/3 Gurke, in Scheiben geschnitten

1 Handvoll Kopfsalat

2 Tomaten

etwas Kresse, optional

ZUBEREITUNG

Für den Salat: Die Kichererbsen mit einer Gabel klein, aber noch stückig, pressen. Diese mit den restlichen Zutaten in eine Schüssel geben.

Alles gut miteinander verrühren und abschmecken.
Die Masse für mindestens eine halbe Stunde im Kühlschrank ziehen lassen.

Zum Servieren: Brot oder Brötchen dick mit dem «Tuna»-Salat, Salatblättern, Gurkenscheiben, Tomaten und etwas Kresse belegen und genießen.

Aufbewahrung: Wenn Reste übrig bleiben – kein Problem, denn der Salat hält einige Tage im Kühlschrank und schmeckt am nächsten Tag, nachdem er durchgezogen ist, sogar noch besser.

HINWEIS

Für den fischigen Geschmack kannst du Nori-Algen hinzufügen. Diese werden normalerweise zum Rollen von Sushis verwendet und sind in jedem gut sortierten Supermarkt oder im Asia-Laden erhältlich.
Für den Salat ein halbes Nori-Blatt mit einer Schere klein schneiden und unterrühren.
In manchen Asia-Läden gibt es auch Nori-Flocken, welche optimal für solche Gerichte sind und dir das Kleinschneiden mit der Schere ersparen.

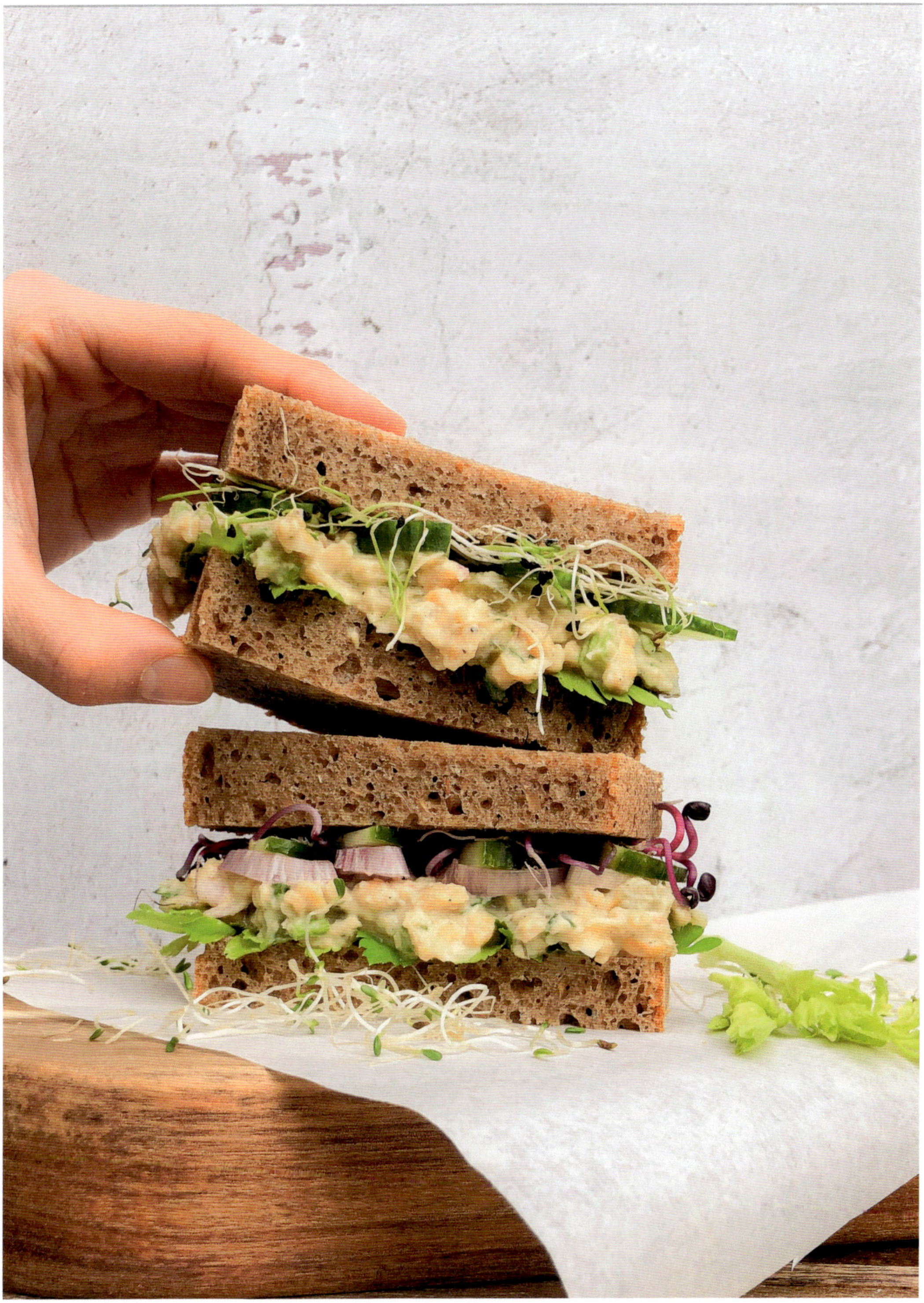

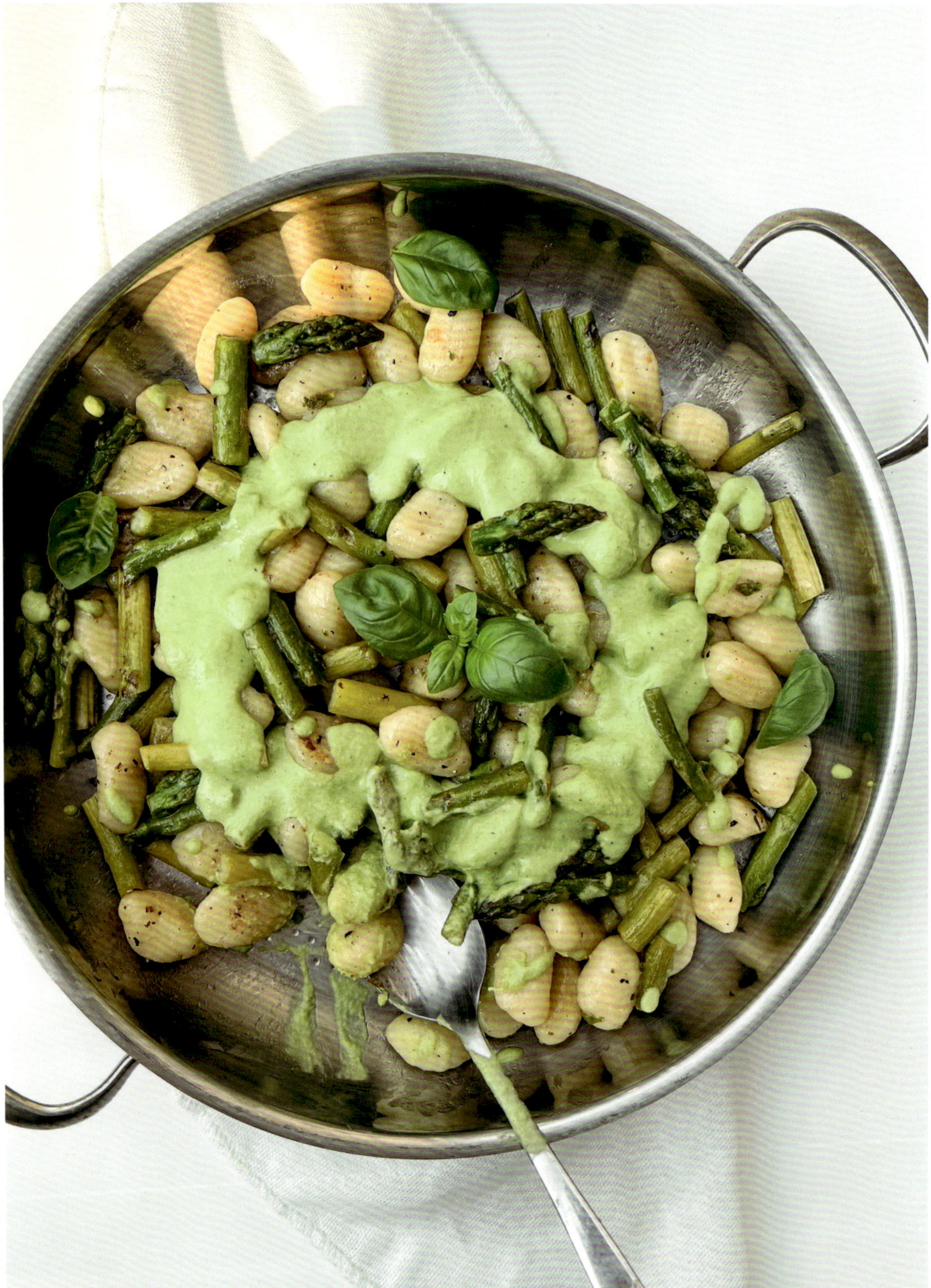

GNOCCHI-PFANNE MIT GRÜNEM SPARGEL

Im Juni ist der letzte Monat der Spargelsaison. Diese farbenfrohe Gnocchi-Pfanne bietet dir die optimale Gelegenheit, dich nochmal so richtig an dem leckeren Gemüse satt zu essen.
Da die Gnocchi aus der Kühltheke meistens Ei enthalten, verwende ich die ungekühlten Gnocchi aus dem Regal der Trockenprodukte. Diese könnt ihr, wie in dem Rezept beschrieben, direkt in die Pfanne geben, auch wenn auf der Packung steht, dass man diese vorher kochen muss. Lasst euch davon nicht irritieren.

EMISSIONEN FÜR DIESES GERICHT:

vegan 1.397 g CO_2e
tierisch 2.372 g CO_2e mit Butter, Ei und Parmesan

ZUTATEN

Für 2-3 Portionen:

Für die Gnocchi + Spargel:

400 g grüner Spargel

2 EL Olivenöl

500 g vegane Gnocchi

1 Prise Salz

2 EL Weißweinessig

Für die Sauce:

3 EL Sonnenblumenkerne

125 g Erbsen, gefroren und leicht angetaut

5 Zweige Basilikum

100 ml Hafer-/Sojadrink

1 EL Hefeflocken

2 EL Zitronensaft

1 TL Knoblauchpulver, alternativ 1 Knoblauchzehe

Salz und Pfeffer

Zum Servieren:

Veganer Parmesan (S. 48)

ZUBEREITUNG

Für die Gnocchi + Spargel: Den grünen Spargel waschen, die unteren holzigen Enden entfernen und in 2–3 cm lange Stücke schneiden.

In einer Pfanne das Olivenöl erhitzen. Spargelstücke und Gnocchi zugeben, verrühren und zugedeckt für ca. 3–4 Minuten andünsten. Nach Bedarf einen kleinen Schuss Wasser zufügen, sollten die Gnocchi an der Pfanne anhaften.

Den Deckel abnehmen. Salz und Weißweinessig zugeben und alles miteinander verrühren. Hitze reduzieren und so lange braten, bis Gnocchi und Spargel die gewünschte Konsistenz erhalten haben.

Für die Sauce: Alle Zutaten mit einem Mixer oder einem Pürierstab zu einer sämigen Masse glatt mixen. Abschmecken und nach Bedarf in einem Topf erhitzen. Dieser Schritt ist optional. An warmen Sommertagen bringt die kalte Sauce etwas sehr Erfrischendes mit sich.

Zum Servieren: Die Gnocchi-Spargel-Pfanne mit der Sauce auf einem Teller anrichten und mit veganem Parmesan bestreuen.

HINWEIS

Für mehr Aroma im Pesto die Sonnenblumenkerne vorher in der Pfanne ohne Öl anrösten. Alternativ können auch Pinienkerne verwendet werden.

Die Sauce eignet sich auch gut als Sauce zu Nudeln oder Kartoffeln.

ORIENTALISCHE COUSCOUS-PFANNE

Diese bunte Couscous-Pfanne verzaubert dich mit raffinierten Gewürzen und Aromen aus der orientalischen Küche. Unsere Proteinquelle ist statt Lamm oder Huhn der leckere Brokkoli und die knackigen Erbsen. Die Zubereitung ist ganz einfach. Du schneidest das Gemüse in Ruhe fertig. Anschließend köchelt es zusammen mit dem Couscous, von ganz alleine, zu einem fertigen Gericht vor sich hin. Da die Pfanne warm wie kalt schmeckt, ist sie ideal für die sommerliche Küche geeignet.

EMISSIONEN FÜR DIESES GERICHT:

vegan 576 g CO_2e
tierisch 3.317 g CO_2e mit Lamm und Joghurt

ZUTATEN

Für 2-3 Portionen:

Für das Gemüse:

250 g Brokkoli

1 rote Paprika

1 Karotte

2 Lauchzwiebeln

Zum Braten:

1 EL Rapsöl

70 g Erbsen, gefroren

1 EL Currypulver

1/2 TL Kreuzkümmel

1/2 TL Koriander

1/2 TL Chili

Salz und Pfeffer

Zum Kochen:

250 ml Gemüsebrühe

150 g Couscous

Zum Servieren:

grüner Teil der Lauchzwiebeln

Sojajoghurt

ZUBEREITUNG

Für das Gemüse: Brokkoli waschen und putzen. Den dicken Stiel abschneiden, schälen und in 1 cm große Würfel schneiden. Restlichen Brokkoli in Röschen teilen.

Die Paprika waschen, entkernen und 1 cm groß würfeln.

Die Karotte waschen und in 0,5 cm große Würfel schneiden.

Die Lauchzwiebeln abbrausen, trockenschütteln und in feine Ringe hacken. Dabei den weißen Teil von dem grünen separieren.

Zum Braten: Das Rapsöl in einer Pfanne erhitzen. Brokkoli, Paprika, Karotte und den weißen Teil der Lauchzwiebeln bei mittlerer Hitze ca. 5 Minuten braten.

Die Erbsen und Gewürze (Currypulver, Kreuzkümmel, Koriander und Chili) dazugeben. Mit Salz und Pfeffer würzen.

Zum Kochen: Die Gemüsebrühe dazu gießen und für eine Minute köcheln lassen.

Den Couscous einstreuen, umrühren und kurz aufkochen lassen. Auf der ausgeschalteten Herdplatte zugedeckt für 5 Minuten quellen lassen.

Anschließend die fertige Couscous-Pfanne mit einer Gabel leicht auflockern.

Zum Servieren: Mit dem grünen Teil der Lauchzwiebeln und etwas Sojajoghurt anrichten.

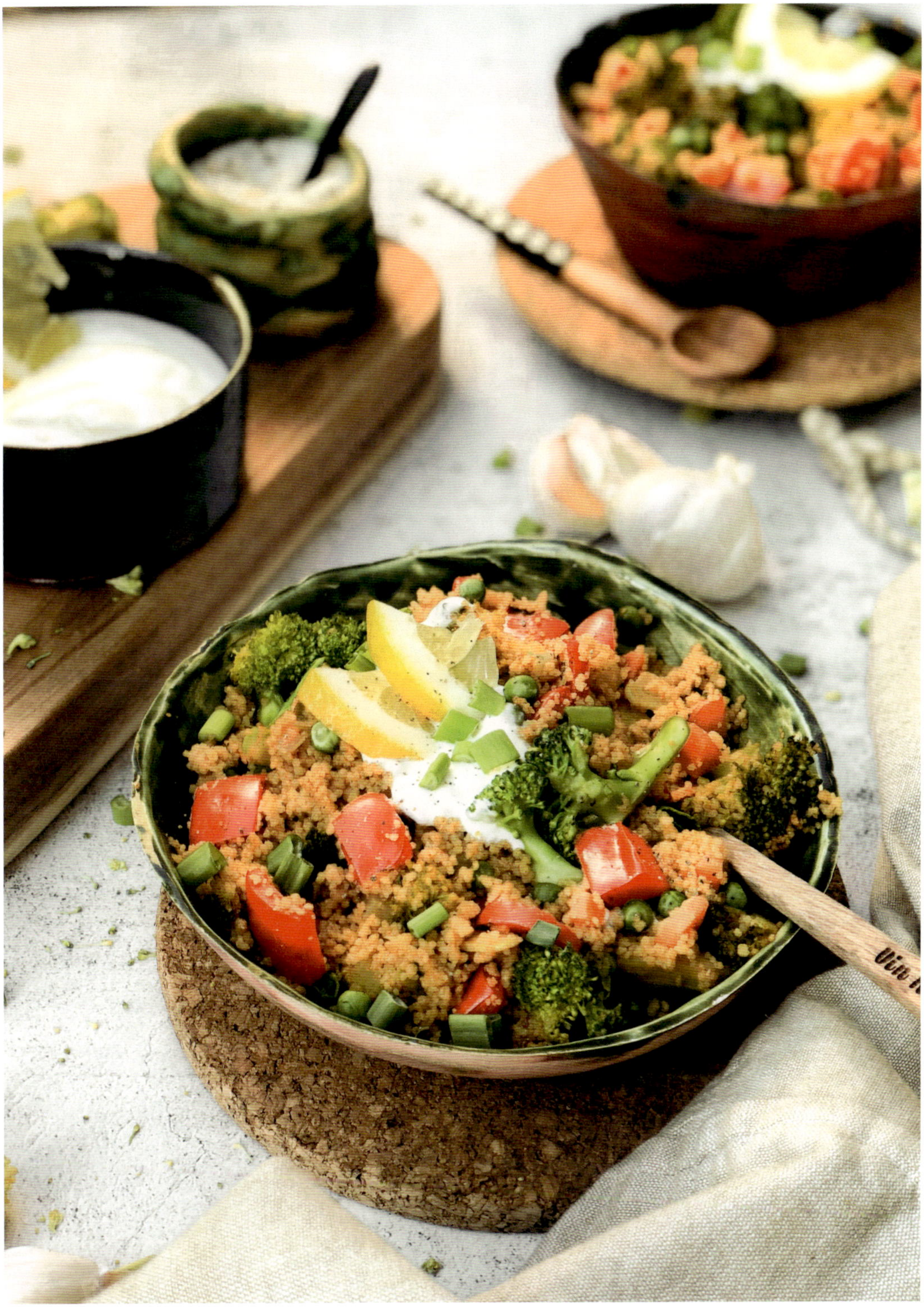

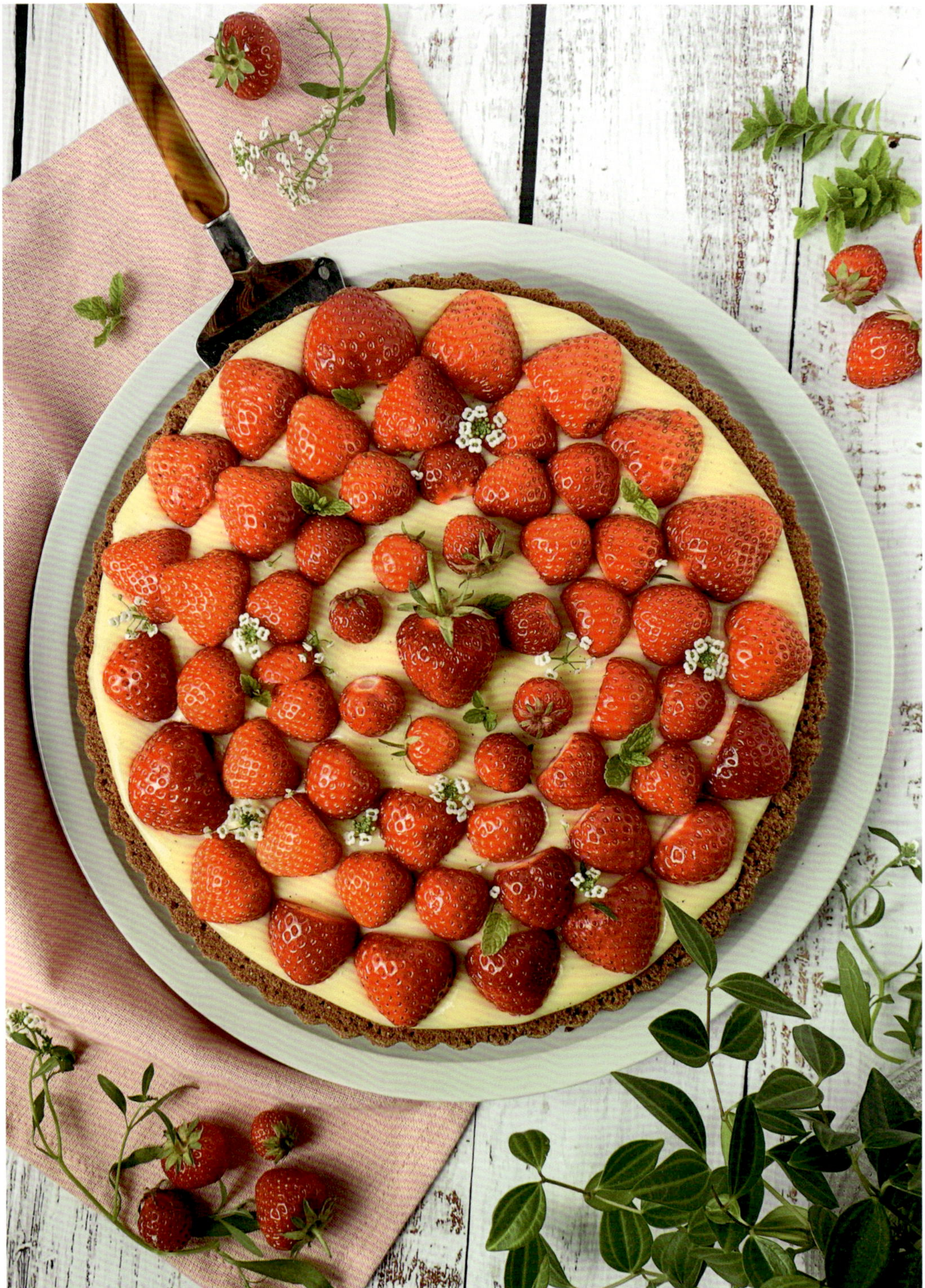

ERDBEERTORTE

Eine klassische Erdbeertorte ist alles andere als vegan. Im Biskuitboden sind Eier, in der Puddingcreme ist Vollmilch und im Gelee-Guss ist Gelatine enthalten. Doch das alles braucht es gar nicht, um einen leckeren Kuchen zu backen. Die Eier im Boden werden durch Mineralwasser und Backpulver ersetzt. Der Pudding wird mit Haferdrink angerührt und den Gelee-Guss lasse ich weg. Die Grundzutaten dafür habe ich immer daheim und das einzig Frische – die Erdbeeren – gibt es im Sommer überall zu kaufen.

EMISSIONEN FÜR DIESES GERICHT:

vegan 797 g CO_2e
tierisch 3.014 g CO_2e mit Butter, Ei, Vollmilch und Ei

ZUTATEN

Für 1 Kuchenform, Ø 28 cm:

Für die Kuchenform:

etwas Margarine

2 EL Paniermehl/ Weichweizengrieß

Für den Teig:

1. Trockene Zutaten:

180 g Mehl

1 EL Speisestärke

140 g Rübenzucker

1 Päckchen Vanillezucker

1/2 Päckchen Backpulver

1/2 TL Natron

1 Prise Salz

2. Feuchte Zutaten:

60 ml Rapsöl

200 ml Mineralwasser mit Kohlensäure

Zum Belegen:

500 g Erdbeeren

Für den Pudding:

60 g Speisestärke

1/3 TL Vanille, gemahlen

3 EL Rübenzucker

600 ml Haferdrink

ZUBEREITUNG

Vorbereitungen: Den Backofen auf 180 °C Ober- und Unterhitze vorheizen. Die Kuchenform mit Margarine einfetten und mit etwas Paniermehl ausstreuen.

Für den Teig:

1. Trockene Zutaten: Alle Zutaten in eine Rührschüssel geben und gut miteinander vermengen.

2. Feuchte Zutaten: Alle Zutaten in einer separaten Schale mit einem Schneebesen verquirlen.

3. Zusammenfügen: Die feuchten Zutaten zu den nassen geben und vorsichtig mit einem Teigschaber unterrühren.

Backen: Den Teig sofort in die Kuchenform füllen und für 25–30 Minuten backen. Nach dem Ende der Backzeit den Biskuit für 20 Minuten auskühlen lassen. Danach auf einen Teller stürzen.

Die Erdbeeren waschen und in beliebig große Stücke schneiden. Entweder halbieren oder vierteln.

Für den Pudding: Die Speisestärke mit Vanille und Rübenzucker vermischen und mit 8 EL Haferdrink glatt rühren. Den restlichen Haferdrink in einem Topf zum Kochen bringen. Die angerührte Stärkemischung mit einem Schneebesen einrühren und kurz aufkochen lassen.

Zusammenfügen: Den Pudding auf den Kuchenboden geben und direkt mit den Erdbeeren belegen. Hier nicht zu viel Zeit verstreichen lassen, da der Pudding sonst fest wird und die Beeren keinen guten Halt mehr finden.

HINWEIS

1.) Anstatt der Speisestärke kann für den Pudding fertiges Vanillepuddingpulver verwendet werden (2 Päckchen).
2.) Außerhalb der Erdbeer-Saison kannst du diesen Kuchen mit Dosen-Pfirsischen zubereiten.

SAISONKALENDER

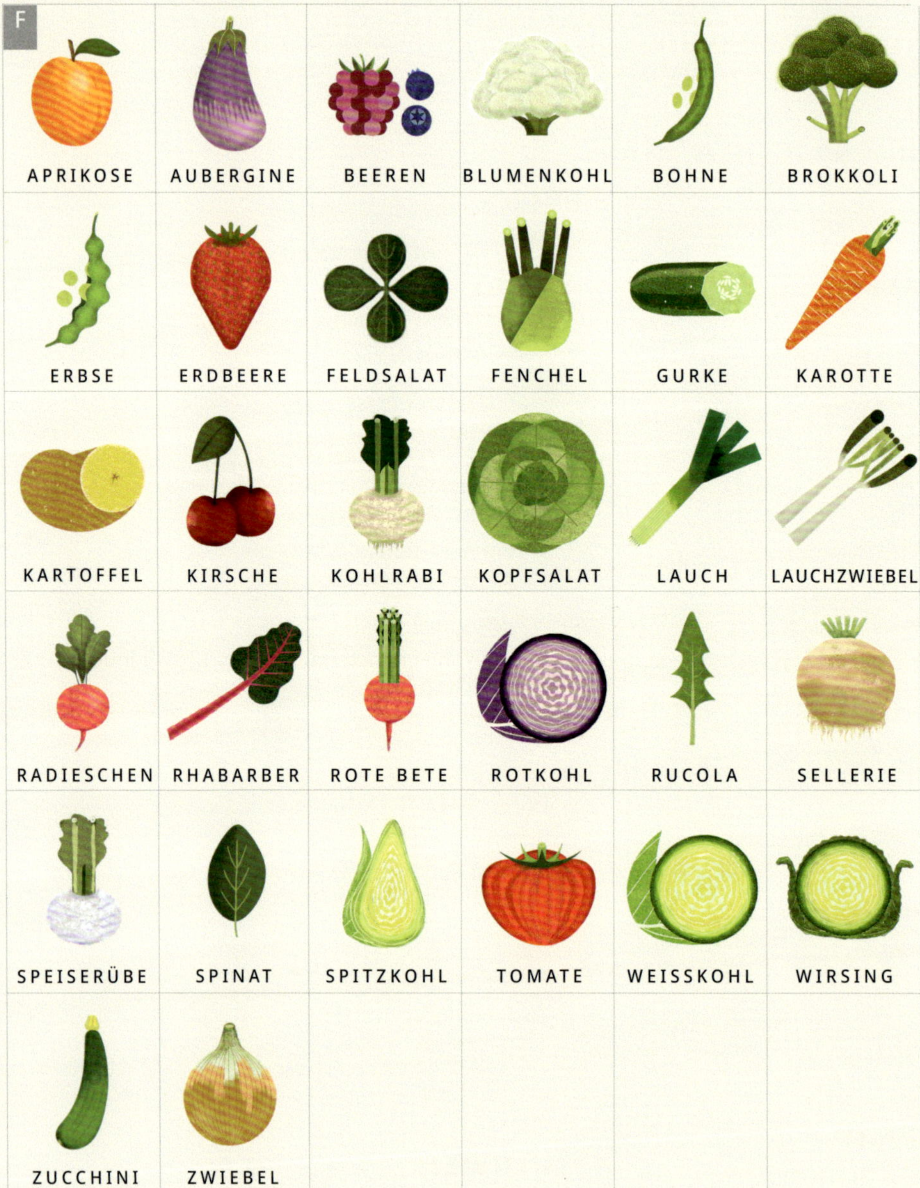

F – Freiland

JULI

«Im Juli warmer Sonnenschein, macht alle Früchte reif und fein.» Dieses alte Bauernsprichwort beschreibt das regionale Angebot im Juli sehr gut.

Das saisonale Obstangebot bringt nun die ersten Steinfrüchte mit sich: Süße Kirschen, saftige Aprikosen und spritzige Mirabellen können von den Bäumen gepflückt werden. Zudem sind zahlreiche reife Beeren an den Sträuchern zu finden. Die Erntezeit und Einkochzeit hat somit begonnen.

Zu meinen Gemüse-Highlights zählen die Zucchini und die Tomate. Ob auf Pizza, zu Reis, Nudeln oder einfach als Ragout – davon kann ich im Sommer nicht genug bekommen.

KIDNEYBOHNEN Á LA VINI

Dieses Gericht ist das beste Beispiel, um zu beweisen, dass vegane Ernährung keinesfalls teuer sein muss. Kreiert wurde es in der Studentenküche von meinem Freund Vincent. Trotz, dass es nur 3 simple Zutaten sind, hat mich deren Kombination so fasziniert, dass ich es in diesem Buch festhalte. Die drei Hauptkomponenten, Naturreis, Zucchini und Kidneybohnen, sind sogar in Bioläden für einen geringen Preis erhältlich. In der Küche lässt sich daraus mit wenigen Handgriffen ein leckeres, vollwertiges Gericht mit wunderbaren Aromen zaubern.

EMISSIONEN FÜR DIESES GERICHT:

vegan 1.053 g CO_2e
tierisch 1.856 g CO_2e mit Hähnchenfleisch

ZUTATEN

Für 2-3 Portionen:

150 g Naturreis

Für die Zucchini:

1 Schalotte

2 mittelgroße Zucchini

1 EL Rapsöl

1 Prise Salz + Pfeffer

1 Spritzer Zitronensaft

Für die Kidneybohnen:

250 g gekochte Kidneybohnen

2 Lauchzwiebeln

1 TL Rapsöl

1 Prise Chili

2 EL Sojasauce

1 TL Currypulver

Zum Servieren:

grüner Teil der Lauchzwiebeln, in Ringe geschnitten

gerösteter Sesam

Sriracha-Sauce

Sojasauce

ZUBEREITUNG

Den Naturreis gründlich mit kaltem Wasser waschen und in einem Topf mit der 3-fachen Menge Wasser und etwas Salz zum Kochen bringen. Nach Packungsanweisung köcheln lassen, bis der Reis gar ist.

Für die Zucchini: Die Schalotte schälen und in feine Streifen schneiden. Die Zucchini waschen und in Scheiben schneiden.

Das Öl in einer Pfanne erhitzen. Schalotte und Zucchini zugeben und bei mittlerer Hitze ca. 5–7 Minuten braten. Währenddessen mit Salz und Pfeffer würzen. Am Ende der Garzeit mit ein wenig Zitronensaft verfeinern.

Für die Kidneybohnen: Eine weitere Pfanne zur Hand nehmen. Kidneybohnen mit Hilfe eines Siebes gut abwaschen und abtropfen lassen. Die Lauchzwiebeln in feine Ringe schneiden. Dabei den grünen Teil der Zwiebeln von dem weißen separieren und beiseite stellen.

Das Öl mit der Prise Chili in einer Pfanne erhitzen und den weißen Teil der Lauchzwiebeln darin glasig dünsten. Nun Kidneybohnen zugeben und für 3–4 Minuten scharf anbraten. Mit Sojasauce und Currypulver würzen und etwas andicken lassen.

Zum Servieren: Alle 3 Komponenten auf einem Teller anrichten und die grünen Lauchzwiebeln darauf verteilen. Nach Belieben mit geröstetem Sesam, Sriracha-Sauce und Sojasauce servieren.

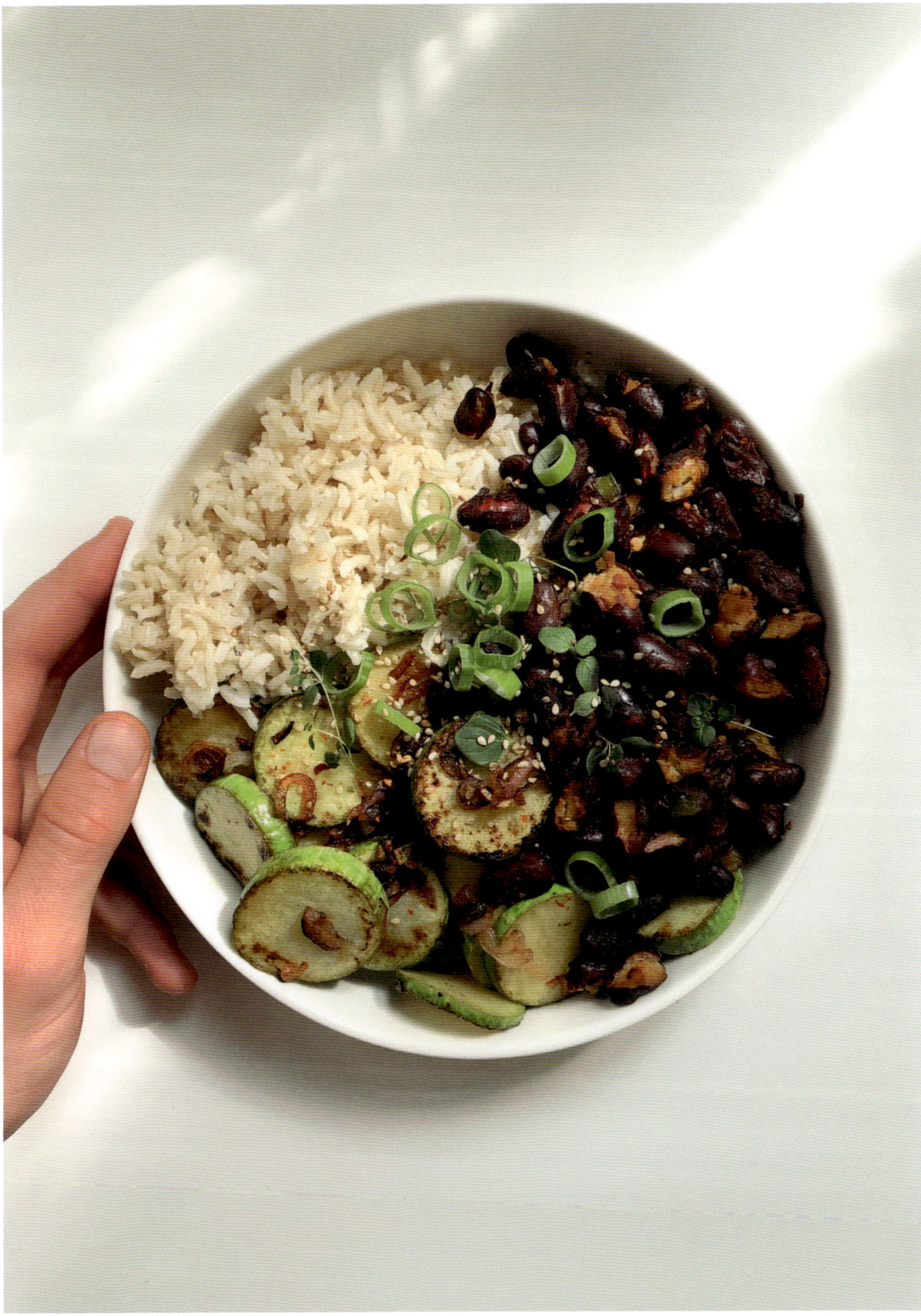

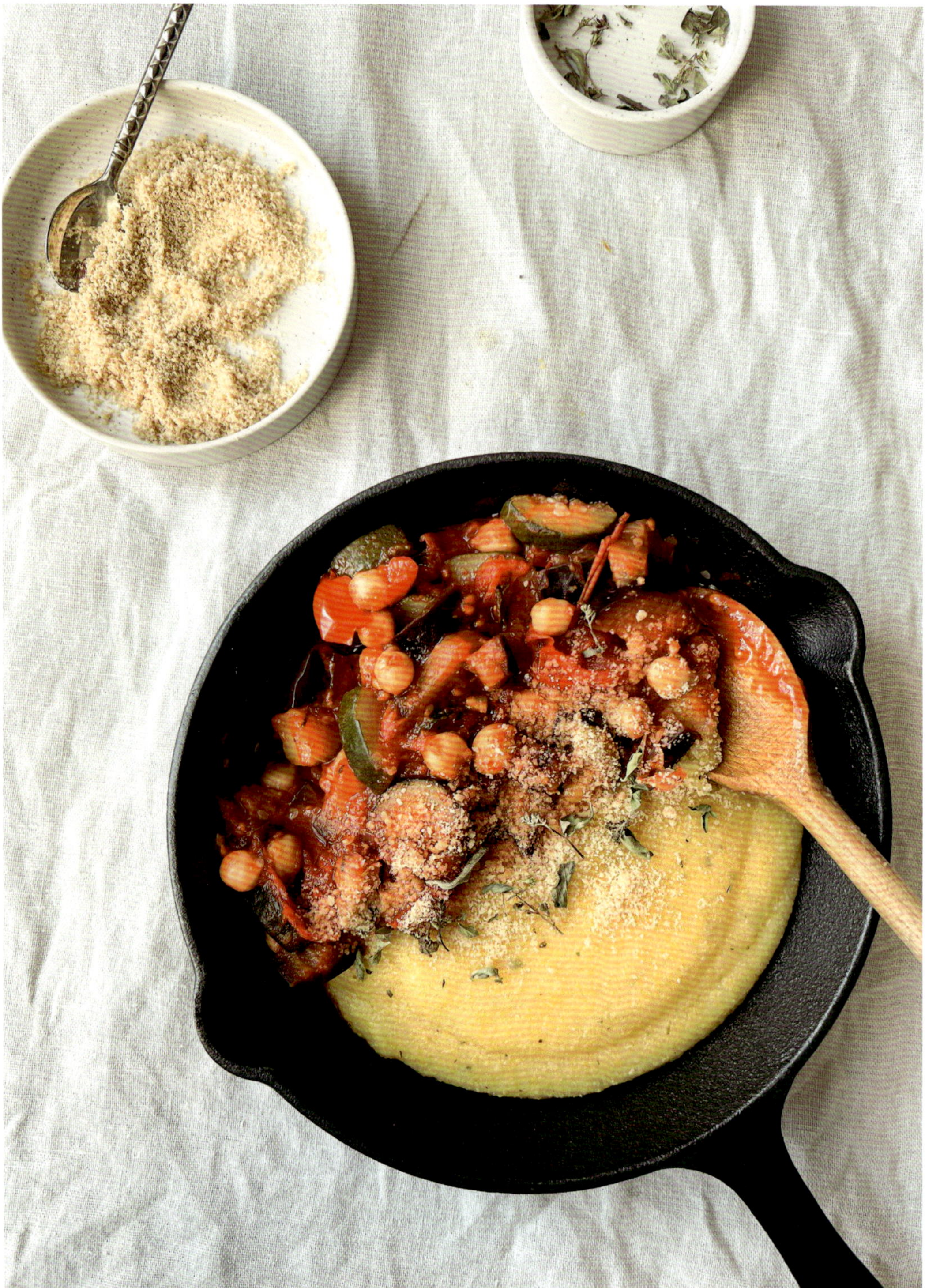

POLENTA MIT MEDITERRANEM GEMÜSE

Dieses Gericht habe ich kennengelernt, als meine liebe Mitbewohnerin Johanna mich an einem entspannten Sommerabend bekocht hat. Kaum hatte ich den ersten Löffel im Mund, war ich sofort hin und weg! Diese mediterranen Aromen in Kombination mit der cremigen Polenta – pures sommerliches Comfort-Food! Traditionell wird die Polenta mit Parmesan verfeinert. Für weniger Treibhausgas-Emissionen wird die selbst gemachte vegane Parmesan-Alternative verwendet.

EMISSIONEN FÜR DIESES GERICHT:

vegan 1.367 g CO_2e
tierisch 1.832 g CO_2e mit Parmesan

ZUTATEN

Für 2–3 Portionen:

Für das Gemüse:

1 Zucchini

1 Aubergine

1 Zwiebel

2 Knoblauchzehen

2 EL Olivenöl

1 EL Balsamico-Essig

125 g gekochte Kichererbsen (entspricht 50 g getrockneten oder 1/2 Glas/Dose)

1 Dose Cherry-Tomaten (400 g)

2 EL Tomatenmark + 100 ml Wasser

1 Zweig Rosmarin, klein gehackt

Für die Polenta:

1 Liter Wasser + 1 TL Salz

200 g Polenta/Maisgrieß

4 EL Hefeflocken oder veganer Parmesan (S. 48)

1 Zweig Rosmarin, klein gehackt

Salz und Pfeffer

Zum Servieren:

veganer Parmesan (S. 48)

ZUBEREITUNG

Für das Gemüse: Zucchini und Aubergine in 1–2 cm große Würfel schneiden. Diese auf ein Backblech verteilen und mit 1 TL Salz bestreuen. Alles gut vermengen und für 10 Minuten ziehen lassen.

Zwiebel und Knoblauch klein hacken. In einer Pfanne mit dem Öl bei niedriger Hitze glasig andünsten.

Nun Zucchini und Aubergine portionsweise mit den Händen über dem Spülbecken kräftig ausdrücken, so dass überschüssiges Wasser entweicht. Anschließend der Pfanne mit Zwiebel und Knoblauch zufügen.

Das Gemüse für 5–10 Minuten zugedeckt garen. Danach mit Balsamico-Essig ablöschen.

Kichererbsen, Tomaten, Tomatenmark, Wasser und Rosmarin zufügen. Für 10 Minuten einköcheln lassen. In der Zwischenzeit die Polenta zubereiten.

Für die Polenta: In einem Topf das Wasser mit dem Salz zum Kochen bringen. Die Polenta mit einem Schneebesen für 3 Minuten einrühren, um Klumpenbildung zu vermeiden.

Hefeflocken oder veganen Parmesan und den klein gehackten Rosmarin zugeben.

Bei geringer Wärmezufuhr unter gelegentlichem Rühren ca. 10 Minuten quellen lassen.

Mit Salz und Pfeffer abschmecken.

Zum Servieren: Das mediterane Gemüse mit der Polenta auf die Teller verteilen und mit veganen Parmesan bestreuen.

NADDLS PIZZA

Mamma Mia, wie ich Pizza liebe!!! Es ist eines der Gerichte, welches wirklich ALLEN ein Lächeln ins Gesicht zaubert. Simpel, lecker und auch ohne tierischen Käse ein echtes Highlight! Mit nur wenigen Handgrifffen und etwas Geduld kannst du deine eigene Pizza in deinem Backofen backen.
Als kleiner Tipp von mir: Mache am besten gleich die doppelte Menge, denn kalte Pizza am nächsten Tag ist mindestens genauso lecker!

EMISSIONEN FÜR DIESES GERICHT:

vegan 1.336 g CO_2e
tierisch 2.983 g CO_2e mit Parmesan (50 g) und Mozarella (200 g)

ZUTATEN

Für 2 Pizzen:

Für den Teig:

1. Feuchte Zutaten:

1/2 Päckchen Trockenhefe oder 20 g frische Hefe

125 ml lauwarmes Wasser

1 EL Olivenöl

1 TL Zuckerrübensirup

2. Trockene Zutaten:

250 g Weizenmehl

eine Prise Salz

Für die Tomatensauce:

1 Knoblauchzehe

1 TL Oregano, getrocknet

1 TL Balsamico-Essig

1 Prise Salz und Pfeffer

400 ml Bio-Tomatenpassata

Für den Belag:

Nach Belieben: frisches Gemüse (Tomaten, Zucchini, Aubergine, Champignons), Dosenmais, Grillgemüse

veganer Hefeschmelz (S. 51), optional

Zum Servieren:

veganer Parmesan (S. 48)

frischer Basilikum/Rucola

ZUBEREITUNG

Achtung: 45 Minuten Teigruhe einplanen.

Für den Teig:

1. Feuchte Zutaten: Die Hefe in eine Schüssel bröseln. Das Wasser, das Öl und den Zuckerrübensirup zufügen. Miteinander verrühren, bis die Hefe aufgelöst ist. Für ca. 5 Minuten stehen lassen.

2. Trockene Zutaten: Das Mehl mit dem Salz in eine Schüssel geben und verrühren. In die Mitte eine tiefe Mulde drücken.

3. Zusammenfügen: Die Hefe-Mischung in die Mulde gießen. Nach und nach das Mehl vom Rand mit der Flüssigkeit verkneten. Den Teig zuerst in der Schüssel formen. Anschließend für 5 Minuten auf einer bemehlten Arbeitsfläche kräftig durchkneten.

4. Teigruhe: Den Teig in eine Schüssel geben. Zugedeckt mit einem Tuch an einem warmen Ort für 45 Minuten gehen lassen. Das Teigvolumen sollte sich verdoppeln.

Für die Tomatensauce: Den Knoblauch fein schneiden und zusammen mit dem Oregano, Balsamico-Essig und Salz und Pfeffer unter die Passata rühren. Beiseite stellen.

Backofen auf 200 °C Ober- und Unterhitze vorheizen.

Für den Belag: Das Gemüse in feine Scheiben schneiden.

Zusammenfügen: Den Teig halbieren und separat auf einer gut bemehlten Arbeitsfläche ca. 0,5 cm dick ausrollen. Auf ein Backblech legen und mit Tomatensauce bestreichen. Gemüse darauf verteilen. Nach Wunsch den Hefeschmelz darüber geben – optional, schmeckt auch ohne.

Backen: Für ca. 15 Minuten backen.

Zum Servieren: Mit veganem Parmesan und frischem Basilikum oder Rucola anrichten.

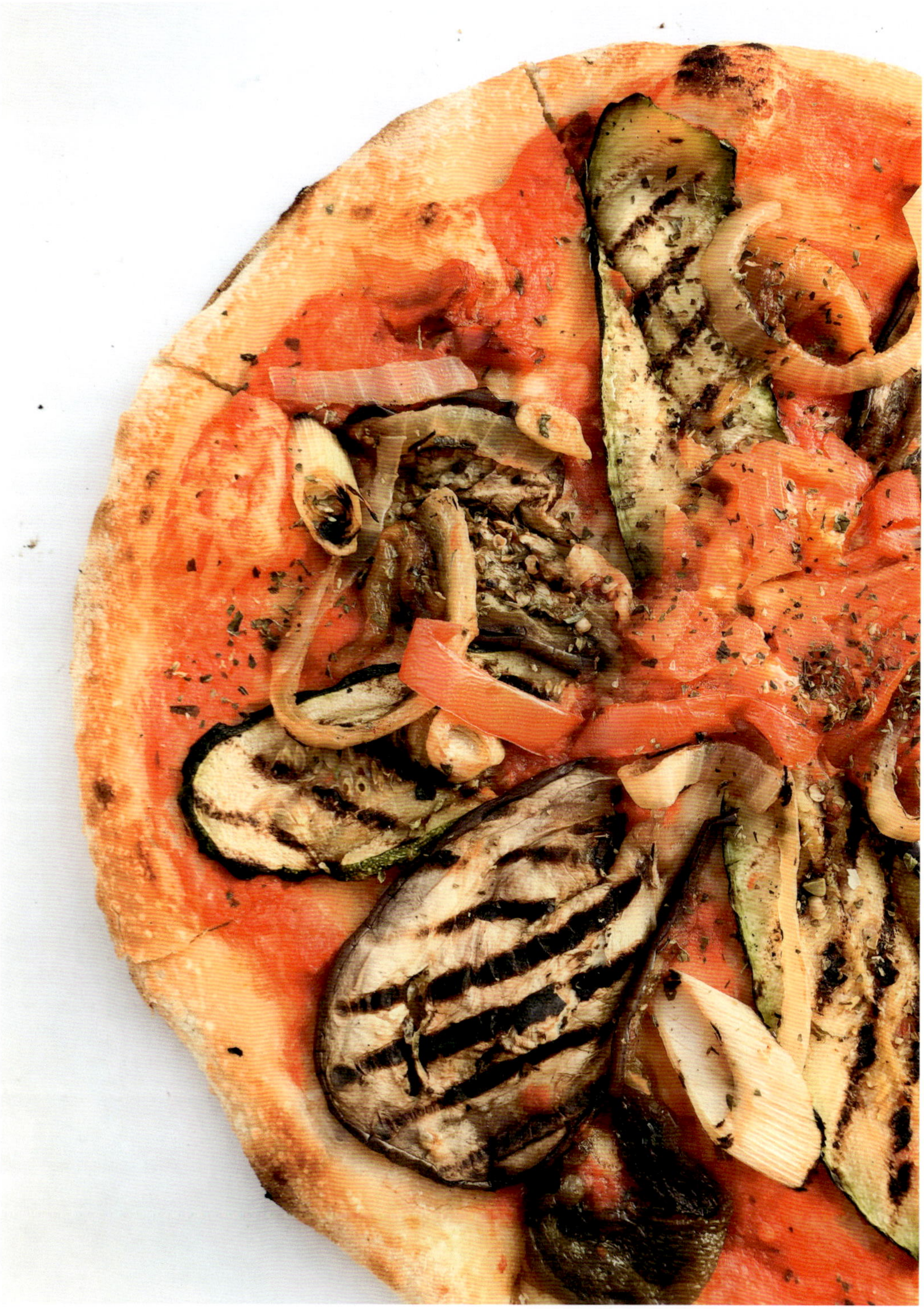

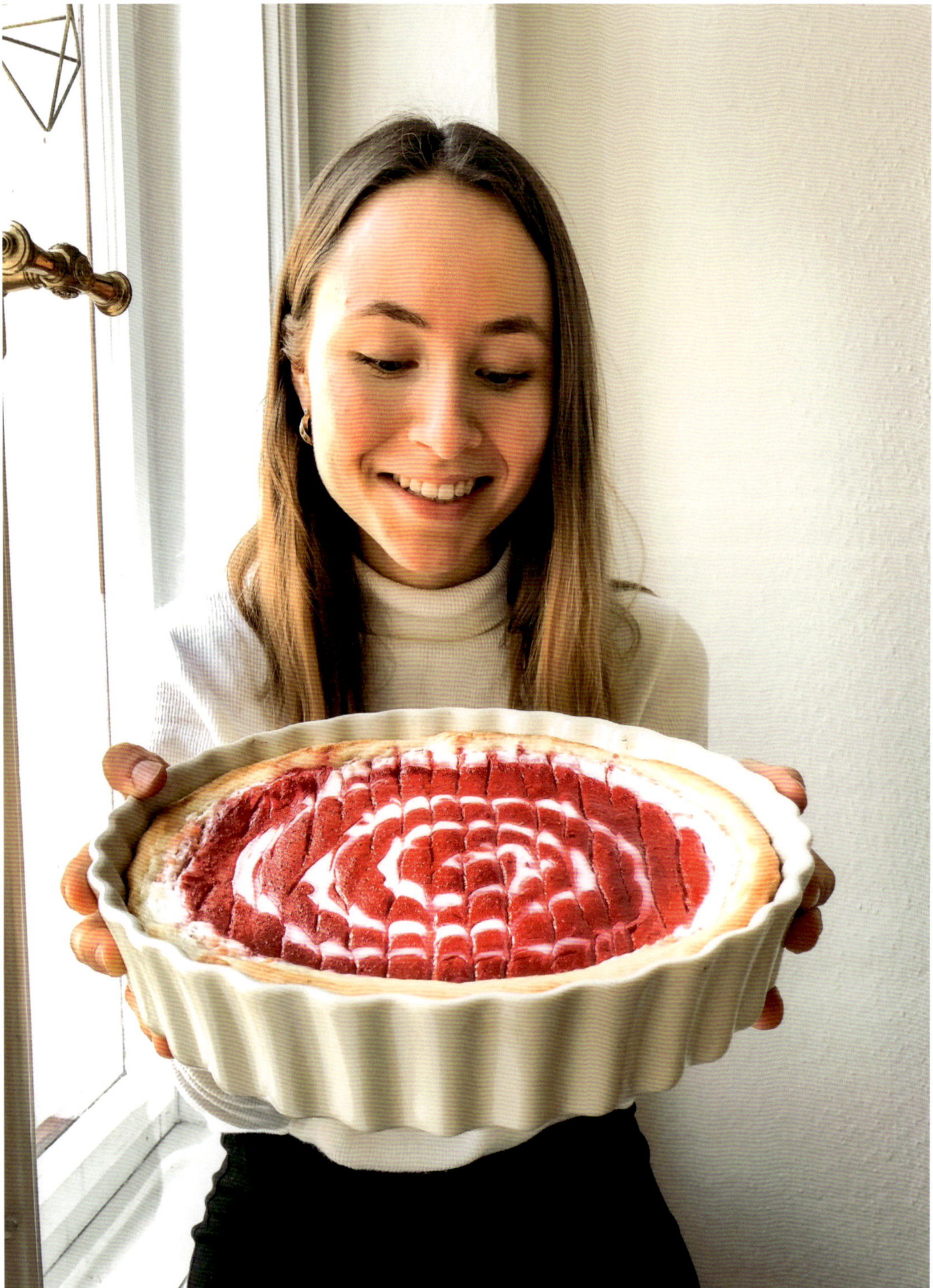

SOMMERLICHER HIRSE-HIMBEER-KUCHEN

Fruchtig-frisch und leicht für den Sommer. Angelehnt ist dieser Kuchen an den Belgischen Reisfladen. Dieser ist eine Art Milchreiskuchen mit einem fluffigen Hefeboden. Für eine Variante mit geringem CO_2-Ausstoß greife ich auf regionale Zutaten zurück. Deshalb habe ich anstatt der klassischen Milchreisfüllung in Haferdrink gekochte Hirse gewählt. In Kombination mit frisch gepflückten Himbeeren ist dies ein sommerliches Träumchen.

EMISSIONEN FÜR DIESES GERICHT:

vegan 990 g CO_2e
tierisch 2.776 g CO_2e mit Milchreis, Vollmilch, Butter und Joghurt

ZUTATEN

Für 1 Kuchenform, Ø 28 cm:

Hefe-Teig:

100 ml Haferdrink, lauwarm

20 g frische Hefe

25 g Rübenzucker

200 g Mehl, gerne Dinkel

40 g Margarine

1 Prise Salz

Füllung:

100 g Hirse

30 g Rübenzucker

400 ml Haferdrink

100 ml Wasser

1 Prise gemahlene Vanille

Himbeer-Mus:

150 g Himbeeren

1 Schuss Zitronensaft

Topping:

300 g Sojajoghurt

1 Päckchen Vanillezucker

Zitronenschale und Saft
1/2 Bio-Zitrone

50 g Himbeeren

ZUBEREITUNG

Achtung: 60 Minuten Teigruhe einplanen.

Für den Teig lauwarmen Haferdrink mit Hefe und

Zucker verrühren und 5 Minuten ruhen lassen. Zusammen mit den restlichen Teigzutaten zu einem homogenen Hefeteig kneten. Den Teig mit einem Tuch bedeckt an einem ruhigen, warmen Ort für ca. 1 Stunde gehen lassen.

Für die Füllung: Hirse, Zucker, Haferdrink, Wasser und Vanille in einen Topf geben und unter gelegentlichem Rühren für ca. 20 Minuten köcheln lassen, bis die Hirse gar und die Flüssigkeit aufgesaugt ist. Den Topf vom Herd nehmen und zugedeckt abkühlen lassen.

Für das Himbeer-Mus: 150 g Himbeeren mit einem Schuss Zitronensaft zu einem sämigen Mus pürieren.

Für das Topping: Sojajoghurt, Vanillezucker, Zitronensaft und Zitronenschale miteinander verrühren.

Zusammenfügen: Die Kuchenform mit etwas Margarine einfetten und mit dem Hefeteig auskleiden. Den Teig mit einer Gabel einstechen.

Ofen auf 180 °C Ober- und Unterhitze vorheizen.

Abgekühlte Hirse-Füllung mit der Hälfte des Toppings und den restlichen 50 g Himbeeren verrühren.
Die Hirsemischung auf dem Teig verstreichen. Danach restliches Topping gleichmäßig darauf verteilen.

Zum Schluss mit dem Himbeer-Mus verzieren.

Backen: Im Ofen für 20 Minuten backen. Ist der Hefeteig goldbraun, den Ofen ausschalten.

Kuchen für 10 Minuten im Ofen stehen lassen. Danach vollständig abkühlen lassen.

SAISONKALENDER

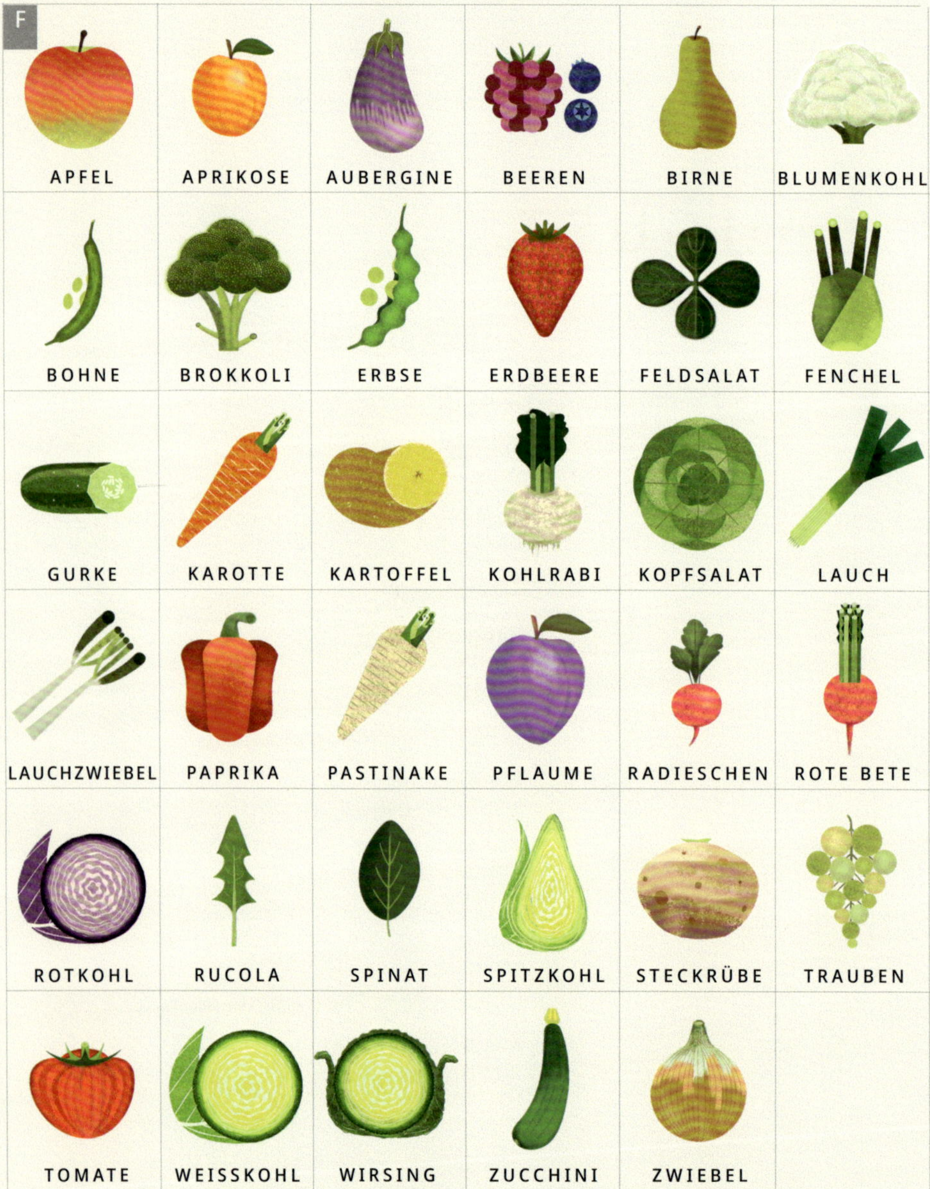

F – Freiland

AUGUST

Der August ist ein wahres Fest in der pflanzlich basierten Ernährung! Durch die Hochsaison von Gemüse und Salaten erhalten wir ein breitgefächertes Angebot.

Mediterrane Sorten wie Tomate oder Paprika lassen sich in vielerlei Gerichten kombinieren. Knackige Salate und frisches Blattgemüse erfrischen uns an heißen Sommertagen und liefern eine ordentliche Portion an Vitaminen.

Genauso farbenfroh präsentiert sich das Obstangebot. Hier kann nach Lust und Laune eingekocht werden. Ob Erdbeermarmelade, Pflaumenmus oder Beerengrütze – du wirst dich im Winter über den Sommer aus dem Glas sehr freuen.

HIRSESALAT MIT KICHERERBSEN

Wenn du nach einem einfachen und schnellen Salat suchst, wird dir dieser Hirsesalat gefallen. Mit dem Rezept möchte ich dir zeigen, wie simpel und lecker Hirse sein kann. Diese alte Getreidesorte besitzt zahlreiche wertvolle Inhaltsstoffe und kommt meiner Meinung nach viel zu selten in der alltäglichen Küche vor. Mit der Hirse in diesem frischen Salat bist du im Sommer immer gut versorgt. Ob zum Grillen oder als Meal-Prep-Variante für die Arbeit, Uni oder Schule.

EMISSIONEN FÜR DIESES GERICHT:

vegan 972 g CO_2e
tierisch 1.497 g CO_2e mit Feta statt Kichererbsen

ZUTATEN

Für 2-4 Portionen

Für die Hirse:

200 g Hirse

1 TL Gemüsebrühe

Für das Gemüse:

250 g gekochte Kichererbsen (entspricht 100 g getrockneten oder 1 Glas/Dose)

1/2 Gurke

250 g Tomaten

2 Lauchzwiebeln

1/2 Bund frische Petersilie

Für das Dressing:

2 EL Balsamico-Essig

2 EL Olivenöl

2 EL Zitronensaft

1 TL Paprikapulver (geräuchert, alternativ edelsüß)

1 TL Kreuzkümmel, gemahlen

Salz und Pfeffer

ZUBEREITUNG

Die Hirse in ein Sieb geben und mit warmen Wasser abspülen, bis das Wasser vollkommen klar ist.

Die Hirse in einen Topf geben und mit der doppelten Wassermenge zugedeckt zum Kochen bringen.

Die Gemüsebrühe zufügen und bei niedriger Hitze ca. 10 Minuten köcheln lassen. Anschließend zugedeckt auf dem ausgeschalteten Herd für 15 Minuten quellen lassen.

Die Hirse mit einer Gabel auflockern und abkühlen lassen.

Für das Gemüse: Die Kichererbsen durch ein Sieb abgießen, mit klarem Wasser abspülen und abtropfen lassen.

Die Gurke und Tomaten waschen und klein würfeln.

Die Lauchzwiebeln zusammen mit der Petersilie abbrausen, trockenschütteln und fein hacken.

Das geschnittene Gemüse mit den Kichererbsen in eine große Salatschüssel geben.

Für das Dressing: Alle Zutaten in einem kleinen Schälchen miteinander verrühren.

Zusammenfügen: Die Hirse in die große Salatschüssel füllen. Das Dressing über den Salat geben und alles vermengen.

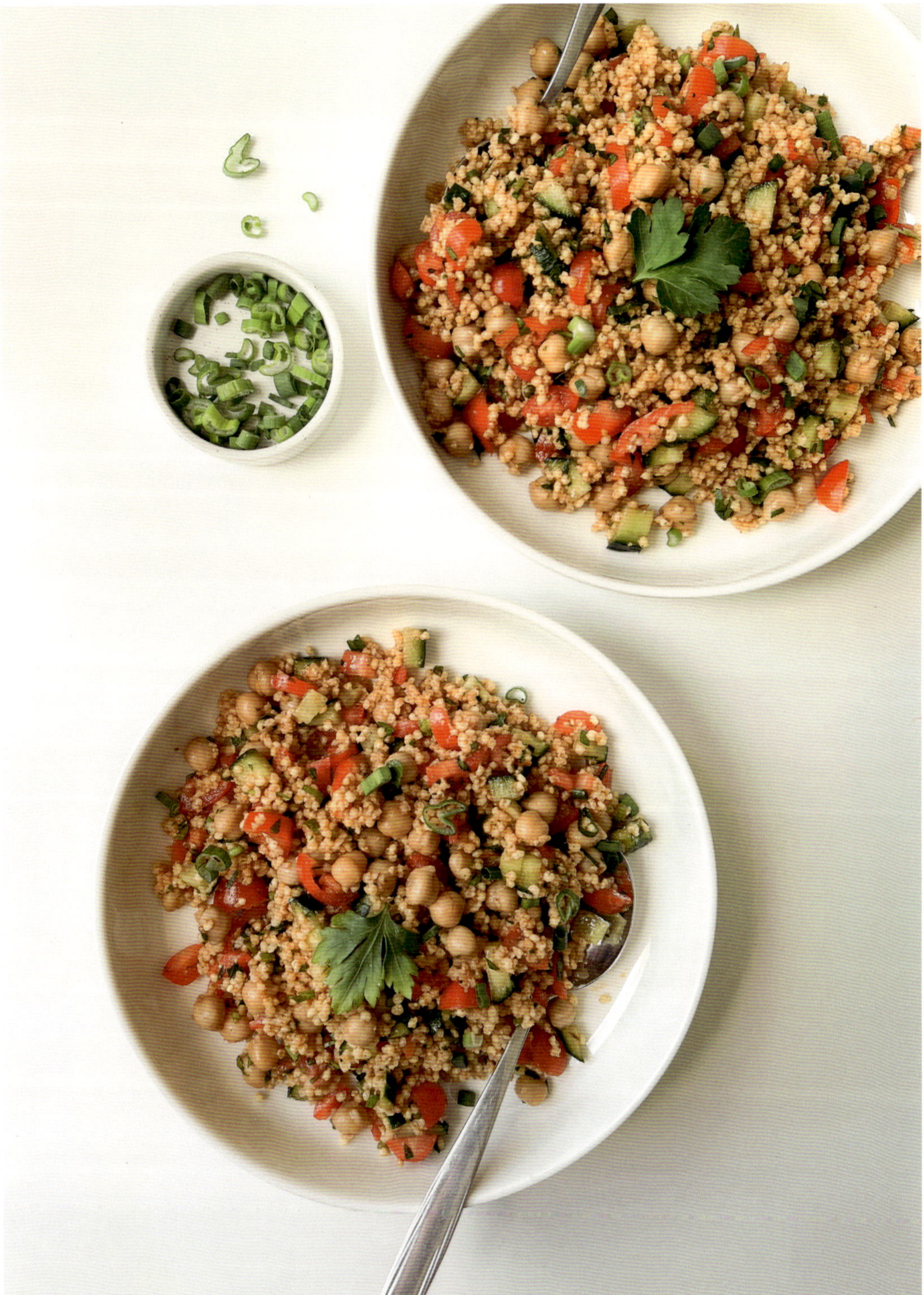

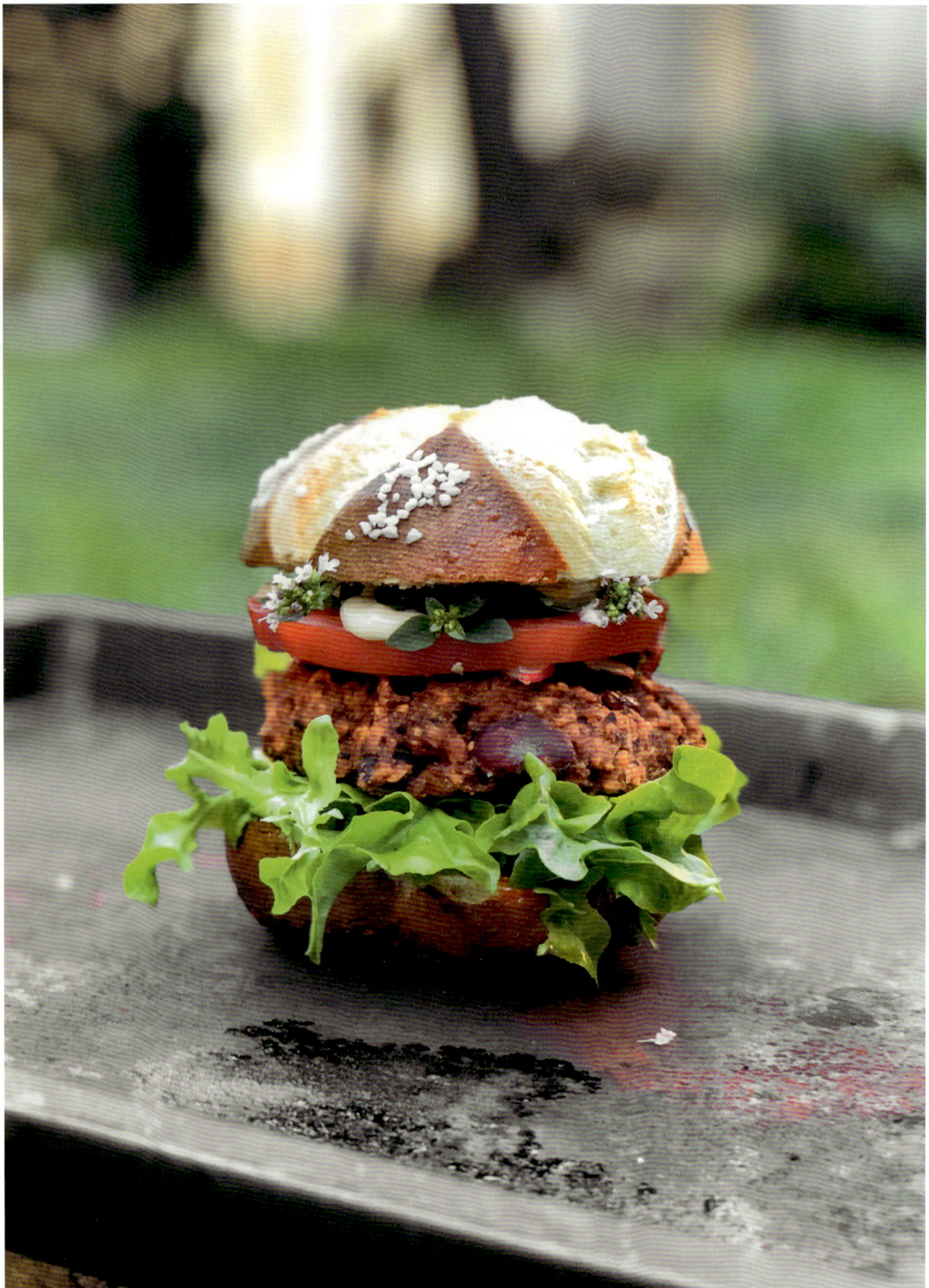

KIDNEYBOHNEN-BURGER

Sommer ist Burger-Saison!!! Mittlerweile findet man in den Supermärkten eine Vielzahl an veganen Burger-Patties, welche als Fleischalternative ganz akzeptabel sind. Doch die Zutatenliste ist elend lang und der Preis meistens exorbitant teuer. Deshalb habe ich hier eine selbstgemachte Burger-Kreation für dich. Sie ist um einiges gesünder und dennoch herzhaft-würzig. Serviert wird der Burger in einem frischen Brötchen, mit Tomatenscheiben, Gewürzgurke und einer guten Burgersauce oder Ketchup.

EMISSIONEN FÜR DIESES GERICHT:

vegan 1.083 g CO_2e
tierisch 2.780 g CO_2e mit Rinderhack und Ei

ZUTATEN

Für 4 Burger

Für die Patties:

4 EL Rapsöl zum Braten

1 Zwiebel, fein gewürfelt

1 Knoblauchzehe, klein gehackt

3 EL gemahlene Leinsamen

1 TL Thymian, Majoran, Paprika

250 g gekochte Kidneybohnen (entspricht 100 g getrockneten oder 1 Glas/Dose)

5 EL zarte Haferflocken

2 EL Sonnenblumenkerne

1/2 Bund Petersilie

1 EL Senf

Salz und Pfeffer, optional
1 TL Rauchsalz

Zum Anrichten:

4 Brötchen

Ketchup/Burgersauce

Salatblätter

2 Gewürzgurken, in Scheiben geschnitten

2 Tomaten, in Scheiben

ZUBEREITUNG

Für die Patties: 2 EL von dem Öl in einer Pfanne erhitzen und bei mittlerer Hitze die gewürfelte Zwiebel mit dem Knoblauch glasig anbraten.

In der Zwischenzeit die gemahlenen Leinsamen mit 8 EL Wasser verrühren und quellen lassen.

Nun Gewürze (Thymian, Majoran, Paprika) zu den Zwiebeln in die Pfanne geben. Kurz mit erhitzen. Die Kidneybohnen zugeben und ebenfalls kurz mit erhitzen. Vom Herd nehmen und in eine Schüssel geben.

Haferflocken, Sonnenblumenkerne, Leinsamen, Petersilie und Senf der Schüssel zufügen. Alle Zutaten mittels einer Gabel zu einem formbaren Teig verarbeiten. Mit Salz und Pfeffer abschmecken. Eine halbe Stunde zugedeckt ziehen lassen.

Zum Braten: 4 Patties formen und in einer Pfanne mit 2 EL Öl anbraten. Für ca. 8 Minuten in der Pfanne brutzeln lassen, bis beide Seiten knusprig braun sind.

Für die Grill-Variante: Die Patties vorher kurz scharf anbraten, damit sie etwas stabiler werden und auf dem Grill nicht zerfallen.

Zum Anrichten: Die Brötchen aufschneiden und die Innenseiten in der Pfanne oder auf dem Grill etwas anrösten. Danach jeweils mit Ketchup/Burgersauce, einem Salatblatt, einem Burger-Patty, Gewürzgurken und Tomatenscheiben belegen.

PASTA AL POMODORO

Da werden Kindheitserinnerungen wach: Statt Pasta al Pomodoro hieß es früher aber ganz simpel Nudeln mit Tomatensauce. Wie auch immer wir das Gericht nennen, lecker ist es gestern wie heute. Und das Schöne ist, es kann mit wenigen Komponenten ganz einfach selbst gemacht werden. Der vegane Parmesan ist eine würzige Gegenkomponente zu den fruchtig-süßen Tomaten, weshalb ich dir empfehle, das Gericht unbedingt mit ihm zu probieren.

EMISSIONEN FÜR DIESES GERICHT:

vegan 1.091 g CO_2e
tierisch 1.855 g CO_2e mit Parmesan

ZUTATEN

Für 2-3 Portionen

Für die Sauce:

1 kleine Zwiebel

2 Zehen Knoblauch

2 EL Olivenöl

1 Prise Chiliflocken

500g Cherry-Tomaten

2 Zweige Thymian

1/2 Bund Basilikum

2 TL Balsamico-Essig

1 TL Zucker

1 Prise Salz und Pfeffer

Für die Pasta:

250 g Spaghetti

2 TL Salz

Zum Servieren:

veganer Parmesan (S. 48)

Basilikumblätter

ZUBEREITUNG

Für die Sauce: Die Zwiebel schälen und fein würfeln. Den Knoblauch schälen und in feine Scheiben schneiden.

Das Olivenöl in einer Pfanne erhitzen. Knoblauch, Zwiebeln und Chiliflocken darin anbraten, bis Knoblauch und Zwiebel am Rand goldbraun werden.

Währenddessen die Tomaten waschen und vierteln. Den Thymian und 2/3 des Basilikums kleinhacken.

Die Kräuter samt den Tomaten in die Pfanne zu dem Knoblauch geben. Für 5 Minuten anschwitzen, bis die Tomaten zerfallen sind.

Mit Balsamico-Essig ablöschen und mit Zucker, Salz und Pfeffer würzen. Bei geringer Hitze weitere 5–10 Minuten köcheln lassen. Dabei ab und zu umrühren.

Für die Pasta: 1 Liter Wasser aufkochen und reichlich salzen. Die Spaghetti ins Kochwasser geben und nach Packungsanweisung kochen. Während des Kochens 200 ml Pastawasser entnehmen und beiseite stellen.

Zusammenfügen: Die fertige Pasta noch tropfnass in die Sauce fallen lassen. Vorsichtig durchheben, bis alle Nudeln mit Sauce überzogen sind. Bei Bedarf mit dem aufgefangenen Pastawasser verdünnen, falls die Sauce noch zu dickflüssig ist.

Zum Servieren: Mit dem restlichen Basilikum und veganen Parmesan bestreuen und servieren.

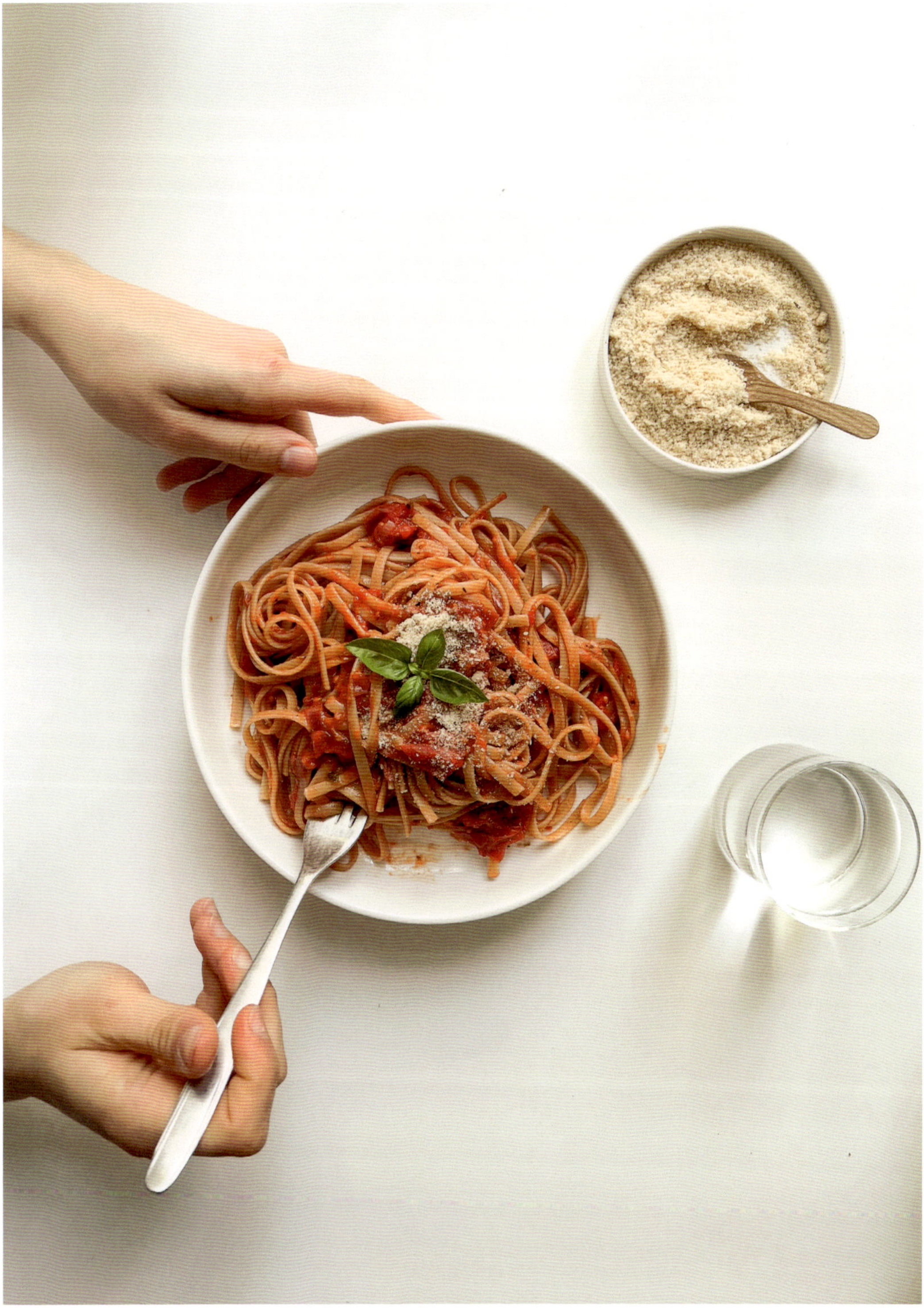

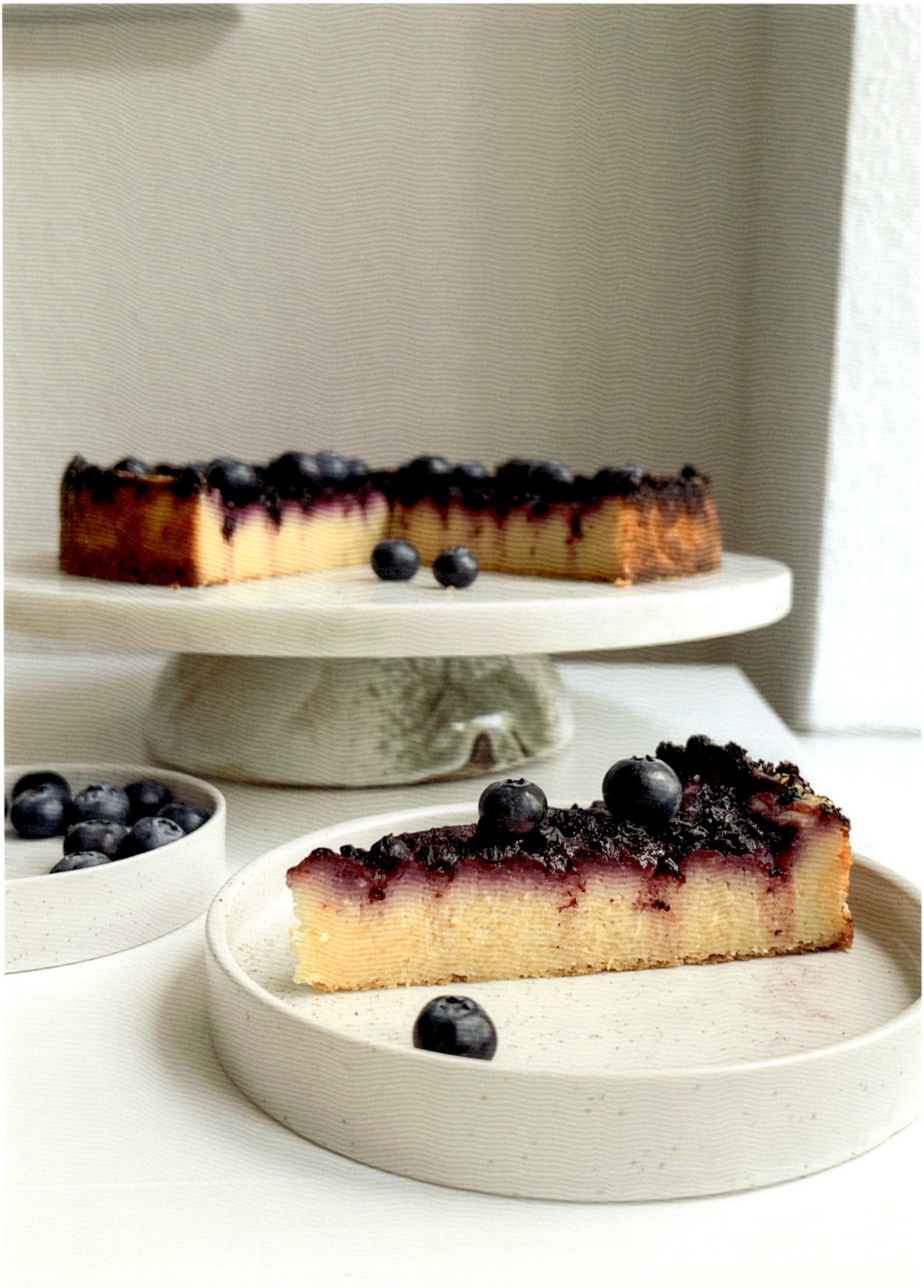

SCHNELLER KÄSEKUCHEN

Der Lieblingskuchen aus meiner Kindheit ist ein klassischer Käsekuchen ohne Boden. Ich liebte die kompakte Masse und das Magerquark-Feeling, welches am Ende die Kuchenkonsistenz ausmachte. Bei dem Kuchenbasar meiner Schule war das immer der Kuchen, der zuerst ausverkauft war. Deshalb musste für mich schleunigst eine vegane Alternative her! Und diese habe ich eines Nachmittags in spontaner Experimentierlaune entdeckt. Ich hoffe, damit deine Käsekuchen-Gelüste genauso stillen zu können wie meine! Getoppt mit regionalen Beeren, ist das ein erfrischender Sommerkuchen.

EMISSIONEN FÜR DIESES GERICHT:

vegan 1.676 g CO_2e
tierisch 5.893 g CO_2e mit Butter, Qurak und Ei

ZUTATEN

Für 1 Springform (Ø 26 cm)

Für die Form:

etwas Margarine

2 EL Grieß

Für den Teig:

1 Bio-Zitrone (Abrieb und 2 EL Saft)

1 kg Vanille-Sojajoghurt

100 g Rübenzucker

70 g Margarine, flüssig

60 g Grieß

2 Päckchen Vanillepuddingpulver

Für das Topping:

250 g frische Beeren, am besten selbst gepflückt

ZUBEREITUNG

Vorbereitungen: Die Margarine in einem Topf bei mittlerer Hitze zum Schmelzen bringen. Anschließend abkühlen lassen.

Ofen auf 180 °C Ober- und Unterhitze vorheizen.

Die Springform mit etwas Margarine einfetten und mit dem Grieß ausstreuen.

Für den Teig: Die Zitrone waschen und trocknen. Mit einer Reibe die Schale fein abreiben. Anschließend den Saft auspressen.

In eine Schüssel Vanille-Sojajoghurt, Zucker, Margarine und Zitronensaft und -schale geben und miteinander verrühren. Anschließend den Grieß und das Puddingpulver einstreuen und mit einem Schneebesen einrühren.

Den Teig in die Springform füllen.

Für das Topping: Die Beeren waschen und auf dem Teig verteilen.

Backen: Für ca. 40 Minuten backen. Ist der Kuchen nicht mehr flüssig in der Mitte, Ofen ausschalten und im offenen Ofen auskühlen lassen. Am besten über Nacht in den Kühlschrank stellen und am nächsten Sommertag gekühlt genießen.

HINWEIS

Hast du keine frischen Beeren zur Hand, können diese problemlos weggelassen werden. Alternativ kannst du auf TK-Beeren zurückgreifen. Habe hier im Hinterkopf, dass diese höhere CO_2-Emissionen mit sich bringen.

SAISONKALENDER

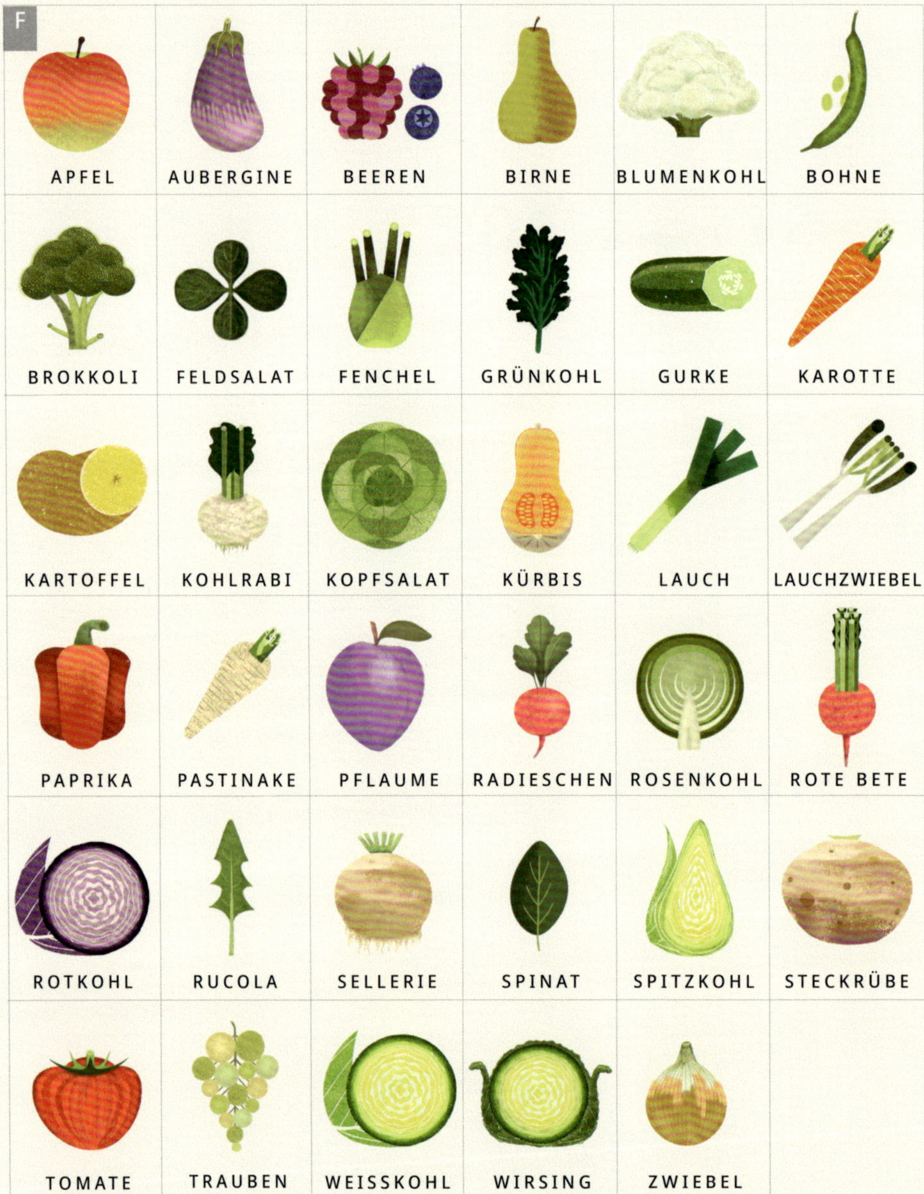

F – Freiland

SEPTEMBER

Im September können wir zum letzten Mal sommerliche Gerichte genießen. Zugleich können wir es uns an den ersten kalten Tagen mit wärmenden Eintöpfen gemütlich machen.

Die Tage werden langsam kürzer und in der Küche bricht die Zeit der Knollen, Wurzeln und Kürbisse an. Mit der Roten Bete lassen sich bunte Salate und sogar ausgefallene Brotkreationen erstellen.

Und nicht zu vergessen die leckeren Obstssorten: Der Apfel und die Birne stehen im Saisonkalender ganz oben. Aber auch die Trauben und die Pflaumen werden langsam reif. Das schreit doch förmlich nach einem warmen Obst-Crumble oder einem saftigen Streuselkuchen.

ROTE-BETE-BROT

Diese farbenfrohe Brot-Kreation liebe ich so sehr und hoffe, dich mit dieser Liebe anstecken zu können. Die gekochte Rote Bete in dem Brot sorgt für einen Hauch von Süße, der in perfekten Kontrast zu dem Crunch der aromatischen Walnüsse steht. Egal ob pur oder mit einem pflanzlichen Meerrettich-Quark als Aufstrich – das Brot schmeckt fantastisch!

EMISSIONEN FÜR DIESES GERICHT:

vegan 1.006 g CO_2e

ZUTATEN

Für 1 Brot (Kastenform 30 cm)

Für den Teig:

1. Feuchte Zutaten

350 ml Rote-Bete-Saft, lauwarm

1 EL Zuckerrübensirup

1/2 Würfel frische Hefe (alternativ 1 Päckchen Trockenhefe)

2. Trockene Zutaten

500 g Mehl Typ 1050

1 TL Salz

1 TL Koriander, gemahlen

2 TL Brotgewürz (alternativ Mix aus Anis, Kümmel, Nelken, Zimt)

3. Grobe Zutaten

300 g gekochte Rote Bete

50 g Walnüsse

Zusammenfügen:

2 EL Rapsöl

Für die Form:

1 EL Rapsöl

ZUBEREITUNG

Achtung: 90 Minuten Teigruhe einplanen.

Für den Teig:

1. Feuchte Zutaten: Den Rote-Bete-Saft mit dem Zuckerrübensirup in ein Glas geben. Dazu die Hefe hineinbröseln. Alles gut verrühren, bis die Hefe aufgelöst ist. Für 15 Minuten stehen lassen.

2. Trockene Zutaten: In einer Rührschüssel Mehl, Salz und Gewürze vermengen. In die Mitte eine tiefe Mulde drücken.

3. Grobe Zutaten: Die Rote Bete in 1 cm große Würfel schneiden, die Walnüsse grob haken.

Zusammenfügen: Die Hefemischung in die Mulde gießen und 2 EL Rapsöl hinzufügen. Nach und nach das Mehl vom Rand mit der Flüssigkeit verkneten. Die groben Zutaten zugeben, alles gut miteinander verkneten und bei Bedarf etwas Mehl oder Wasser zugeben.

Teigruhe: Den Teig mit etwas Mehl bestreut und zugedeckt an einem warmen, ruhigen Ort für 90 Minuten gehen lassen, bis sich seine Größe verdoppelt hat.

Den Backofen auf 180 °C Ober- und Unterhitze vorheizen.

Für die Form: Eine Kastenform mit etwas Öl einfetten.

Backen: Den leicht klebrigen Teig mit feuchten Händen aus der Schüssel heben, in die Backform legen und in den Ofen schieben. Nach 10 Minuten Backzeit mit einem Messer die Kruste längs einschneiden. Für weitere 20 Minuten backen. Die Form mit Ofenhandschuhen heraus nehmen und das Brot hinaus stürzen. Ohne Form für weitere 10 Minuten backen. Dein Brot ist fertig, wenn es beim Draufklopfen auf die Unterseite hohl klingt.

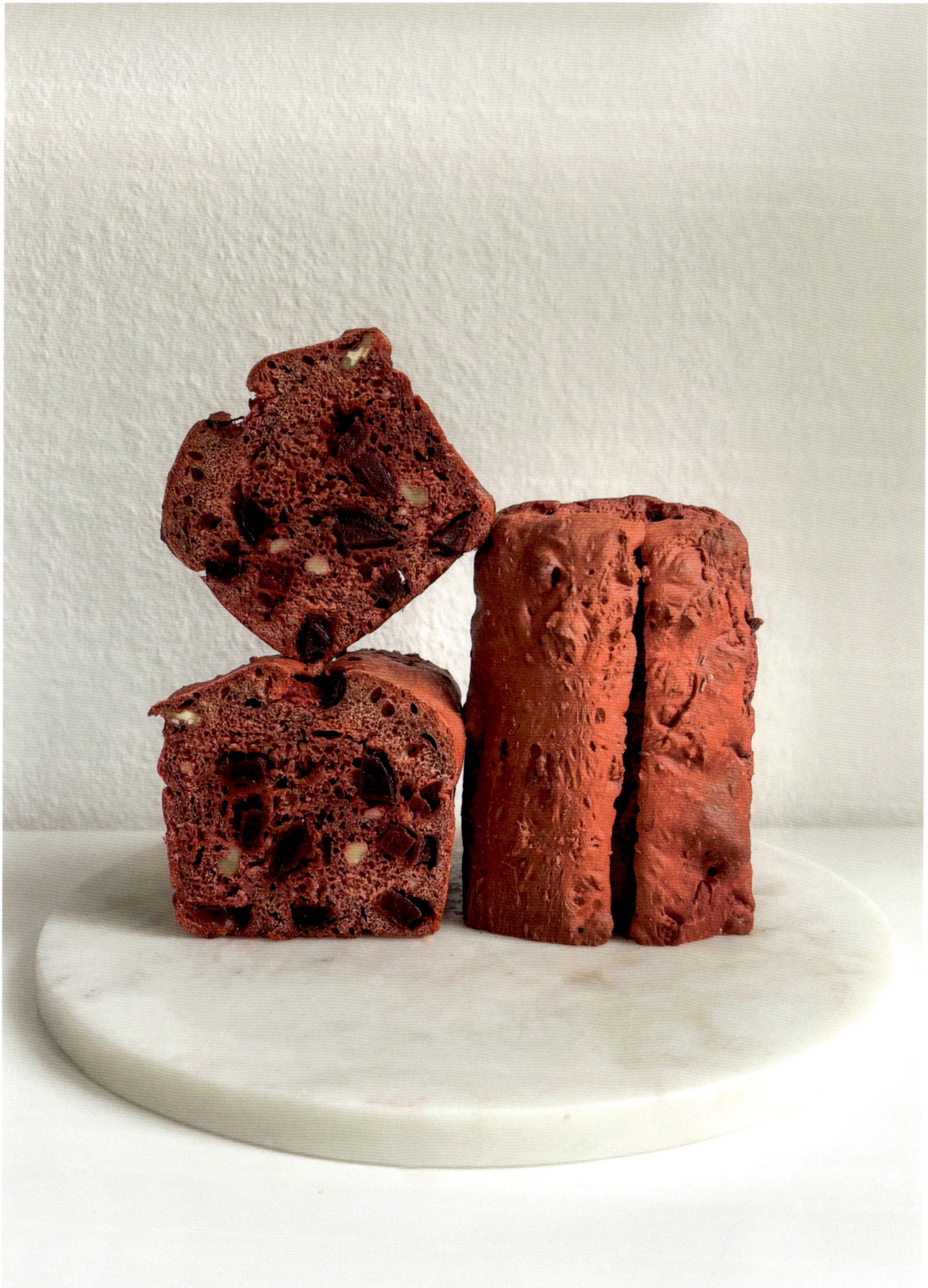

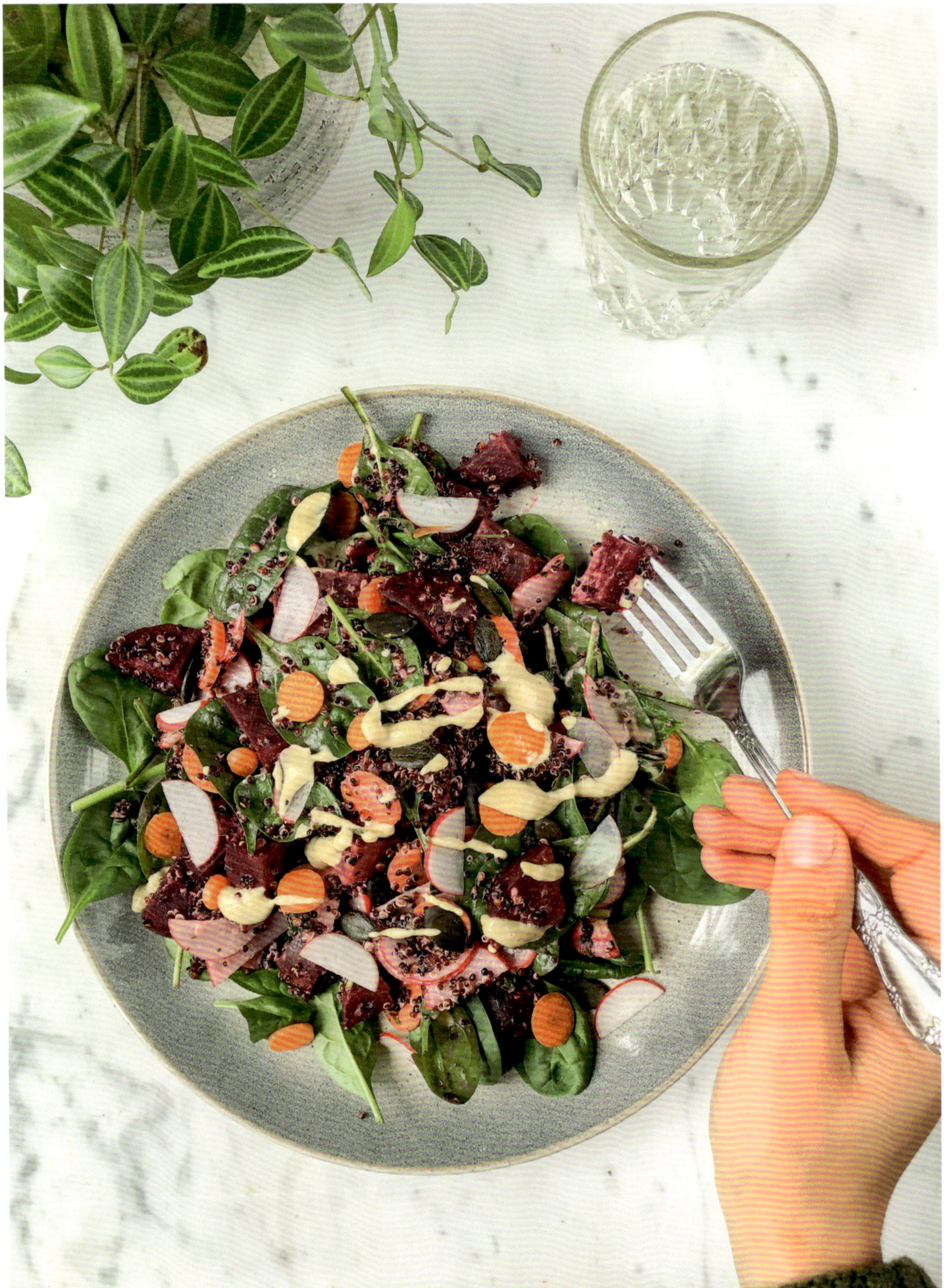

QUINOA-SALAT MIT ROTER BETE

Die Kombination verschiedener Superfoods macht aus dem Salat ein richtiges Kraftpaket. Dank der Quinoa ist der Salat vollgepackt mit Proteinen und allen essenziellen Aminosäuren. Wichtige Mineralstoffe wie Zink, Eisen und Magnesium liefern uns zudem die Kürbiskerne, der Spinat und die Rote Bete. In der kalten Jahreszeit ist so eine Power Bowl für uns optimal, um fit zu bleiben. Achte beim Einkauf darauf, Quinoa aus europäischem Anbau zu kaufen, um den CO_2-Ausstoß so gering wie möglich zu halten.

EMISSIONEN FÜR DIESES GERICHT:

vegan 428 g CO_2e
tierisch 641 g CO_2e mit Ziegenfrischkäse

ZUTATEN

Für 2-3 Portionen

100 g Quinoa, möglichst regional

Für das Gemüse:

500 g Rote Bete

1/2 Bund Radieschen

2 mittlere Karotten

3 Handvoll Babyspinat

1/3 Bund Petersilie, gehackt

Für das Dressing:

2 EL Tahini

2 EL Senf, mittelscharf

2 EL Sojasauce

2 EL Zitronensaft

Salz und Pfeffer

Zum Servieren:

Saatenmix (S. 44)

veganer Parmesan (S. 48)

ZUBEREITUNG

Die Quinoa in einem Küchensieb abspülen und in einen Topf mit 200 ml Wasser zum Kochen bringen. Sobald ein Großteil der Flüssigkeit absorbiert wurde und die Quinoa leicht und luftig ist (nach ca. 15 Minuten), Topf vom Herd nehmen und Quinoa mit einer Gabel auflockern. Den Topf zugedeckt für 5 Minuten stehen lassen. Danach in eine Salatschüssel geben.

Für das Gemüse: Rote Bete waschen und in kleine Stücke schneiden. Anschließend für ca. 20 Minuten dampfgaren oder kochen, bis sie gar, aber noch bissfest ist.

Währenddessen Radieschen und Karotten in dünne Scheiben schneiden und zur Quinoa in die Salatschüssel geben.

Für das Dressing: Alle Zutaten in einer kleinen Schale verrrühren.

Zusammenfügen: Das Dressing über das Gemüse geben. Babyspinat, gehackte Petersilie und Rote Bete hinzufügen.

Zum Servieren: Auf Teller verteilen und mit dem Saatenmix und/oder veganem Parmesan toppen.

Den Salat noch leicht lauwarm genießen.

HINWEIS

Muss es mal schnell gehen, dann kannst du auf die gekochte Rote Bete zurückgreifen. Habe hierbei im Hinterkopf, dass diese mehr Treibhausgasemissionen mit sich bringt.

KAROTTEN-MANGOLD-CURRY

Die Inspiration für dieses goldige Gericht war ein Indisches Dal, welches mich mit seiner Vielzahl an Gewürzen völlig verzaubert hat. Geschmacklich kommt dieses Curry dem Indischen Dal sehr nahe, doch in den Zutaten sind die Unterschiede zu finden. Denn in meinem Rezept wurden Produkte wie Kokosmilch und Kokosöl aufgrund des langen Transportweges durch regionale Hafer-/Sojasahne und Rapsöl ersetzt. Somit will ich dir zeigen, dass ein veganes Curry auch ohne Kokosmilch wunderbar cremig und lecker schmecken kann. Probiere es aus und überzeuge dich selbst!

EMISSIONEN FÜR DIESES GERICHT:

vegan 1.646 g CO_2e
exotisch 2.116 g CO_2e mit Kokosöl und Kokosmilch

ZUTATEN

Für 4 Portionen

Für das Curry:

5 mittelgroße Karotten (400 g)

300 g Mangold

2 Knoblauchzehen

1 Stück Ingwer (2 cm breit)

1 Zwiebel

3 EL Rapsöl

1 TL Kreuzkümmelsamen

1 TL Koriandersamen

2 TL Senfsamen

1 TL Kurkuma, gemahlen

1 TL Zimt, gemahlen

200 g rote Linsen, gewaschen

700 ml Gemüsebrühe

400 ml Hafer-/Sojasahne

Saft einer Zitrone

Salz und Pfeffer

Zum Servieren:

250 g Naturreis, gekocht

Sojajoghurt, ungesüßt

ZUBEREITUNG

Für das Gemüse: Karotten waschen und mit einer Reibe grob raspeln. Den Mangold waschen. Die Stiele in ca. 1 cm breite Stücke schneiden und mit den Karotten in einer Schüssel beiseite stellen. Mangold-Blätter grob hacken und separat beiseite stellen.

Knoblauch, Ingwer und Zwiebeln schälen und fein hacken.

Braten: In einem großen Topf 1 EL von dem Öl erhitzen und Knoblauch, Ingwer und Zwiebeln zugeben. Unter Rühren bei mittlerer Hitze für 5 Minuten andünsten, bis alles weich ist.

Würzen: Währenddessen Kreuzkümmelsamen, Koriandersamen und Senfsamen im Mörser grob zerstoßen. (Anstelle eines Mörsers kann auch ein kleines Schälchen und das runde Stielende eines Kochlöffels verwendet werden.) Zusammen mit den anderen Gewürzen in den Topf geben und kurz anrösten. Karotten und Mangold mit 1 EL Öl zugeben und kurz mit anschwitzen.

Kochen: Mit Linsen, Gemüsebrühe und Hafer-/Sojasahne ablöschen. Zum Köcheln bringen und bei mittlerer Hitze für 15 Minuten köcheln lassen.

Zum Fertigstellen: Das Curry vom Herd nehmen. Die Mangold-Blätter mit dem Saft einer Zitrone unterrühren. Mit Salz und Pfeffer abschmecken.

Zum Servieren: Das Curry mit Naturreis und einem Klecks Sojajoghurt servieren.

HINWEIS

Statt Mangold kann frischer Blattspinat verwendet werden.

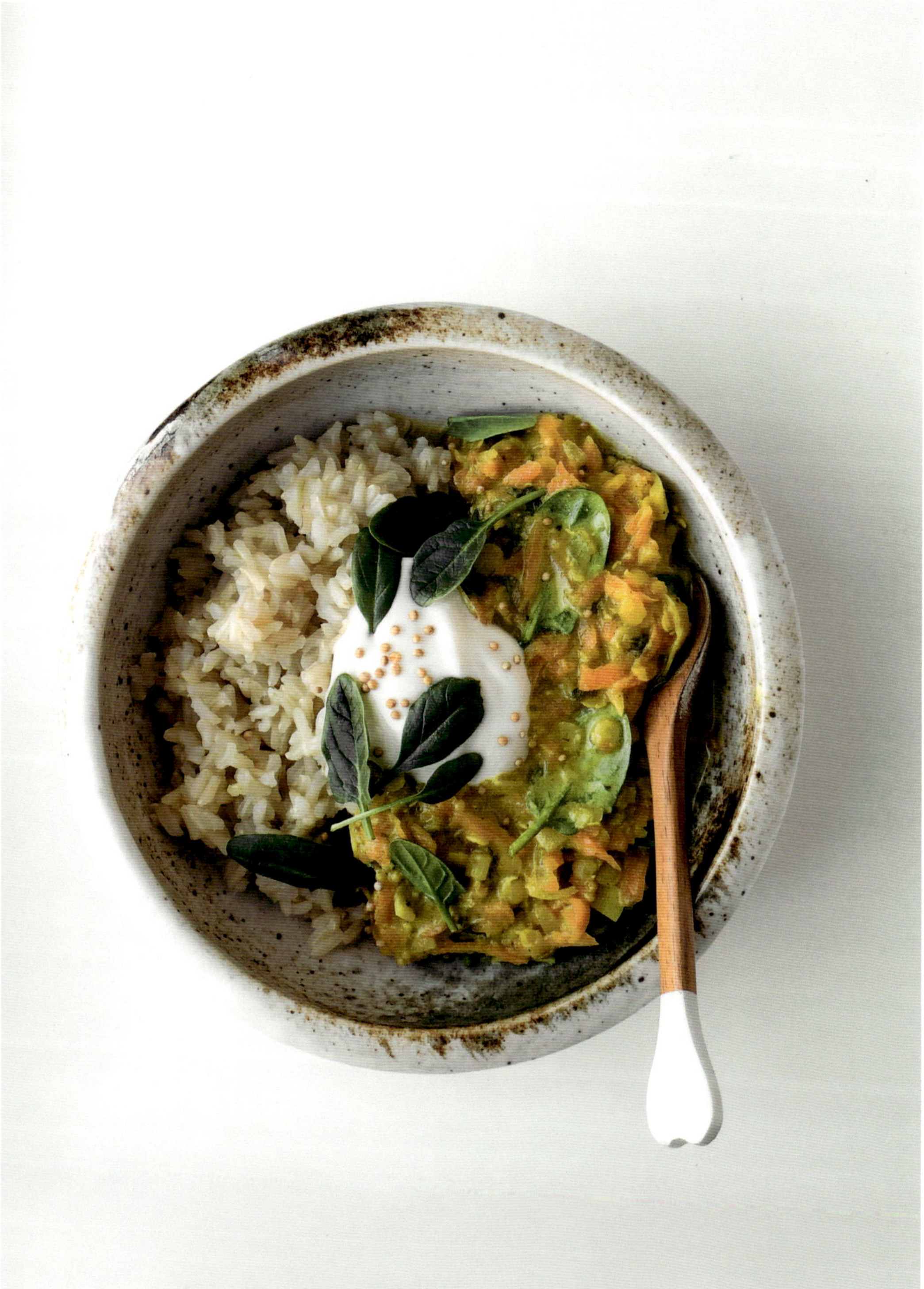

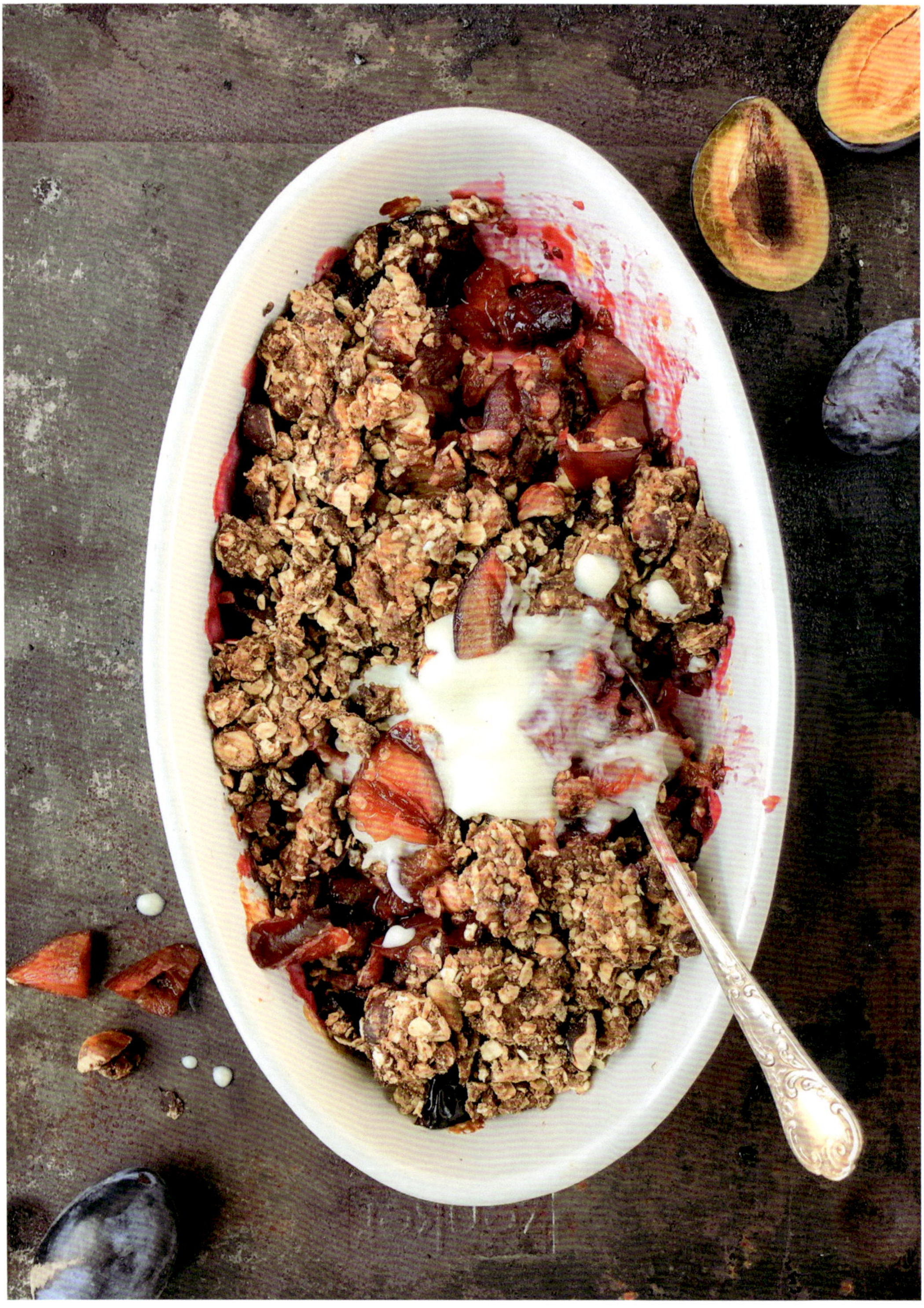

PFLAUMEN-CRUMBLE

Crumbles sind wahre Seelenwärmer! Wenn so ein Crumble im Ofen vor sich hin backt, strömt ein Geruch von Glückseligkeit in die Küche. Wenn ich ihn dann goldbraun aus dem Ofen herausholen, läuft mir schon bei dem Anblick das Wasser im Mund zusammen. Neben dem einzigartigen Geschmack überzeugt er mit gesunden Zutaten und einem herrlichen Crunch. Dieser Crumble ist schnell zubereitet und eignet sich perfekt für einen spontanen Besuch von den Liebsten oder nachmittags auf der Couch mit kalten Füßen.

EMISSIONEN FÜR DIESES GERICHT:

vegan 471 g CO_2e
tierisch 1.280 g CO_2e mit Butter

ZUTATEN

Für 2-3 Portionen,
1 Auflaufform 20 x 25 cm

Für die Auflaufform:

etwas Margarine

Für die Füllung:

400 g Pflaumen/Zwetschgen

Crumble – trockene Zutaten:

50 g Weizenmehl Typ 1050

50 g Haferflocken

50 g Haselnüsse, gemahlen

1 TL Zimt

1 Prise Nelken, optional

1 Prise Salz

Crumble – feuchte Zutaten:

50 g Margarine

2 EL Zuckerrübensirup

Zum Servieren:

Sojajoghurt oder veganes Vanilleeis

ZUBEREITUNG

Vorbereitungen: Den Backofen auf 180 °C Ober- und Unterhitze vorheizen. Die Auflaufform mit etwas Margarine einfetten.

Für die Füllung: Die Pflaumen waschen, entsteinen und in grobe Stücke schneiden. Die Pflaumenstücke in die gefettete Auflaufform hineingeben.

Für den Crumble: Alle trockenen Zutaten in einer Schüssel vermischen. Anschließend Margarine und Zuckerrübensirup zufügen und mit den Händen zu Streuseln verarbeiten. Die Masse über die Pflaumenstücke verteilen.

Backen: Im Backofen für ca. 20 Minuten goldbraun backen.

Zum Servieren: Mit etwas Sojajoghurt oder veganem Vanilleeis servieren.

HINWEIS

Je nach Saison kannst du mit den Obst- und Nusssorten variieren und verschiedene Gewürze verwenden:
Winter: Apfel mit Zimt
Frühling: Rhabarber mit Vanille
Sommer: Beeren mit Mandeln und Vanille; Kirschen mit Schokostreuseln; Aprikosen mit Mandeln und frisch gehacktem Rosmarin
Herbst: Apfel mit Zimt; Birne mit Walnüssen, Zimt und Kardamom

SAISONKALENDER

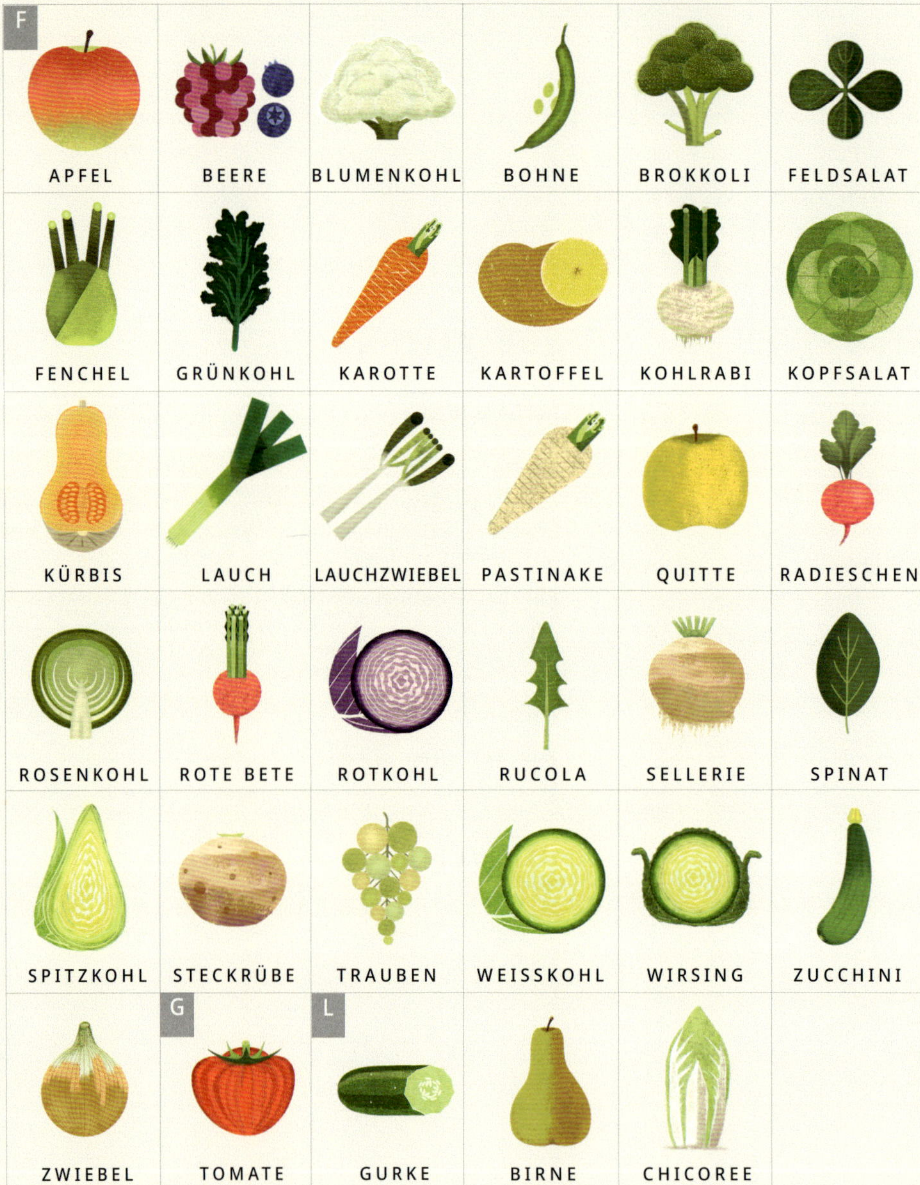

F – Freiland G – unbeheiztes Gewächshaus L – Lagerware

OKTOBER

Im goldenen Oktober klopft der Herbst an die Tür und endlich heißt es: Kürbiszeit. Herrliche Suppen, delikate Lasagnen und sogar leckere Marmeladen lassen sich damit kreieren.

Zudem hat der Kohl seine Hochsaison, weshalb Liebhaber*innen jeder Sorte auf ihre Kosten kommen.

Bevor die Winterpause beginnt, sollten wir die Gelegenheit nutzen, um die Vielfalt der Produkte aus regionalem Freilandanbau zu genießen. Also ran an die knackigen Salate, die saftigen Äpfel und vor allem an die letzten Beeren!

KÜRBISSUPPE MIT SALBEI-CROÛTONS

Der Winter rückt näher und die Temperaturen sinken immer weiter. Das bedeutet, man sehnt sich nach wärmenden Wohlfühlgerichten. Eine große Schüssel Kürbissuppe ist da genau das Richtige. In unserer Familie ist diese goldige Cremigkeit ein absolutes Lieblingsrezept. Die Salbei-Croûtons sind immer heiß begehrt, so dass man sich beeilen muss, um genug davon zu bekommen. Aus diesem Grund empfehle ich, eine große Portion von Suppe und Croûtons zu machen. Die Suppe schmeckt am nächsten Tag meist noch besser und lässt sich gut einfrieren. Restliche Croûtons können luftdicht verschlossen aufbewahrt werden und eignen sich gut als Salat-Toppings.

EMISSIONEN FÜR DIESES GERICHT:

vegan 1.199 g CO_2e
tierisch 1.971 g CO_2e mit Butter und Sahne

ZUTATEN

Für 2-3 Portionen

Für das Gemüse:

1 kleiner Hokkaido-Kürbis (500 g, entkernt)

1 Karotte

1 Zwiebel

1 Apfel

Zum Kochen:

1 Prise Salz

2 EL Rapsöl

1 EL Rübenzucker/ Zuckerrübensirup

500 ml Gemüsebrühe

Würzen:

1 EL Dijon-Senf

Salz und Pfeffer

Für die Croûtons

4-5 Scheiben dunkles Brot

2 EL Olivenöl

3 Zweige Salbei, von den Zweigen abgezupft

Prise Salz

ZUBEREITUNG

Für das Gemüse: Den Kürbis und die Karotte grob würfeln. Die Zwiebel schälen und würfeln. Den Apfel vierteln, entkernen und in Stücke schneiden.

Zum Kochen: Zwiebelwürfel mit einer Prise Salz in heißem Öl glasig dünsten. Die Apfel-, Karotten- und Kürbiswürfel zugeben und 3 Minuten mitdünsten. Den Zucker darüber streuen und nach kurzem Karamellisieren die Gemüsebrühe hinzugießen. Alles 15 Minuten bei mittlerer Hitze köcheln lassen, bis der Kürbis weich ist.

Pürieren und Würzen: Mit dem Stabmixer fein pürieren. Den Senf unterrühren und mit Salz und Pfeffer abschmecken.

Für die Croûtons: Zunächst das Brot in Würfel schneiden. Das Öl in einer Pfanne erhitzen und die Brotwürfel darin knusprig braten. Den Salbei hinzugeben und kurz mitrösten. Mit Salz würzen und zur Suppe reichen.

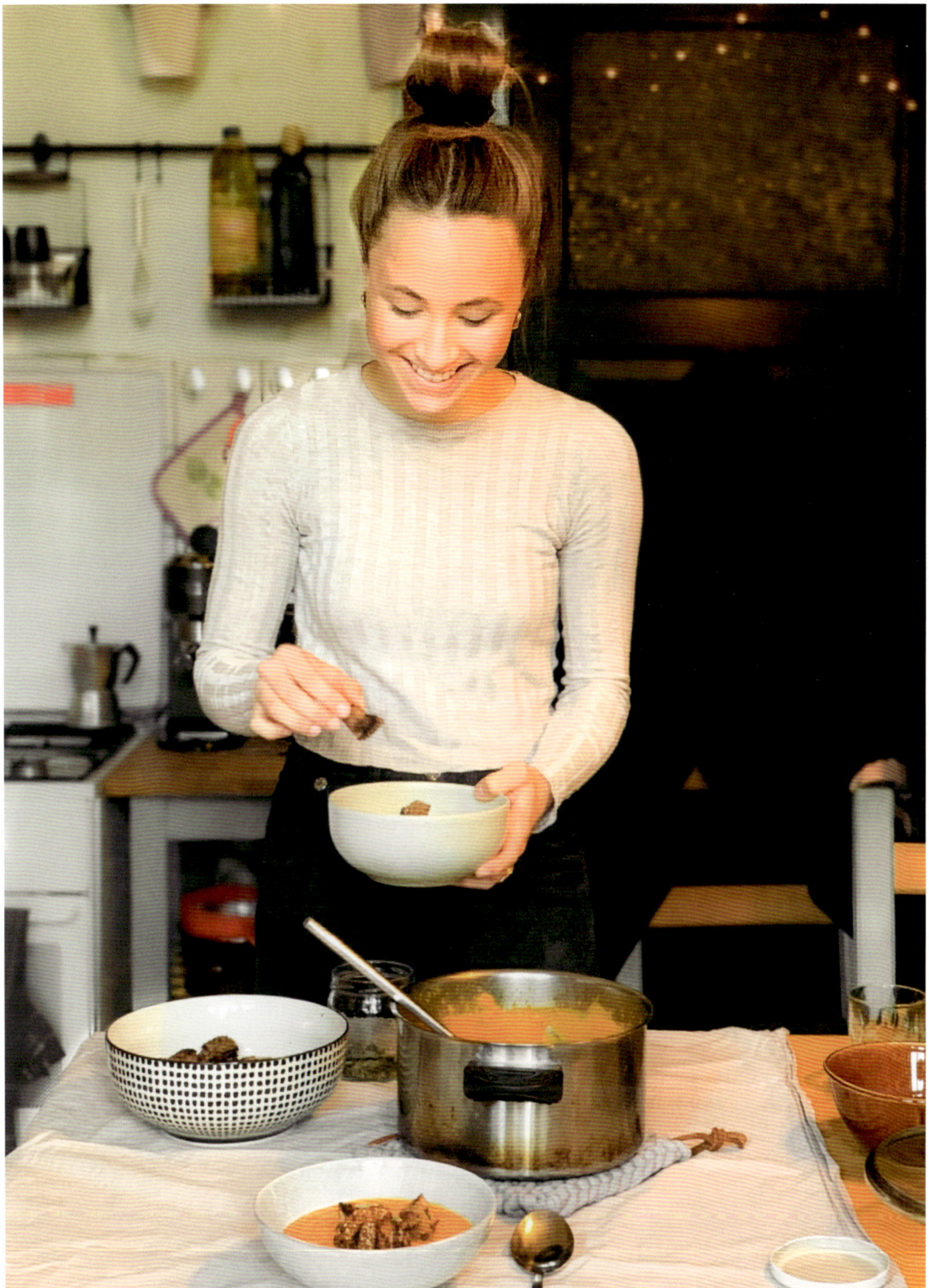

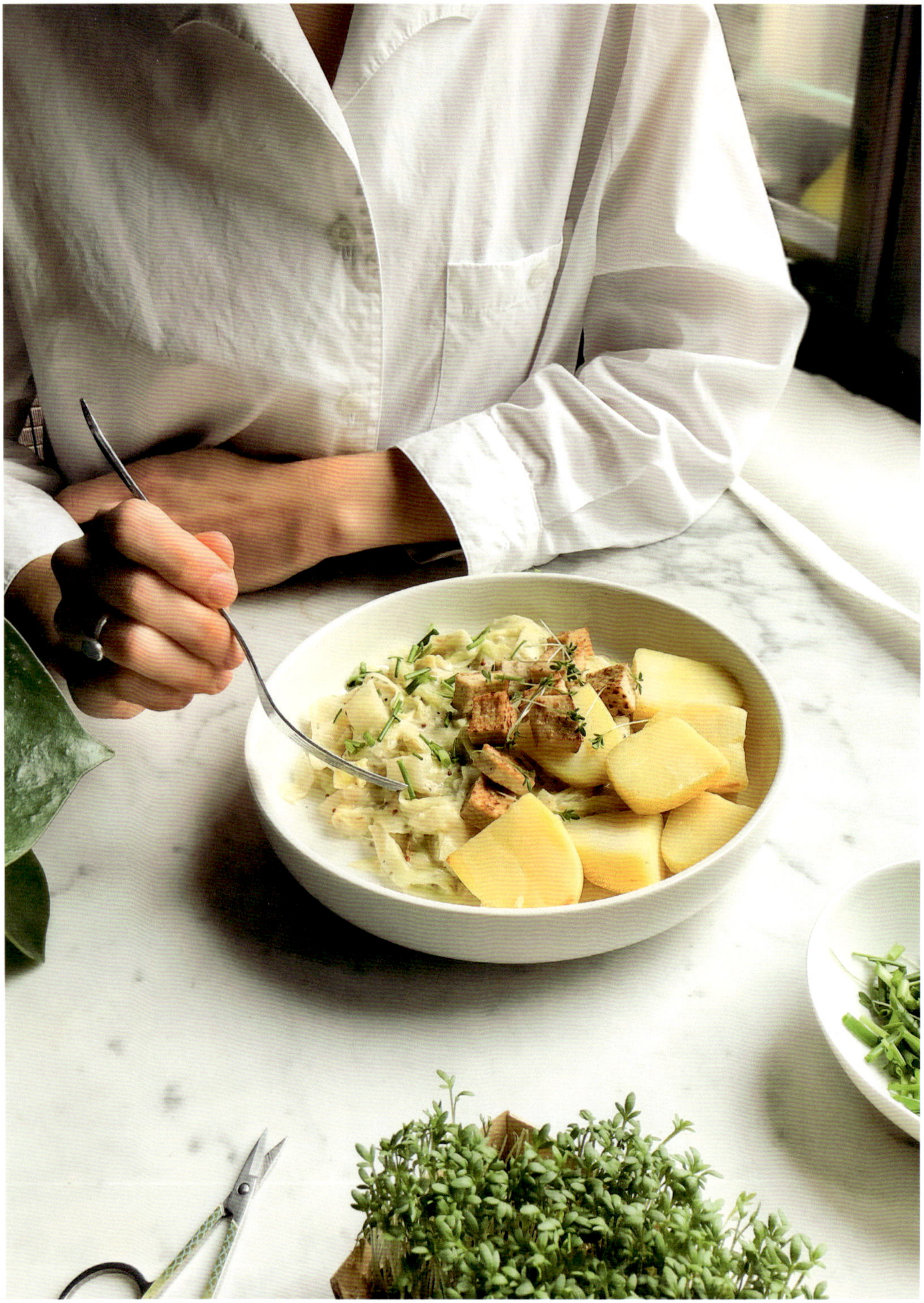

SPITZKOHL IN SENFSAUCE

Ein Lieblingsessen meiner Kindheit waren Eier in Senfsauce. Allerdings muss man dazu sagen, dass ich schon immer die Eier nicht mochte, sondern ein Riesenfan von der Senfsauce war. Diese habe ich eifrig mit den Kartoffeln zermatscht und mit vollem Genuss verspachtelt. Anhand dieser Vorliebe habe ich meine eigene Version kreiert. Der leicht süße Geschmack des Spitzkohls harmoniert wunderbar mit den pikanten Nuancen des Senfs. Dieses cremige Kohlgemüse versorgt uns mit vielerlei Vitaminen und Ballaststoffen.

EMISSIONEN FÜR DIESES GERICHT:

vegan 843 g CO_2e
tierisch 2.865 g CO_2e mit Ei, Butter und Vollmilch

ZUTATEN

Für 2-3 Portionen

600 g Kartoffeln

Für das Kohlgemüse:

1/2 Spitzkohl (600 g)

1 Zwiebel

1 EL Rapsöl

Salz und Pfeffer

1 Prise Rübenzucker

1 TL Mehl

150 ml Gemüsebrühe

200 ml Hafer-/Sojasahne

5 TL Senf
(3 TL feiner + 2 TL grober)

1 EL Hefeflocken

Für den Tofu:

200 g Naturtofu

1 EL Rapsöl

Zum Servieren:

1 Prise Kala Namak

Schnittlauch / frische Kresse

ZUBEREITUNG

Die Kartoffeln schälen und je nach Größe halbieren oder vierteln. In einen Topf geben, mit Wasser bedecken, salzen und zum Kochen bringen. Hitze reduzieren und bei mittlerer Hitze für ca. 10–15 Minuten weich garen.

Für das Kohlgemüse: Den Spitzkohl putzen. Dafür den dicken Strunk entfernen und die Blätter in 1 cm breite Streifen schneiden. Anschließend Zwiebel halbieren und in feine Streifen schneiden. Das Öl in einer Pfanne erhitzen. Zwiebel und Spitzkohl darin andünsten. Mit Salz, Pfeffer und 1 Prise Zucker würzen.

Nach ca. 5 Minuten sollte der Spitzkohl glasig sein. Nun mit Mehl bestäuben. Die Gemüsebrühe und pflanzliche Sahne zugießen und unterrühren. Kurz aufkochen lassen und bei mittlerer Hitze für 5 Minuten köcheln.

Für den Tofu: Tofu in 1 cm große Würfel schneiden. In einer Pfanne mit dem Öl und 1 Prise Salz von allen Seiten goldbraun anbraten.

Die fertigen Kartoffeln abgießen.

Für das Kohlgemüse: Den Senf unter den Spitzkohl rühren und mit Hefeflocken abschmecken.

Zum Servieren: Fertiges Kohlgemüse zusammen mit Kartoffeln und dem knusprigen Tofu anrichten. Mit einer Prise Kala Namak und etwas Schnittlauch oder frischer Kresse bestreuen.

KÜRBIS-SPINAT-LASAGNE

Eine Lasagne ohne Rind, Béchamelsauce und Käse? Geht das überhaupt? Na klar, und wie! Diese Kürbis-Lasagne ist der eindeutige Beweis dafür. Sie vereint leckeres Herbstgemüse zu einem wunderbaren Comfort Food. Für eine saisonale Lasagne habe ich auf die klassische Tomatensauce verzichtet und diese durch eine Kürbiscreme ersetzt. Hinzu kommt frischer Spinat mit Sojaquark statt einer Béchamelsauce. Statt Spinat kann dieses Gericht auch mit frischem Mangold oder Grünkohl gemacht werden.

EMISSIONEN FÜR DIESES GERICHT:

vegan 1.148 g CO_2e
tierisch 2.886 g CO_2e mit Ricotta, Ziegenkäse und Mozarella

ZUTATEN

Für 2-3 Portionen

9 Vollkorn-Lasagneplatten

Für die Kürbismasse:

1 Zwiebel

1 EL Olivenöl

1 kg Hokkaido-Kürbis (ca. 700 g, ohne Kerne)

400 ml Gemüsebrühe

2 EL Weißweinessig

1 kleiner Zweig Salbei

100 ml Haferdrink

1/2 TL Zimt

1/3 TL Muskatnuss, gemahlen

Salz und Pfeffer

Für die Spinatmasse:

250 g Spinat, gewaschen

1 Knoblauchzehe, gepresst

300 g Sojaquark

4 EL Hefeflocken

1/2 TL Muskatnuss, gemahlen

1 TL Weißweinessig

Salz und Pfeffer

ZUBEREITUNG

Für die Kürbismasse: Zwiebel schälen und würfeln. In einer großen Pfanne mit dem Öl glasig braten.

Hokkaido-Kürbis in 1 cm große Würfel schneiden. In die Pfanne zu der Zwiebel geben, mit einer Prise Salz versehen und für 5 Minuten anbraten.

Mit Gemüsebrühe und Weißweinessig ablöschen. Bei geringer Hitze 5 Minuten köcheln, bis der Kürbis weich ist. Anschließend in eine hitzefeste Schale füllen und abkühlen lassen. Pfanne zurück auf den Herd stellen.

Backofen auf 200 °C Ober-/Unterhitze vorheizen.

Für die Spinatmasse: Spinat und gepressten Knoblauch zusammen mit einem Schuss Wasser (50 ml) in die Pfanne geben. Etwas salzen und bei niedriger Hitze unter Rühren zusammenfallen lassen. Herd ausschalten und Spinat abkühlen lassen.

Für die Kürbismasse: Von dem Salbeizweig 3 Blätter abnehmen, kleinhacken und zu den Kürbiswürfeln geben. Den Kürbis mit einem Kartoffelstampfer oder einer Gabel zerdrücken. Haferdrink, Zimt, Muskat zugeben und mit Salz und Pfeffer abschmecken.

Für die Spinatmasse: Sojaquark und Hefeflocken unter den abgekühlten Spinat rühren. Mit Salz, Pfeffer, Muskatnuss und Weißweinessig abschmecken.

Zusammenfügen: Anschließend nacheinander Kürbismasse, Spinatmasse und Nudelplatten übereinander schichten. Zweimal wiederholen und mit einer Schicht Kürbis- und Spinatmasse on top abschließen.

Die Salbeiblätter darauf verteilen und mit 1 EL Olivenöl beträufeln.

Backen: Im Ofen für ca. 25 Minuten backen.

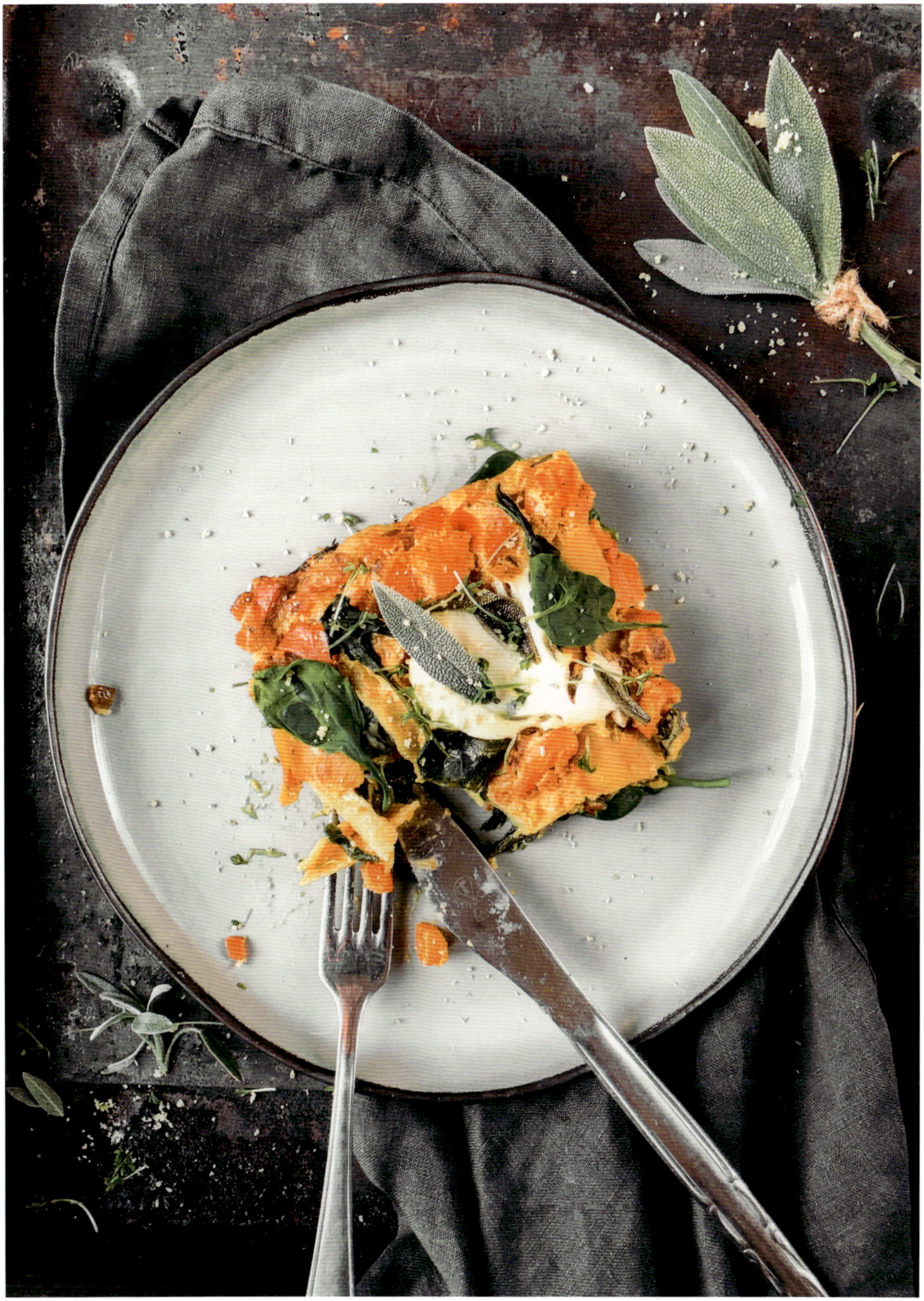

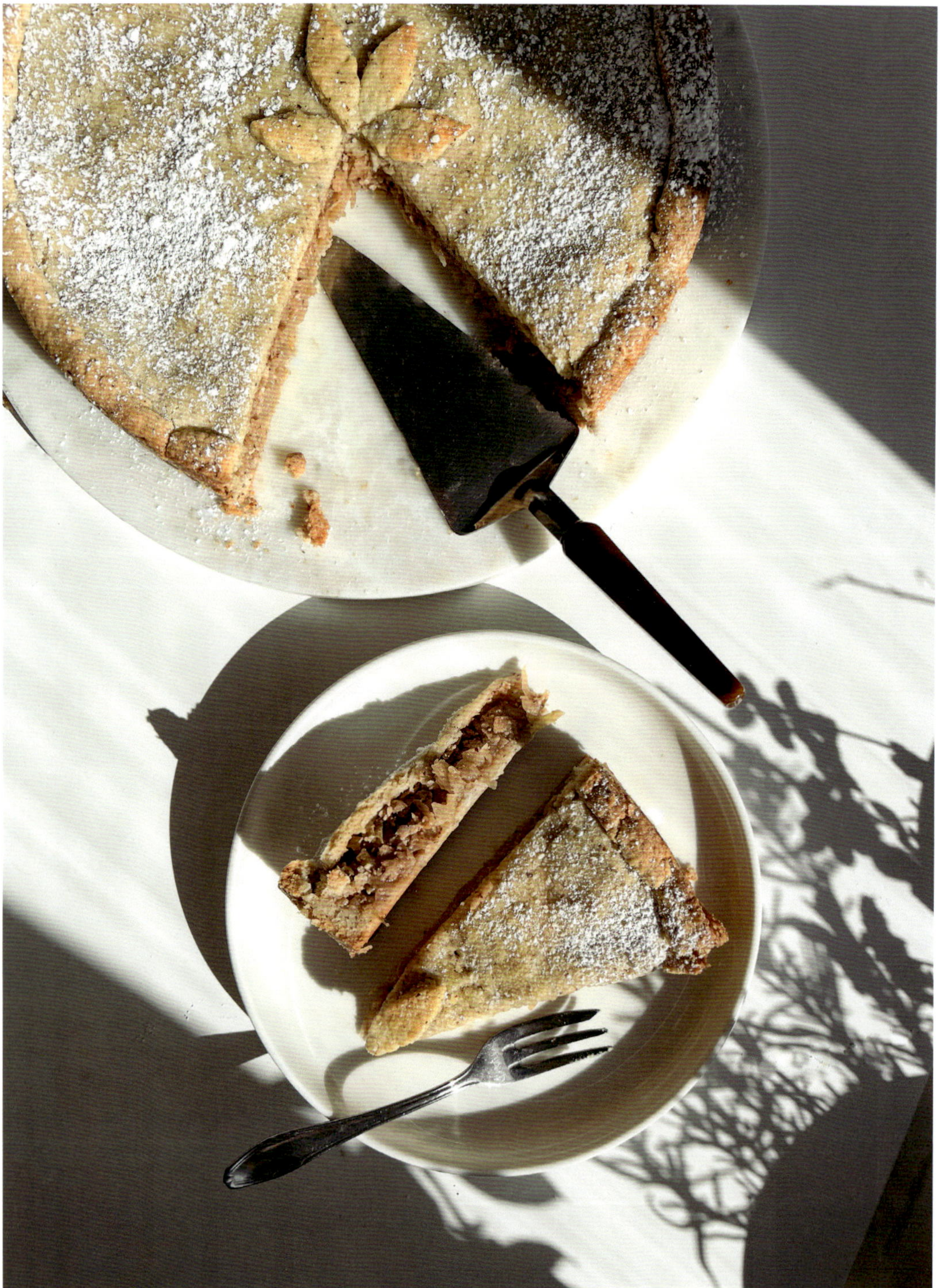

APFEL-HASELNUSS-KUCHEN

Der Herbst ist da und mit ihm viele reife Äpfel, aus denen man süße Leckereien zaubern kann. Mein Liebling ist dieser saftige Apfel-Haselnuss-Kuchen. Die Kuchenkreation ist entstanden, als mein Freund und ich süchtig nach einem Apfelkuchen aus unserem Bio-Laden waren. Die Apfelfüllung bestand aus geraspelten Äpfeln, welche super saftig und knackig waren. Umgeben von weichen Teigschichten war das ein wundervolles Träumchen! Da es den Kuchen nur manchmal gab und wir ihn so gut wie jeden Tag essen wollten, wurde es zu meiner Mission, den Kuchen selbst zu backen. Ich hoffe, du liebst ihn genauso wie ich!

EMISSIONEN FÜR DIESES GERICHT:

vegan 1.030 g CO_2e
tierisch 2.481 g CO_2e mit Butter und Vollmilch

ZUTATEN

Für 1 Springform (Ø 26 cm)

Für die Form:

etwas Margarine

Für den Teig:

220 g Dinkelmehl

100 g Rübenzucker

50 g gemahlene Haselnüsse

1 Prise Salz

120 g Margarine

40 ml Haferdrink

Für die Füllung:

6-8 Äpfel (800 g)

50 g gemahlene Haselnüsse

1 TL Zimt

Saft einer Zitrone (4 EL)

2 EL Stärke

Zum Servieren:

2–3 EL Puderzucker

ZUBEREITUNG

Für den Teig: In einer Rührschüssel das Dinkelmehl, den Rübenzucker, die gemahlenen Haselnüsse und das Salz miteinander verrühren.
Die Margarine in kleine Würfel schneiden und zusammen mit dem Haferdrink dem Mehlgemisch zufügen. Die Zutaten ordentlich miteinander verkneten, bis ein homogener Teig entsteht. Den Teig im Kühlschrank kaltstellen.

Vorbereiten: Den Backofen auf 180 °C Ober- und Unterhitze vorheizen. Die Springform mit etwas Margarine einfetten.

Für die Füllung: Äpfel waschen, entkernen und mit einer Reibe/Küchenmaschine grob raspeln. Die geraspelten Äpfel in eine Schüssel geben und mit den Händen die restlichen Füllungszutaten kneten und vermengen.

Teig ausrollen: Teig aus dem Kühlschrank nehmen. Etwa 2/3 des Teiges auf bemehlter Arbeitsfläche ausrollen. Damit die Springform auskleiden und einen 3 cm hohen Rand hochziehen. Den Teigboden mehrmals mit einer Gabel einstechen. Den restlichen Teig rund ausrollen. Dies wird der Deckel werden.

Füllen: Die Apfelfüllung auf den Teigboden geben und gleichmäßig verteilen.

Abdecken: Den ausgerollten Teigdeckel auf die Apfelfüllung legen und den Rand vorsichtig andrücken. Überschüssiger Teig kann als Kante nach innen gerollt werden.

Backen: Den Kuchen im Ofen ca. 20–25 Minuten goldbraun backen.

Auskühlen lassen. Mir schmeckt er am besten, wenn er über Nacht durchgezogen ist. Dafür mit einem Tuch abgedeckt an einen ruhigen Ort stellen.

Zum Servieren mit Puderzucker bestreuen.

SAISONKALENDER

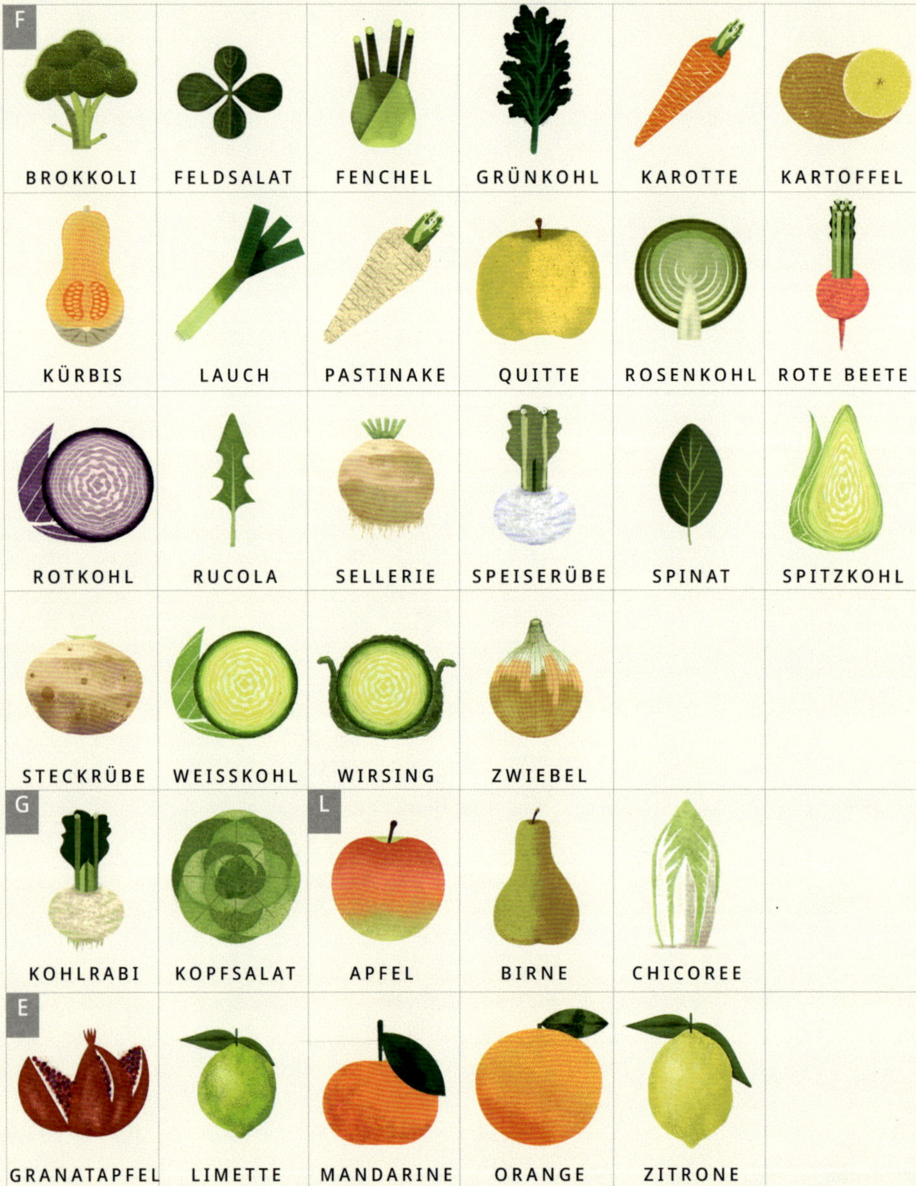

F – Freiland G – unbeheiztes Gewächshaus L – Lagerware E – Frisch aus Europa

NOVEMBER

Im November kann es an einigen Tagen schon ziemlich kalt werden. Nur gut, dass man der Kälte etwas mit wärmenden Gerichten entgegensetzen kann. Wie wäre es zum Beispiel mit einem herrlich karamellisiertem Ofen-Rosenkohl? Oder einem deftigen Szegediner Gulasch auf ungarische Art?

Zur Abwechslung sind, dank der noch reichlichen Auswahl an Freilandgemüse, knackige Salate aus frischem Spinat, Feldsalat oder Grünkohl schnell gemacht. Sie versorgen dich mit reichlich Vitaminen und unterstützen dein Immunsystem.

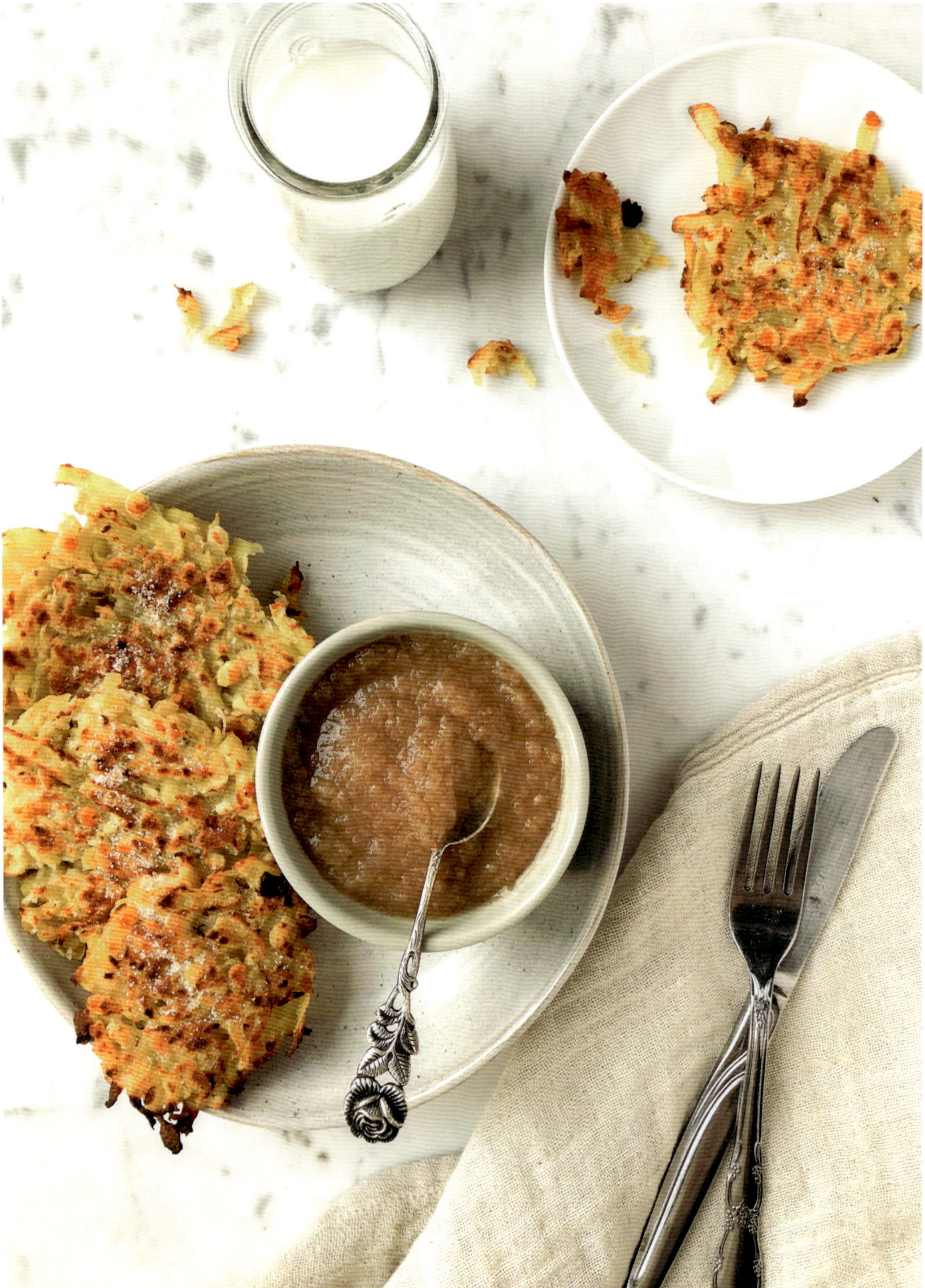

KARTOFFEL-LINSEN-PUFFER MIT APFELMUS

Reibekuchen, Reiberdatschi oder Kartoffelpuffer sind ein traditionelles Gericht aus Deutschland, Tschechien, der Slowakei, Polen, Österreich und Bulgarien. Je nach Region und Geschmack werden sie mit süßen oder salzigen Beilagen serviert. Ich esse sie am liebsten mit Apfelmus. Da das traditionelle Rezept Ei enthält, habe ich eine Alternative kreiert. Für den extra Proteinkick und den gewissen Biss werden gekochte gelbe oder rote Linsen unter den Teig gemischt.

EMISSIONEN FÜR DIESES GERICHT:

vegan 914 g CO_2e
tierisch 1.293 g CO_2e mit Butter und Ei

ZUTATEN

Für 2–3 Portionen

100 g gelbe/rote Linsen

300 ml Wasser + 1 Prise Salz

1 Zwiebel

400 g Kartoffeln

1 TL Salz

2 EL Mehl

1 EL Speisestärke

3 EL Rapsöl zum Braten

Zum Servieren:

Rübenzucker

Apfelmus (gerne das selbstgemachte S. 60)

ZUBEREITUNG

Die Linsen in einem Sieb kalt abspülen.
In einem Topf mit 300 ml Wasser und einer Prise Salz aufkochen. Hitze reduzieren und für weitere 5–10 Minuten garen, bis sie zerfallen. Die Linsen abgießen und abkühlen lassen.

Zwiebel und Kartoffeln: schälen und mit einer Reibe grob raspeln. In einer Schüssel vermengen und gut salzen. Etwas ziehen lassen.

Für die Puffer: Die gekochten Linsen mit einer Gabel leicht zerdrücken und zu der Kartoffelmasse geben. Mit den Händen nochmal kräftig durchkneten. Die Masse in ein Küchensieb geben und das überschüssige Wasser fest mit den Händen ausdrücken. Die Masse zurück in die Schüssel füllen und mit Mehl und Speisestärke vermengen.

Zum Braten: Öl in Pfanne erhitzen. Mit einem gehäuften EL die Puffer in der Pfanne portionieren und flach drücken. Beidseitig für etwa 10 Minuten bei mittlerer Hitze knusprig braun braten.

Zum Servieren: Die fertigen Puffer mit Rübenzucker und etwas Apfelmus genießen.

HINWEIS

Du isst lieber herzhaft? Gar kein Problem. Einfach anstelle des Apfelmuses einen würzigen Kräuterquark auf Sojabasis dazu reichen.

KARAMELLISIERTER ROSENKOHL

Früher als Kind hat sich mein Magen umgedreht, wenn es Rosenkohl gab. Ich konnte es nicht verstehen, warum das grüne Zeug auf den Tisch kommt. Doch dann habe ich in meiner Jugend dieses Rezept entdeckt. Ich sage dir, es hat meine Einstellung zu Rosenkohl radikal geändert! Bei der Röstung im Backofen wird der Rosenkohl herrlich knusprig und schmeckt ganz anders, als man ihn im gekochten Zustand kennt. Knusprig geröstete Haselnüsse, saftige Granatapfelkerne und karamelliger Zuckerrübensirup verwandeln ihn in eine weihnachtliche Köstlichkeit, welche schlagartig alle schlechten Vorurteile verschwinden lässt.

EMISSIONEN FÜR DIESES GERICHT:

vegan 654 g CO_2e
tierisch 661 g CO_2e mit Honig

ZUTATEN

Für 2-3 Portionen:

200 g Rosenkohl

500 g Kartoffeln

250 g Karotten

1 TL Chiliflocken

2 EL Olivenöl

Salz und Pfeffer

30 g Haselnüsse

Zum Servieren:

1/2 Granatapfel (= 100 g Kerne)

2 EL Zuckerrübensirup

ZUBEREITUNG

Den Backofen auf 200 °C Ober- und Unterhitze vorheizen.

Für das Gemüse: Den Rosenkohl putzen und längs halbieren. Die Kartoffeln waschen und je nach Größe vierteln bzw. sechsteln. Karotten waschen und längs und quer halbieren.

Rosenkohl, Kartoffeln und Karotten auf ein mit Backpapier ausgelegtes Backblech geben. Chiliflocken, Olivenöl, Salz und Pfeffer darüber verteilen. Mit den Händen einmassieren.

Backen: Für 25 Minuten backen, bis alles goldbraun ist.

Haselnüsse hinzufügen, alles mischen und anschließend weitere 7 Minuten rösten, bis die Nüsse ebenfalls goldbraun sind.

In der Zwischenzeit den Granatapfel schälen.

Zum Servieren: Das Backblech aus dem Ofen nehmen. Die Granatapfelkerne darauf verteilen. Alles mit Zuckerrübensirup beträufeln und gut vermischen. Auf Tellern verteilen.

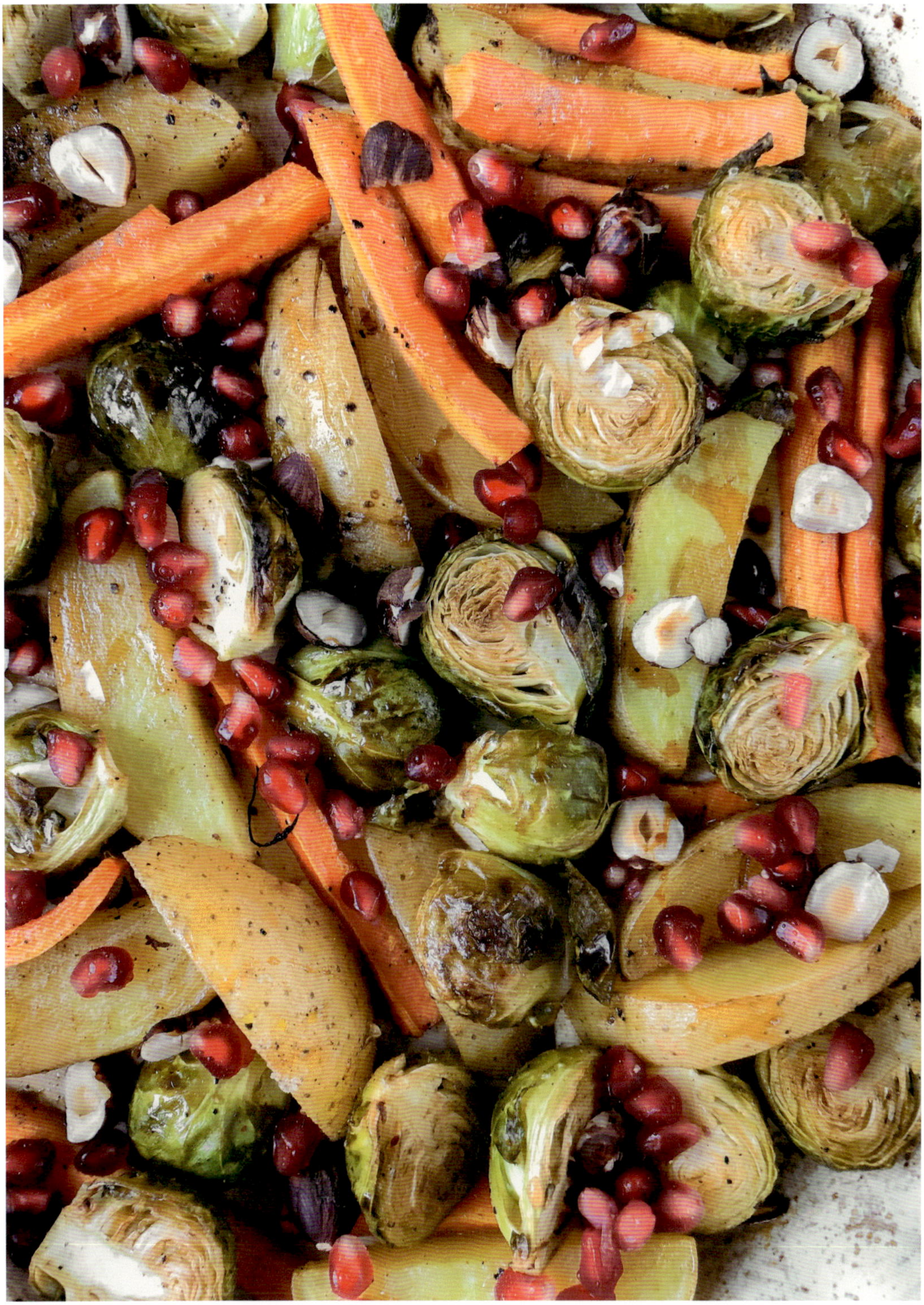

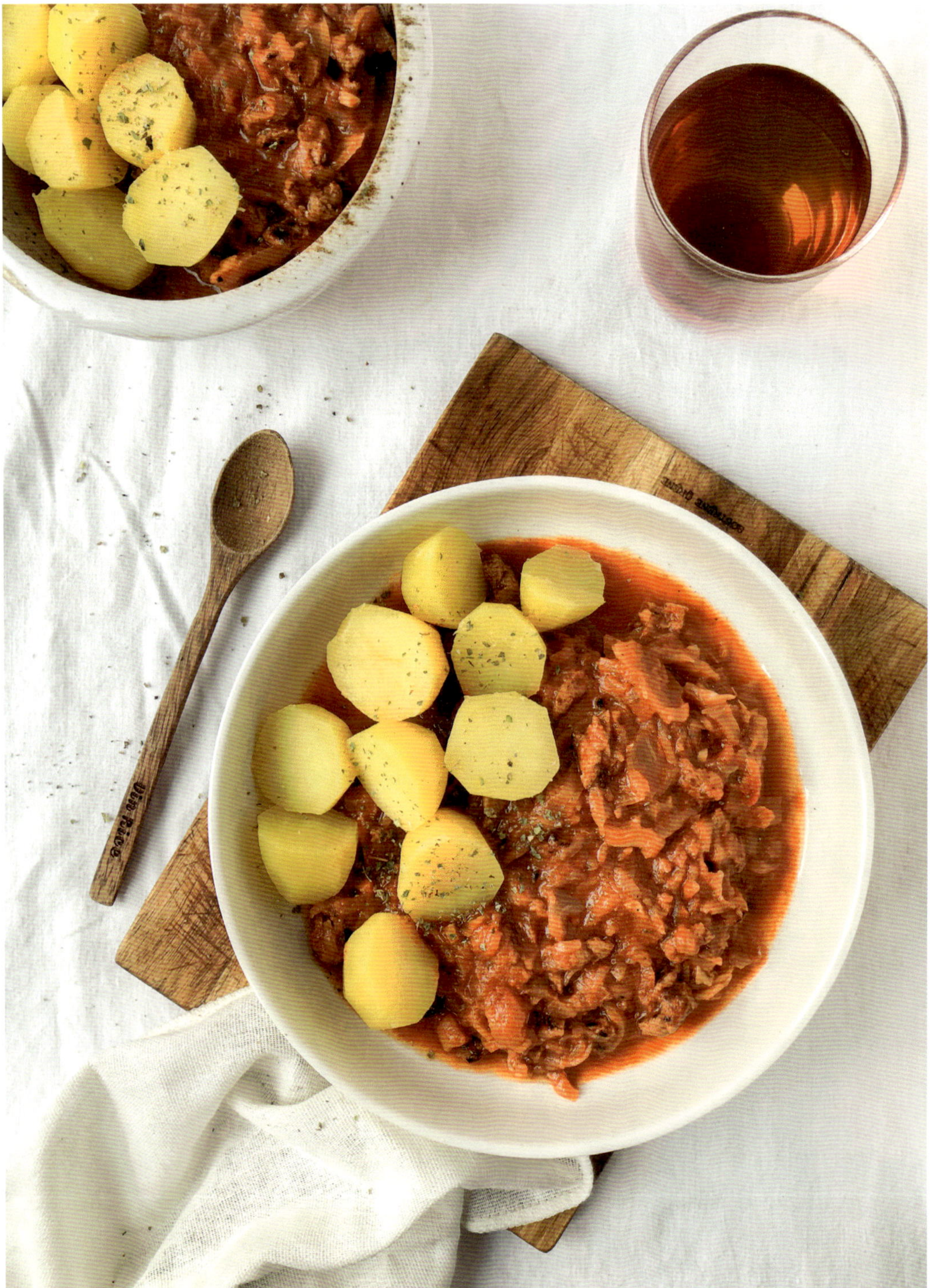

SZEGEDINER GULASCH

Gulasch ist ein Klassiker an Feiertagen. Hier habe ich die ungarische Version mit Sauerkraut für dich. Die Sojaschnetzel sind ein super Fleischersatz und versorgen dich mit reichlich Proteinen. Zusammen mit allerhand Gewürzen erhältst du mit nur wenigen Handgriffen ein köstliches veganes Festmahl.

EMISSIONEN FÜR DIESES GERICHT:

vegan 2.137 g CO_2e
tierisch 6.241 g CO_2e mit Schweinefleisch, Rindfleisch und saurer Sahne

ZUTATEN

Für 4-5 Portionen:

Für die Sojaschnetzel:

150 g Sojaschnetzel, grob

2 EL Rapsöl

2 EL Sojasauce

2 EL Tomatenmark

Für die Sauce:

2 Zwiebeln

3 Knoblauchzehen

2 EL Rapsöl

5 EL Paprikapulver, edelsüß

2 EL Paprikapulver, geräuchert

2 TL Cayennepfeffer

1 TL Majoran, getrocknet

1 TL Kümmel und Muskat, gemahlen

2 EL Tomatenmark

2 EL Senf

2 EL Balsamico-Essig

400 ml Gemüsebrühe

400 g Sauerkraut

1 Dose geschälte Tomaten

Salz und Pfeffer

Zum Servieren:

Sojajoghurt

Beilage (gekochte Salzkartoffeln, Brot oder Knödel)

ZUBEREITUNG

Für die Sojaschnetzel: Die Sojaschnetzel in einer hitzefesten Schale mit kochendem Wasser übergießen und zugedeckt für ca. 7 Minuten einweichen lassen.

Sojaschnetzel in ein Sieb geben. Mit kaltem Wasser abspülen und mit den Händen sorgfältig auspressen.

Mit dem Öl in einer Pfanne von allen Seiten goldbraun anbraten. Mit Sojasauce und Tomatenmark würzen. Beiseite stellen.

Für die Sauce: Zwiebeln und Knoblauch putzen und fein würfeln. Mit dem Öl in einem großen Topf für 2–3 Minuten anschwitzen.

Hitze reduzieren, Paprikapulver, Cayennepfeffer, Majoran, Kümmel und Muskat zugeben und 1–2 Minuten anrösten.

Tomatenmark und Senf zugeben und für 2 Minuten weiter braten.

Mit Balsamico-Essig und Gemüsebrühe ablöschen. Sauerkraut und Tomaten zugeben, einrühren, salzen und pfeffern und für 5 Minuten zugedeckt schmoren lassen.

Zusammenfügen: Die gebratenen Sojaschnetzel der Sauce zugeben, rühren und weitere 20–30 Minuten köcheln lassen. Ab und zu umrühren.

Nun abschmecken und nach Bedarf salzen, pfeffern und mit Paprikapulver, Cayennepfeffer, einer Prise Zucker, etwas Rapsöl oder Majoran abschmecken. Seid kreativ und würzt nach eurem Geschmack.

Zum Servieren: Mit einem Klecks Sojajoghurt anrichten. Dazu gekochte Salzkartoffeln, Knödel oder eine Scheibe Brot reichen. Am besten schmeckt es durchgezogen am nächsten Tag.

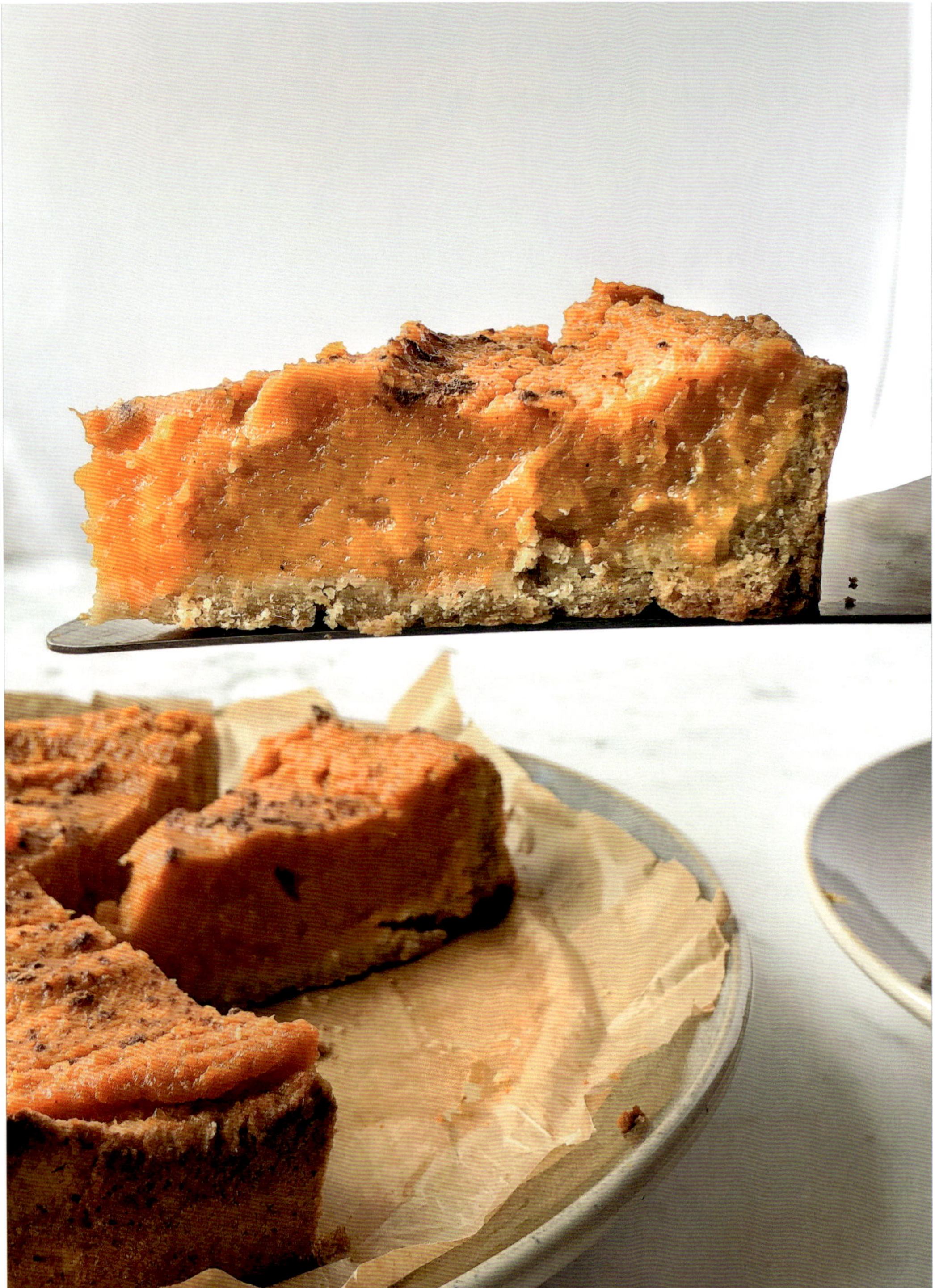

PUMPKIN PIE

Die einen vergöttern ihn und die anderen haben ihn noch nie gesehen, geschweige denn gegessen: der Pumpkin Pie. Er ist ein traditioneller amerikanischer Kuchen und schmückt an Festen wie Thanksgiving, Halloween und Weihnachten die festlichen Tafeln. Meine erste Bekanntschaft mit ihm machte ich vor einigen Jahren. Ich war zu dem Thanksgiving-Essen von meinem Papa und seiner amerikanischen Freundin eingeladen. Die cremige Konsistenz in Kombination mit den Gewürzen ließen meine Geschmacksnerven vor Freude tanzen. Ich hatte mich direkt in den Pumpkin Pie verliebt und machte mich daran, eine vegane Version ohne Kondensmilch, Butter und Eier zu kreieren.
And here it is: ein super cremiger Herbstkuchen für euch Naschkatzen.

EMISSIONEN FÜR DIESES GERICHT:

vegan 1.035 g CO_2e
tierisch 2.763 g CO_2e mit Butter, Ei und Kondensmilch

ZUTATEN

Für 1 kleinen Pie (Ø 20 cm)

Für die Form:

etwas Margarine

Für den Boden:

140 g Mehl (Hälfte Vollkorn)

60 g Margarine

2 EL Rübenzucker

1 Prise Salz

3 EL kalte Haferdrink

150 g getrocknete Hülsenfrüchte zum Blindbacken (z.B. Linsen)

Für die Füllung:

1 kleiner Hokkaido-Kürbis (700 g, 500 g geschält und entkernt)

250 ml Haferdrink

6 EL Rübenzucker

3 EL Speisestärke

1 TL Zimt

1/4 TL Nelken, gemahlen

1/4 TL Muskatnuss, gemahlen

1 EL Zitronensaft

ZUBEREITUNG

Vorbereitungen: Den Backofen auf 180 °C Ober- und Unterhitze vorheizen. Die Backform einfetten.

Den Kürbis waschen, entkernen und in 1 cm große Würfel schneiden.Die Kürbiswürfel auf ein mit Backpapier ausgelegtes Backblech geben und für ca. 20 Minuten backen, bis der Kürbis weich ist. Den Kürbis beiseite stellen und abkühlen lassen.

Für den Boden: Alle Zutaten in eine Schüssel geben und mit den Händen zu einem glatten, nicht klebrigen Teig verkneten.

Den Teig auf einer bemehlten Arbeitsfläche ausrollen. Mit Hilfe der Backform einen Kreis ausstechen. Den Teig-Kreis auf den Boden der Backform legen. Den restlichen Teig zu einer langen Rolle formen und damit den Rand des Kuchens bilden.

Blindbacken: Ein Backpapier über den Teigboden legen. Das Papier mit den getrockneten Hülsenfrüchten beschweren und für 10 Minuten backen.

Für die Füllung: Den gebackenen Kürbis mit den restlichen Füllungszutaten in einer Küchenmaschine glatt mixen. Alternativ einen Pürierstab verwenden.

Zusammenfügen: Die Füllung auf dem vorgebackenen Teigboden gleichmäßig verteilen.

Backen: Den Kuchen für ca. 40–50 Minuten backen. Die Oberfläche sollte goldig gebräunt sein.

Den Kuchen vollständig auskühlen lassen. Er schmeckt sowohl frisch als auch am nächsten Tag, wenn sich über Nacht alle Aromen vollständig entfaltet haben.

SAISONKALENDER

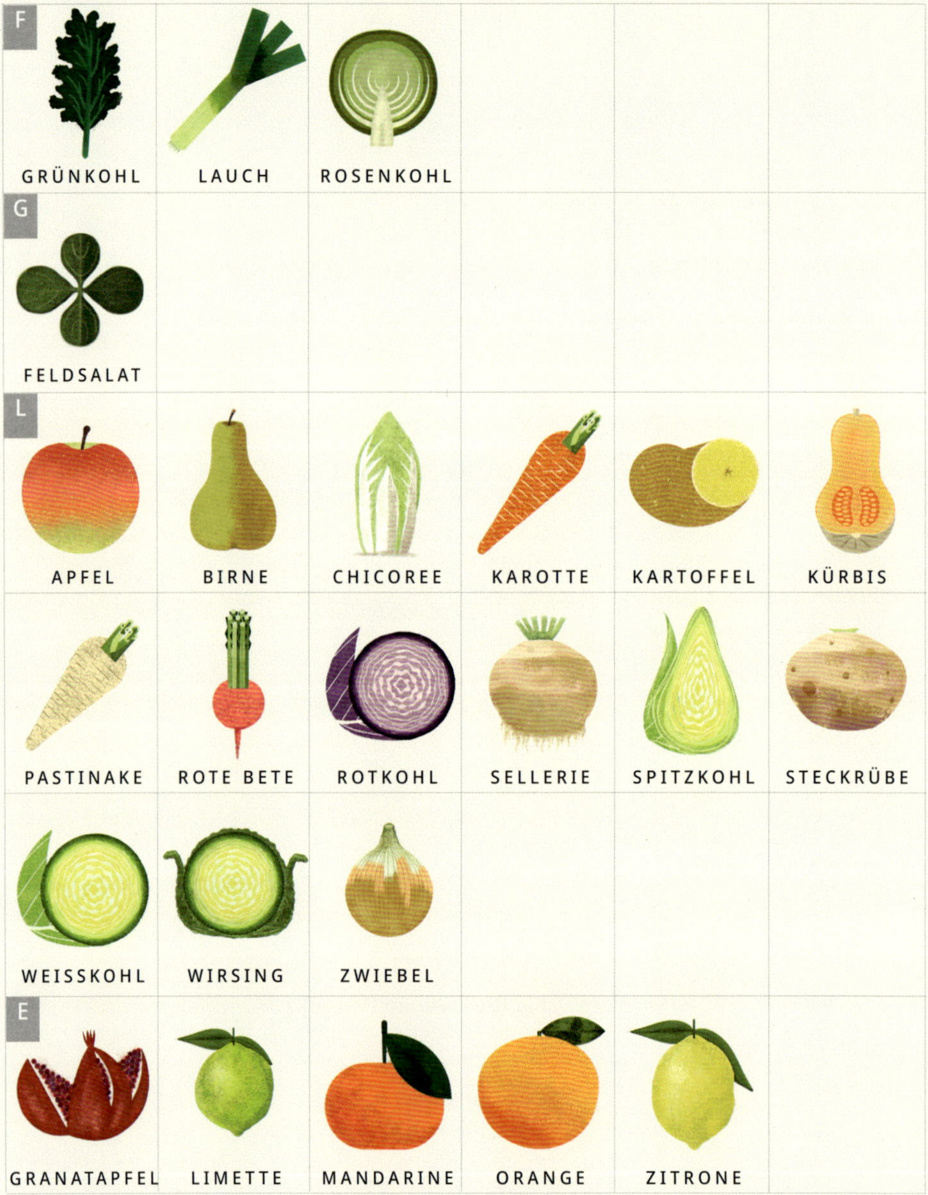

F – Freiland G – unbeheiztes Gewächshaus L – Lagerware E – Frisch aus Europa

DEZEMBER

Der Dezember beschert uns mit einer Vielzahl an heimischem Wintergemüse: Grünkohl, Rosenkohl und Lauch können den eisigen Temperaturen standhalten und den ganzen Winter über geerntet werden. Allein aus diesen drei wunderbaren Gemüsesorten lassen sich köstliche Gerichte zaubern. Ein knackig-frischer Grünkohlsalat zum Beispiel oder gebackener Ofen-Rotkohl, welcher die ganze Wohnung mit einem wunderbaren Duft erfüllt.

Neben dem Freilandangebot bringt die Lagerware eine große Auswahl mit sich. Jegliche Kohlsorten, Kartoffeln, Kürbisse und Wurzelgemüse füllen unsere Vorratskammern mit leuchtenden Farben.

So können wir trotz Eiseskälte eine breitgefächerte Auswahl des regionalen Angebots genießen.

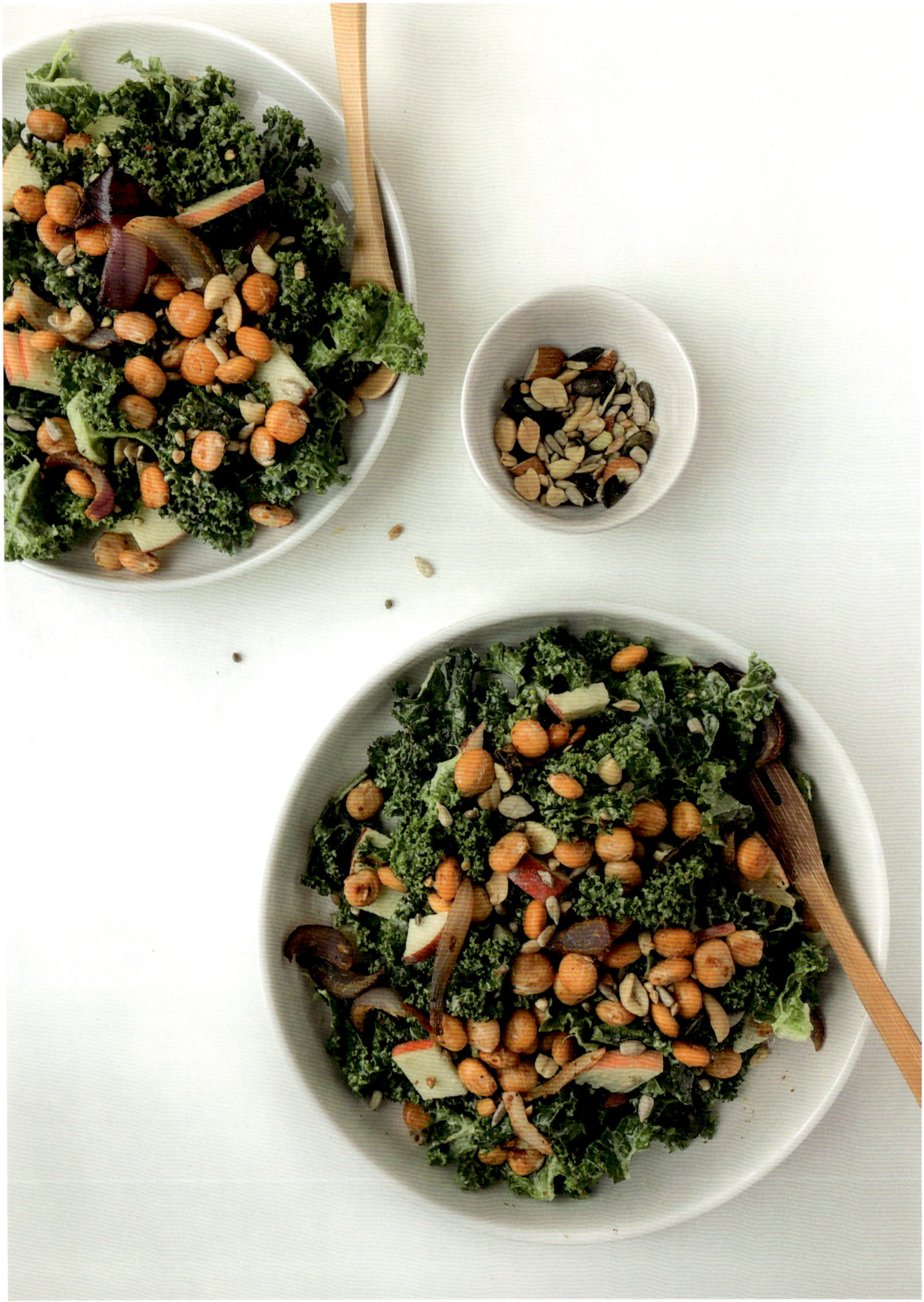

GRÜNKOHL-GOODNESS

Dieser ist mein absoluter Lieblingssalat im Winter. Er ist frisch, knackig und dank des Dressings auch noch super cremig. On top gibt es knusprig geröstete Süßlupinensamen. Sie erinnern geschmacklich etwas an Kichererbsen und verleihen dir mit ihrem hohen Proteingehalt eine ordentliche Portion Power. Die Lupine ist eine nachhaltige Hülsenfrucht, welche auf einheimischen Äckern angebaut werden kann und ein wahres Wundermittel für den Boden ist. Aus diesem Grund gibt es sie wie Kichererbsen in Bioläden oder gut sortierten Supermärkten zu kaufen. Also nichts wie los und lernt diesen neuen Superstar kennen!

EMISSIONEN FÜR DIESES GERICHT:

vegan 892 g CO_2e
tierisch 1.717 g CO_2e mit Hähnchen und Feta

ZUTATEN

Für 2 Portionen

Für die crunchy Lupinen:

200 g gekochte Lupinen (entspricht 1 Glas), alternativ Kichererbsen

1–2 rote Zwiebeln

1 EL Olivenöl

1 TL Paprika-, Kreuzkümmel- und Knoblauchpulver

Salz und Pfeffer

Für den Salat:

250 g frischer Grünkohl

2 Äpfel

Für das Dressing:

3 EL Tahini

1 EL Olivenöl

1 EL Senf, mittelscharf

2 EL Apfelessig

1 EL Zuckerrübensirup

Salz und Pfeffer

Zum Servieren:

4 EL Saatenmix (S. 48)

Granatapfelkerne, optional

ZUBEREITUNG

Für die crunchy Lupinen: Den Backofen auf 180 °C Ober- und Unterhitze vorheizen.

Die Lupinen abspülen und in eine Schüssel geben. Diese mit kochendem Wasser übergießen und für 5 Minuten ziehen lassen – das zieht die Bitterstoffe heraus. Erneut abgießen und auf ein mit Backpapier ausgelegtes Blech geben. Die Zwiebel schälen, in Achtel schneiden und mit auf das Backblech geben. Olivenöl, Gewürze, Salz und Pfeffer darüber geben. Alles miteinander vermengen.
Für 25–30 Minuten im Ofen backen. Dabei hin und wieder umrühren, damit sie von allen Seiten schön knusprig werden.

Für den Salat: Grünkohl waschen und Blätter vom Stängel in eine Salatschüssel abzupfen. Die Äpfel in Scheiben schneiden.

Für das Dressing: Tahini, Olivenöl, Senf, Apfelessig, Zuckerrübensirup, Salz, Pfeffer und 1 EL Wasser vermischen. Über den Grünkohl geben und mit sauberen Händen in den Salat «einmassieren».

Zusammenfügen: Dem Grünkohl die Apfelstücke, Lupinen und Zwiebeln zufügen. Alles kurz vermengen.

HINWEIS

Da Grünkohl ein knackiges Gemüse ist, lässt sich dieser Salat auch super als Meal Prep vorbereiten.

Falls du keine gekochten Süßlupinen findest, kannst du Kichererbsen verwenden. Greife hier am besten zu der Bio-Variante aus der Region, um die CO_2-Emissionen so gering wie möglich zu halten.

KARTOFFELSALAT IN PINK

Die knallige Farbe macht den Kartoffelsalat zu einem absoluten Hingucker auf deiner Festtafel. Ich bin immer wieder überrascht, wie schnell die riesige Schüssel verputzt wird. Die Mischung aus Kartoffeln, Roter Bete und Kohlrabi liefert jede Menge Mineralstoffe, und dank des leichten Essig-Öl-Dressings liegt der Kartoffelsalat angenehm im Magen. Somit ist er an Weihnachten die perfekte Beilage zu Tofu-Würstchen oder veganen Buletten.

EMISSIONEN FÜR DIESES GERICHT:

vegan 1.232 g CO_2e
tierisch 2.641 g CO_2e mit Mayonnaise, Ei und Würstchen

ZUTATEN

Für 1 große Schüssel, (6 Portionen)

Für den Salat:

750 g festkochende Kartoffeln

350 g Rote Bete (alternativ vorgekochte Rote Bete)

1 Kohlrabi

3 Lauchzwiebeln

1 großer Apfel

1/2 Glas Gewürzgurken

Für das Dressing:

100 ml Gurkenbrühe

50 ml Kochwasser oder Abtropfwasser der Roten Bete

1 El Senf

2 EL Weißweinessig/Apfelessig

2 EL Sonnenblumenöl

Salz und Pfeffer

Zum Servieren:

Tofu-Würstchen

ZUBEREITUNG

Für den Salat: Kartoffeln in Salzwasser kochen. Anschließend pellen und würfeln.

Rote Bete (diesen Schritt bei vorgekochter Roter Bete weglassen) und Kohlrabi schälen, würfeln und bissfest garen.

In der Zwischenzeit Lauchzwiebeln in feine Ringe schneiden. Apfel und Gewürzgurken ebenfalls klein schneiden.

Alle Zutaten in eine große Schüssel geben und miteinander vermengen.

Für das Dressing: Alle Zutaten miteinander verrühren und mit dem Salat vermischen. Am besten für 1–2 Stunden durchziehen lassen.

Zum Servieren: Die Tofu-Würstchen in einer Pfanne braten und zu dem Salat reichen.

HINWEIS

Die Kohlrabiblätter können kleingeschnitten und ca. 5 Minuten vor dem Ende der Kochzeit des Kohlrabis mitgekocht werden. Sie sehen schön im Salat aus und schmecken lecker.

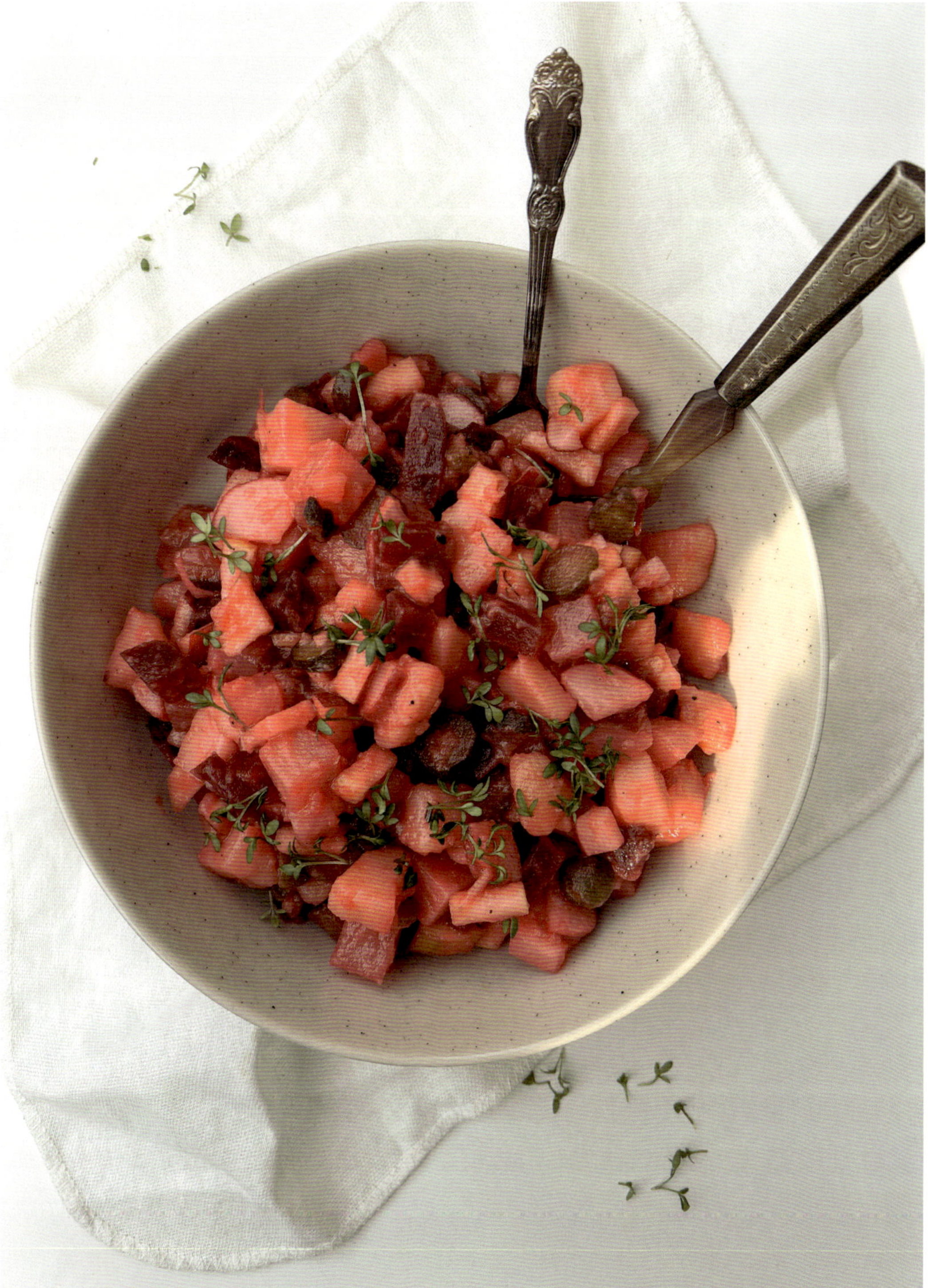

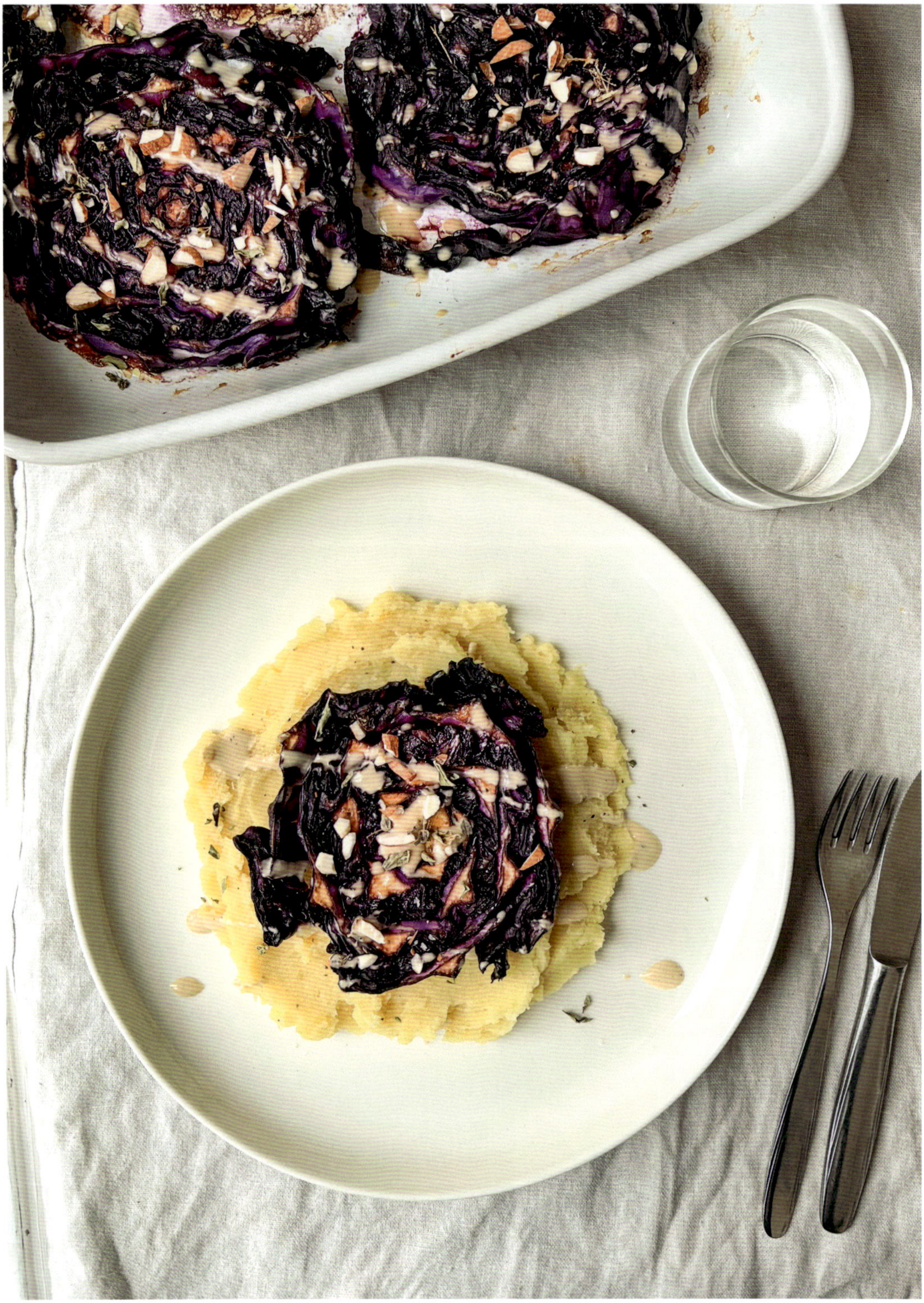

OFENKOHL AUF KARTOFFELBREI

Dieses winterliche Rezept präsentiert euch den Rotkohl auf eine ganz neue Art und Weise. Durch die Zubereitung im Ofen erhält der Kohl herrliche Röstaromen, welche wunderbar mit dem cremigen Kartoffelbrei harmonieren. Diese Kombination erinnert mich an meine Omi, als es bei ihr immer Schnitzel mit Rotkraut und Kartoffelstampf gab. Ich bin so fasziniert, dass ich diesen Geschmack von früher nun in diesem pflanzlichen Gericht wiederfinde!

CO_2-EMISSIONEN FÜR DIESES GERICHT:

vegan 1.359 g CO_2e
tierisch 2.050 g CO_2e mit Butter und Vollmilch

ZUTATEN

Für 2-3 Portionen

Für den Kohl:

1 kleiner Rotkohl (ca. 1 kg)

Für die Marinade:

1 TL getrockneter Oregano

3 TL Senf

5 EL Balsamico-Essig

2 EL Zuckerrübensirup

4 EL Olivenöl

Salz und Pfeffer

Für den Kartoffelbrei:

700 g mehligkochende Kartoffeln

2 EL Margarine

200 ml Sojadrink

1 Prise Muskat

Salz und Pfeffer

Für die Sauce:

3 EL Tahini

1 EL Zitronensaft

1 EL Zuckerrübensirup

6 EL Sojadrink

Salz und Pfeffer

ZUBEREITUNG

Den Backofen auf 180 °C Umluft vorheizen.

Für den Kohl: Den Rotkohl waschen und in 1 cm dicke Scheiben schneiden. Die Kohlscheiben nebeneinander in eine Auflaufform geben und mit kochendem Wasser übergießen. Zugedeckt für 5 Minuten ziehen lassen.

Für die Marinade: Alle Zutaten in eine Schüssel geben und gründlich verrühren.

Für den Kohl: Das Wasser abgießen und die Kohlscheiben auf ein mit Backpapier ausgelegtes Backblech geben. Von beiden Seiten mit 2/3 der Marinade bepinseln. Die restliche Marinade beiseite stellen.

Backen: Den Kohl in den Ofen geben. Für insgesamt 30 Minuten backen. Nach der Hälfte der Zeit die Kohlscheiben wenden und mit der restlichen Marinade beträufeln. Am Ende der Backzeit mit einer Gabel prüfen, ob der Kohl weich ist.

Für den Kartoffelbrei: Kartoffeln schälen, würfeln und in gesalzenem Wasser kochen. Kartoffeln abgießen und mit Margarine zerstampfen. Sojadrink, Muskat, Salz und Pfeffer zugeben und mit Schneebesen luftig schlagen.

Für die Sauce: Alle Zutaten in eine Schüssel geben und gründlich verrühren.

Zum Servieren: Ofenkohl auf dem Kartoffelbrei anrichten und mit der Sauce beträufeln.

HINWEIS

Die schnelle Variante – Geschnetzeltes statt Steak: Die 1 cm dicken Kohlscheiben vom Strunk befreien und in kleinere Stücke schneiden. Diese mit der Marinade versehen und im Ofen unter gelegentlichem Wenden für 30 Minuten backen.

Andere Kohlsorten: Hier könnt ihr kreativ sein! Egal ob mit Weißkohl, Spitzkohl oder Chinakohl – es schmeckt alles! Lediglich die Backzeit kann variieren.

WEIHNACHTSKUCHEN MIT NÜSSEN

In meiner Familie ist es Tradition am 24. Dezember ein weihnachtliches Kaffeetrinken zu veranstalten. Dafür wird vormittags die Küche zu unserer Weihnachtsbäckerei, aus der die herrlichsten Düfte des Weihnachtskuchens strömen. Zimt, Nelken und Kardamom sind es, welche dem Kuchen einen traditionellen Hauch von Weihnachten verleihen. In festlichem Kerzenschein läuten wir mit dem Kuchen und zahlreichen Plätzchen den heiligen Abend ein. Wir genießen das gemeinsame Kuchenschlemmen und freuen uns, dass damit die Wartezeit auf die abendliche Bescherung etwas verkürzt wird.

EMISSIONEN FÜR DIESES GERICHT:

vegan 1.446 g CO_2e
tierisch 3.199 g CO_2e mit Butter, Ei, Vollmilch und Vollmilchschokolade

ZUTATEN

Für 1 Springform mit Rohrboden (Ø 26 cm)

Für die Form:

etwas Margarine

Für den Teig:

1. Flüssige Zutaten:

350 ml Haferdrink

60 ml Rapsöl

1 EL geschrotetete Leinsamen

2. Trockene Zutaten:

250 g Mehl

100 g gemahlene Haselnüsse

100 g Rübenzucker

1 Päckchen Vanillezucker

1 Päckchen Backpulver

2 TL Zimt

1 Prise Nelken

1 Prise Kardamom

100 g Zartbitterschokolade, gehackt

Für die Glasur:

100 g Zartbitterschokolade

2 TL Zimt

50 g gehackte Haselnüsse, optional

ZUBEREITUNG

Vorbereitungen: Den Backofen auf 180 °C Ober- und Unterhitze vorheizen. Die Springform mit etwas Margarine einfetten.

Für den Teig:

1. Flüssige Zutaten: In einem Messbecher alle Zutaten miteinander verquirlen. Beiseite stellen.

2. Trockene Zutaten: Die trockenen Komponenten in einer separaten Schüssel vermengen.

3. Zusammenfügen: Die flüssige Masse zu den trockenen Zutaten gießen und vorsichtig vermengen. Hierbei nicht zu lange rühren, da der Teig sonst zäh wird.

Den Teig in eine gefettete Springform füllen.

Backen: Im Backofen für ca. 20–30 Minuten backen. Er ist fertig, wenn am Holzstäbchen kein Teig mehr hängen bleibt.

Auskühlen und stürzen: Den Kuchen aus dem Ofen nehmen und 20 Minuten abkühlen lassen. Anschließend aus der Form stürzen und komplett auskühlen lassen.

Für die Glasur: Zartbitterschokolade kleinhacken und im Wasserbad schmelzen. Mit Zimt verfeinern und über den Kuchen geben. Optional mit gehackten Haselnüssen bestreuen und aushärten lassen.

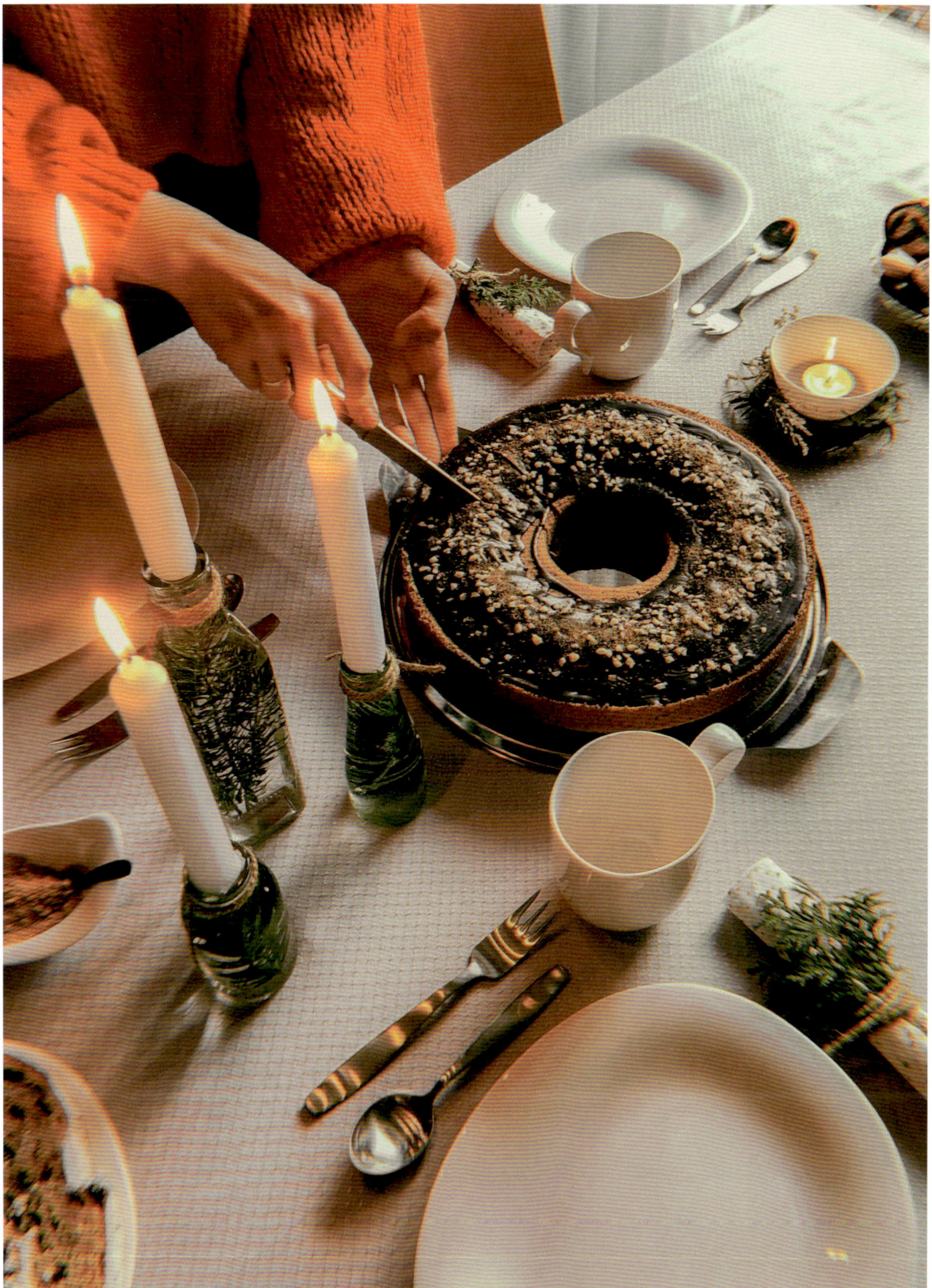

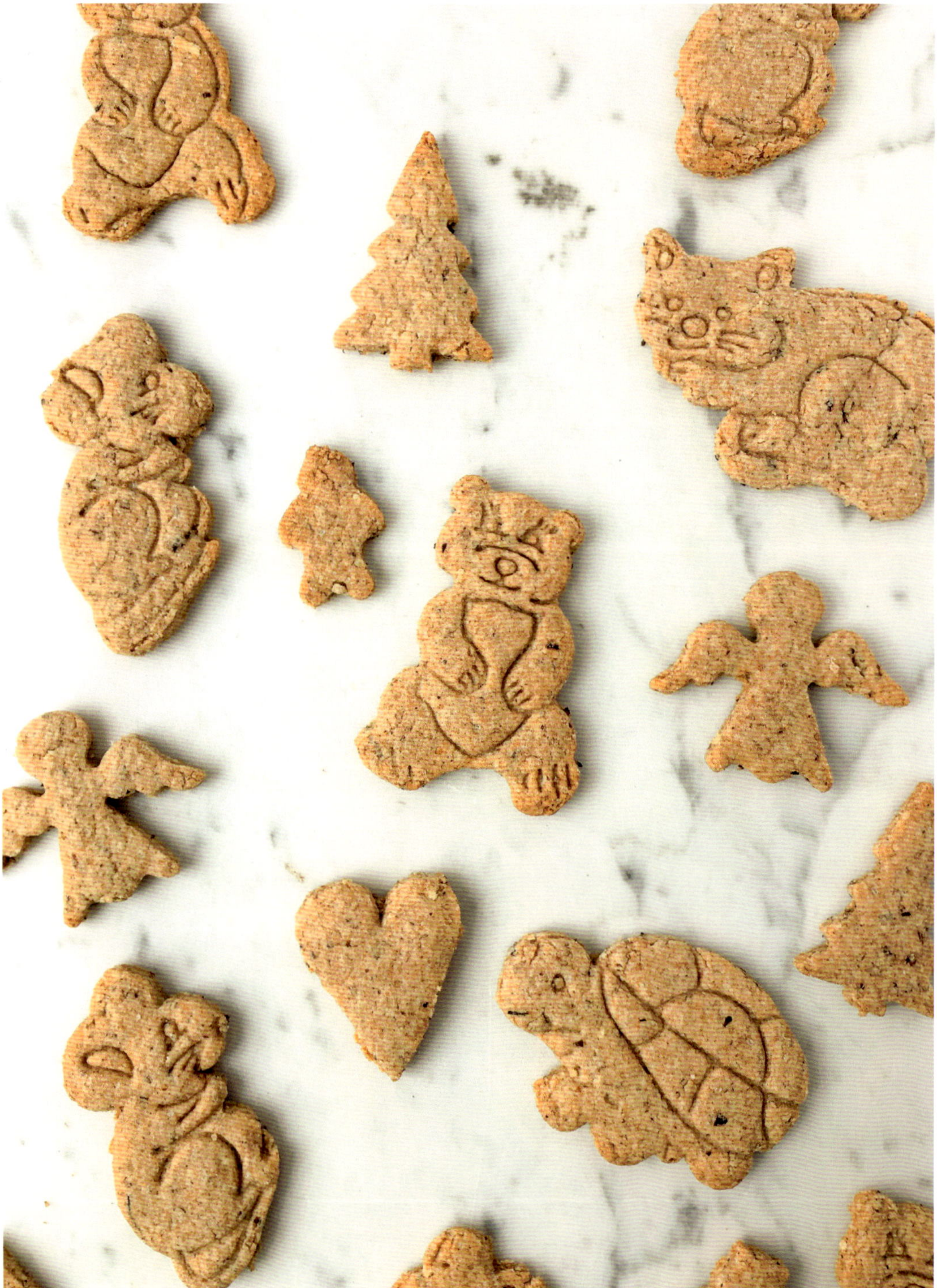

DINKEL-PLÄTZCHEN

Diese Weihnachtsleckerei ist herrlich knusprig, nicht zu süß und schön aromatisch durch das Vollkornmehl und die gemahlenen Mandeln. Auch, wenn sie so simpel sind, werden sie von mir jedes Jahr gebacken. Sie sind ideal zum Ausstechen, anfängertauglich und gut geeignet zum Backen mit Kindern. In Gläser verpackt und schön dekoriert sind sie zudem ein tolles Geschenk.

EMISSIONEN FÜR DIESES GERICHT:

vegan 596,89 g CO_2e
tierisch 2.418,23 g CO_2e mit Butter und Ei

ZUTATEN

Für 2 Backbleche

Für den Teig:

1. Feuchte Zutaten:

3 EL Haferdrink

3 EL Wasser

1 EL gemahlene Leinsamen

100 g kalte Margarine

2. Trockene Zutaten:

250 g Dinkelvollkornmehl

60 g Rübenzucker

70 g gemahlene Mandeln

1/2 TL Backpulver

1 Prise Salz

1/2 TL Zimt

1 Prise Muskat

ZUBEREITUNG

Für den Teig:

1. Feuchte Zutaten: In einem Messbecher Haferdrink, Wasser und gemahlene Leinsamen miteinander verquirlen. Beiseite stellen.

2. Trockene Zutaten: Das Mehl mit den restlichen trockenen Komponenten in einer Schüssel verrühren.

3. Zusammenfügen: Die Margarine ca. 1cm groß würfeln und zu den trockenen Zutaten in die Schüssel geben. Zusammen mit den feuchten Zutaten zu einem homogenen Teig kneten.

4. Teig kaltstellen: Den Teig für 30–60 Minuten im Kühlschrank oder auf der Fensterbank kaltstellen.

Vorbereitungen: Den Backofen auf 180 °C Ober- und Unterhitze vorheizen. Zwei Backbleche mit Backpapier auslegen.

Ausstechen: Den Teig portionsweise auf gut bemehlter Arbeitsfläche 0,5 cm dick ausrollen. Dabei regelmäßig wenden und ggf. mit Mehl bestäuben. Die Plätzchen mit der gewünschten Form ausstechen und auf die vorbereiteten Bleche legen.

Backen: Im Ofen für 10–15 Minuten backen, bis die Plätzchen goldbraun sind. Anschließend auf dem Blech abkühlen lassen. In einem luftdichten Behälter aufbewahren.

PULSNITZER PFEFFERKUCHEN

Diese Pfefferkuchen sind ein traditionelles Weihnachtsgebäck aus meiner sächsischen Heimat. Sie unterscheiden sich von anderen Lebkuchenvarianten durch die längere Lagerung und Reifung des Grundteigs. Der Geschmack ist dadurch besonders intensiv und gibt Zimt, Nelke, Anis und den vielen anderen Gewürzen Raum zur vollen Entfaltung ihres Aromas. Für eine klimafreundliche Variante habe ich eine vegane Version ohne Honig und Ei kreiert, die mindestens genauso gut schmeckt wie das Pulsnitzer Original.

EMISSIONEN FÜR DIESES GERICHT:

vegan 1.373 g CO_2e
tierisch 2.875 g CO_2e mit Honig, Butter und Ei

ZUTATEN

Für 5–6 Backbleche

Für die Melasse:

300 g Zuckerrübensirup

100 g Rübenzucker

125 g Margarine

Für den Teig:

550 g Mehl

20 g Lebkuchengewürz

100 g Mandeln, gemahlen

1 TL Zitronenschale, gerieben

100 g Orangeat

5 EL Apfelmus

Für das Backtriebmittel:

5 g Pottasche

4 g Hirschhornsalz

Hinweis: Pottasche und Hirschhornsalz sind Backtriebmittel, welche bei schweren Teigarten zum Einsatz kommen. In der Weihnachtszeit findet ihr diese in jedem gut sortierten Supermarkt.

Zum Verzieren:

Variante 1 – vor dem Backen: Mandeln in den Teig drücken

Variante 2 – nach dem Backen: geschmolzene Zartbitterschokolade und gehobelte Mandeln

Variante 3 – nach dem Backen: Zuckerguss

ZUBEREITUNG

Achtung: 24–72 Stunden Teigruhe einplanen.

Für die Melasse: In einem Topf Zuckerrübensirup, Rübenzucker und Margarine allmählich erhitzen. Die Masse mit einem Schneebesen rühren, bis der Rübenzucker gelöst ist. Vom Herd nehmen und auskühlen lassen.

Für den Teig: Das Mehl in eine Rührschüssel geben. Lebkuchengewürz, gemahlene Mandeln und Zitronenschale zugeben und unter das Mehl rühren. Das Orangeat sehr fein hacken. Dem Teig zusammen mit dem Apfelmus zufügen.

Für das Backtriebmittel: Die Pottasche mit dem Hirschhornsalz in 2 EL Wasser auflösen.

Zusammenfügen: Die ausgekühlte Melassemischung zu der Teigmischung geben. Die gelöste Pottasche und Hirschhornsalz zufügen und alles zu einem glatten Teig kneten. Dieser wird etwas klebrig sein.

Teigruhe: Den Teig zugedeckt mindestens für 1 Tag kühl stellen und ruhen lassen.

Vorbereitungen: Den Backofen auf 180 °C Ober- und Unterhitze vorheizen. Backbleche mit Backpapier auslegen.

Ausstechen: Den Teig portionsweise auf gut bemehlter Arbeitsfläche 0,5 cm dick ausrollen. Dabei regelmäßig wenden und ggf. mit Mehl bestäuben. Die Pfefferkuchen mit der gewünschten Form ausstechen und auf die vorbereiteten Bleche legen. Wichtig: Zwischen den einzelnen Pfefferkuchen genügend Platz (ca. 5 cm) lassen.

Backen: Im Ofen für 10–15 Minuten backen. Danach auskühlen lassen.

Zum Verzieren: Nach beliebiger Variante verzieren.

Aufbewahrung: In einer Blechdose mit Deckel aufbewahren. Dabei den Deckel nur lose auflegen und erst nach einer Woche fest verschließen. Dadurch bleiben die Lebkuchen saftig und weich.

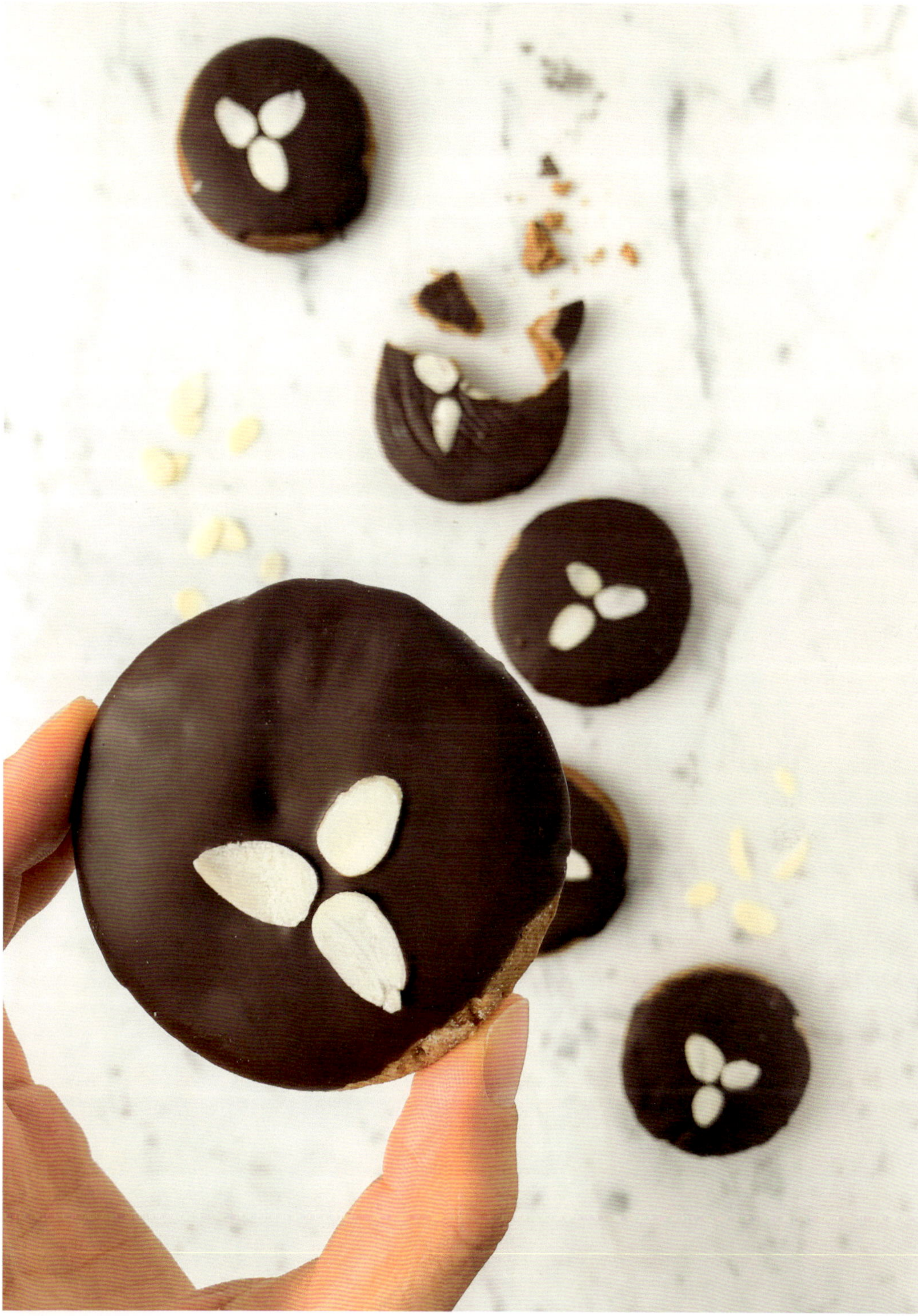

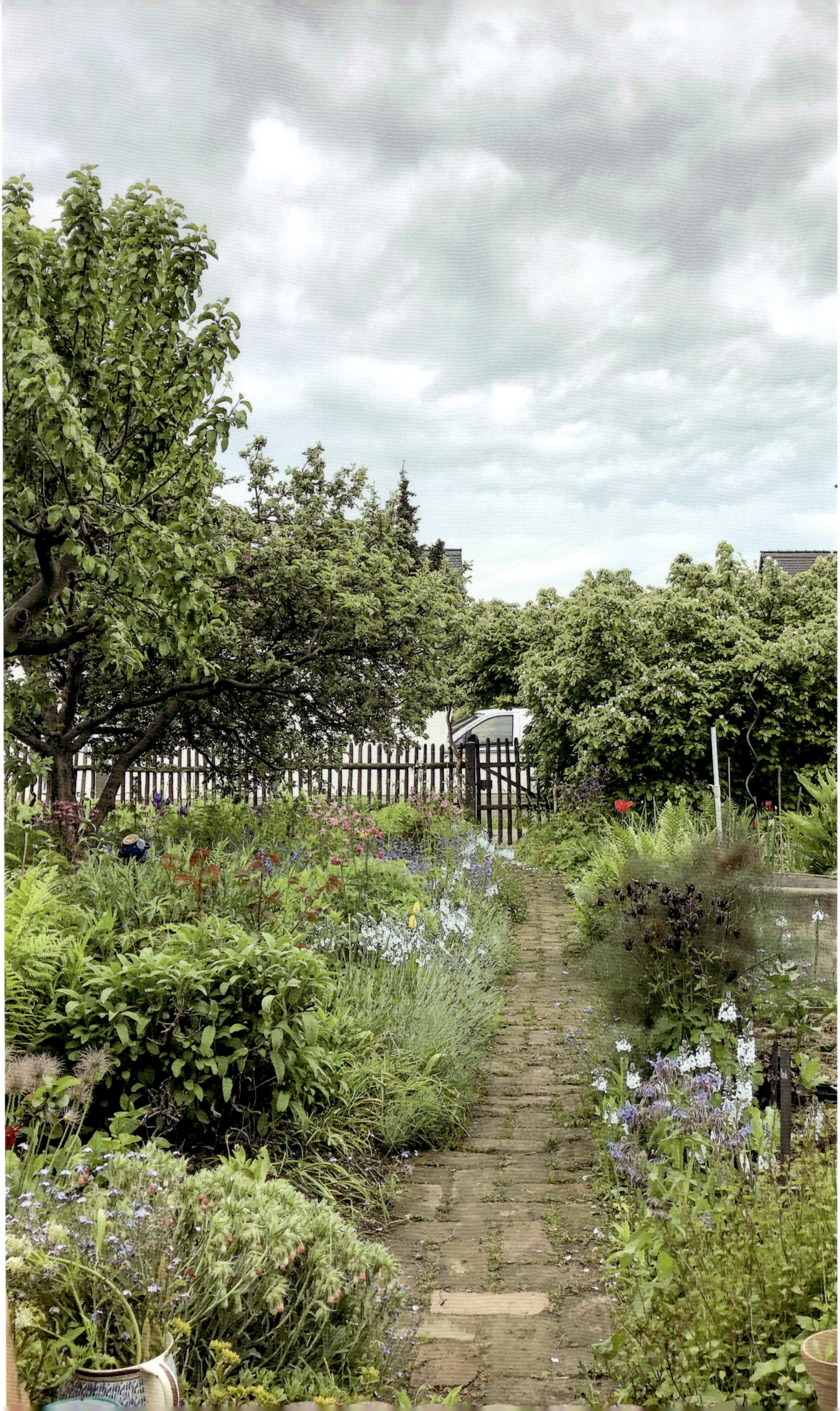

ANHANG

Das war ein fantastisches Jahr voller bunter Rezepte aus zahlreichen Obst- und Gemüsesorten.

Ich hoffe, du hast die saisonalen Besonderheiten so richtig genossen und die Freude am umweltfreundlichen Kochen für dich entdeckt.

Auch wenn ich mich schon eine ganze Weile vegan ernähre, bin ich immer wieder von Neuem erstaunt, was uns die Natur für facettenreiche Leckereien zu bieten hat und was sich alles daraus zaubern lässt.

Welcher Monat hat dir am besten geschmeckt? Und hast du vielleicht ein heimisches Produkt neu für dich entdecken können?

Im Anhang dieses Buches findest du die vollständige CO_2e-Datenbank, welche Grundlage für die Berechnungen der CO_2e-Emissionen der Rezepte in diesem Buch ist. Mit ihr kannst du dir selbst einen Überblick über die einzelnen Lebensmittel verschaffen und nach Belieben deine eigenen klimafreundlichen Gerichte zusammenstellen.

CO_2e-DATENBANK

Obst	CO_2e/ 100 g
Ananas per Flugzeug	1.510
Apfel (Bio), Durchschnitt	20
Apfel aus Neuseeland	80
Apfel, regional im April	40
Apfel, regional im Herbst	30
Apfel, Durchschnitt	30
Aprikose	20
Banane	55
Birne	36
Blaubeere	46
Blaubeere, gefroren	64
Brombeere	44
Dattel	199
Erdbeeren, frisch Winter	340
Erdbeeren, frisch Saison	54
Erdbeeren, gefroren	70
Feigen	72
Granatapfel	72
Himbeere	44
Himbeere, gefroren	66
Kaki	700
Kirschen	58
Kiwi	75
Limette	56
Mango	66
Nektarine	29
Orange/Apfelsine	43
Pfirsich	43
Pflaume	32
Pflaume, getrocknet	213
Rosinen	141
Wassermelone	160
Weintrauben	33
Zitrone	36

Gemüse	CO_2e/ 100 g
Aubergine	66
Avocado	97
Bärlauch	42
Basilikum	27
Blumenkohl	39
Bohne	103
Brokkoli	44
Brokkoli, gefroren	70
Champignons	130
Chicorée	21
Dill	54
Eisbergsalat	24
Erbsen, gefroren	120
Erbsen, in Schoten	55
Feldsalat	27
Fenchel	44
Grünkohl	29
Gurke	56
Ingwer	123
Karotten	18
Kartoffeln, frisch	15
Kartoffeln, Lagerware	40
Knoblauch	100
Knollensellerie	41
Kohlrabi	33
Kopfsalat	27
Kürbis	90
Kurkuma	65
Lauch	20
Lauchzwiebel	37
Linsen, getrocknet	101
Mangold	20
Pak Choi	30
Paprika	60
Petersilie	54
Petersilienwurzel	56
Radicchio	27
Radieschen	32
Rettich	32
Rhabarber	22
Rosenkohl	57
Rosenkohl, gefroren	114
Rote Bete	18
Rotkohl	30
Rucola	35
Spargel	100
Spinat, frisch	20
Spitzkohl	30
Stangensellerie	45
Steckrübe	30
Süßkartoffel	41
Tomate, getrocknet	104
Tomaten, beheizt – Winter	290
Tomaten, saisonal	30
Tomaten, Durchschnitt	80
Weißkohl/Wirsing	30
Zucchini	22
Zwiebeln	64

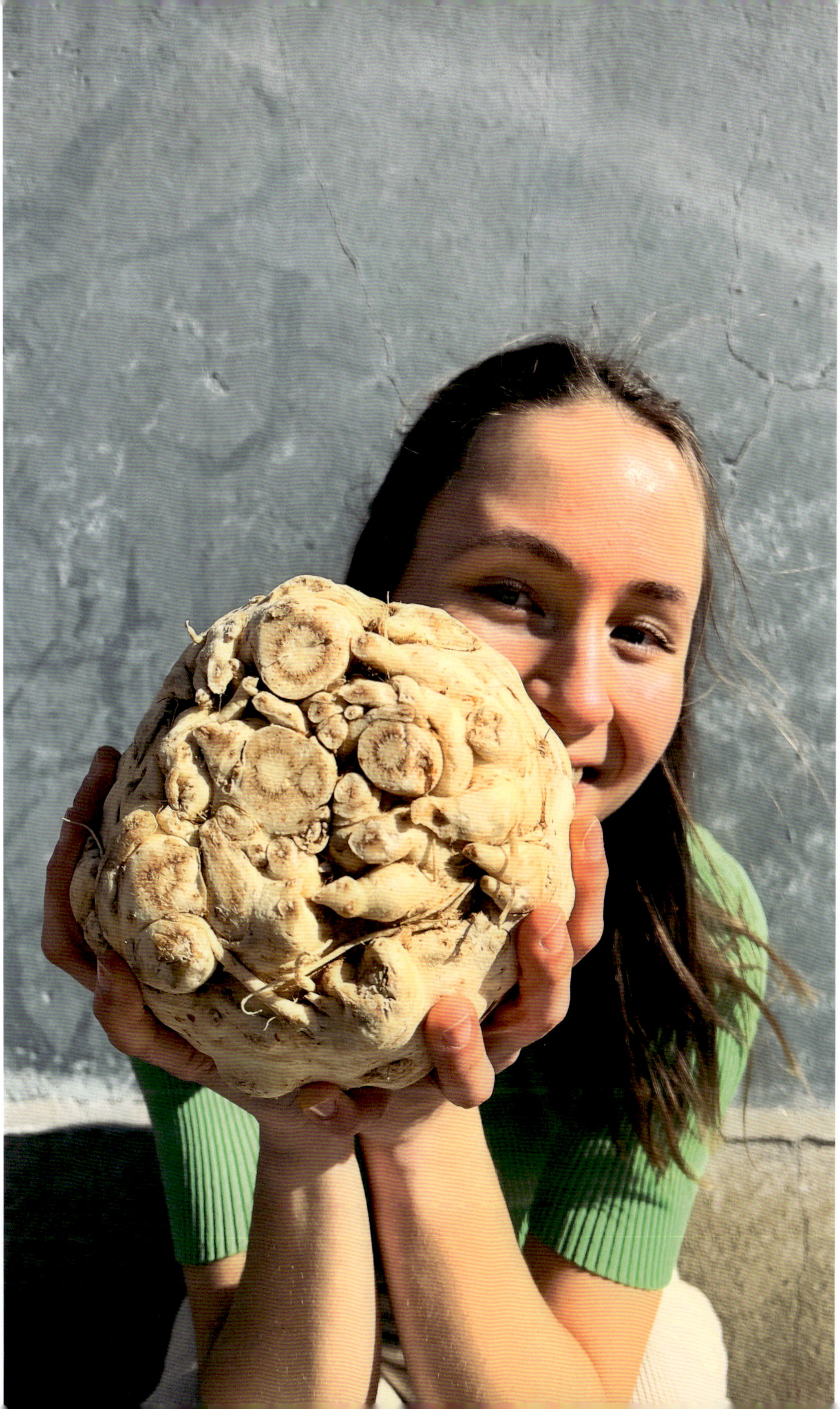

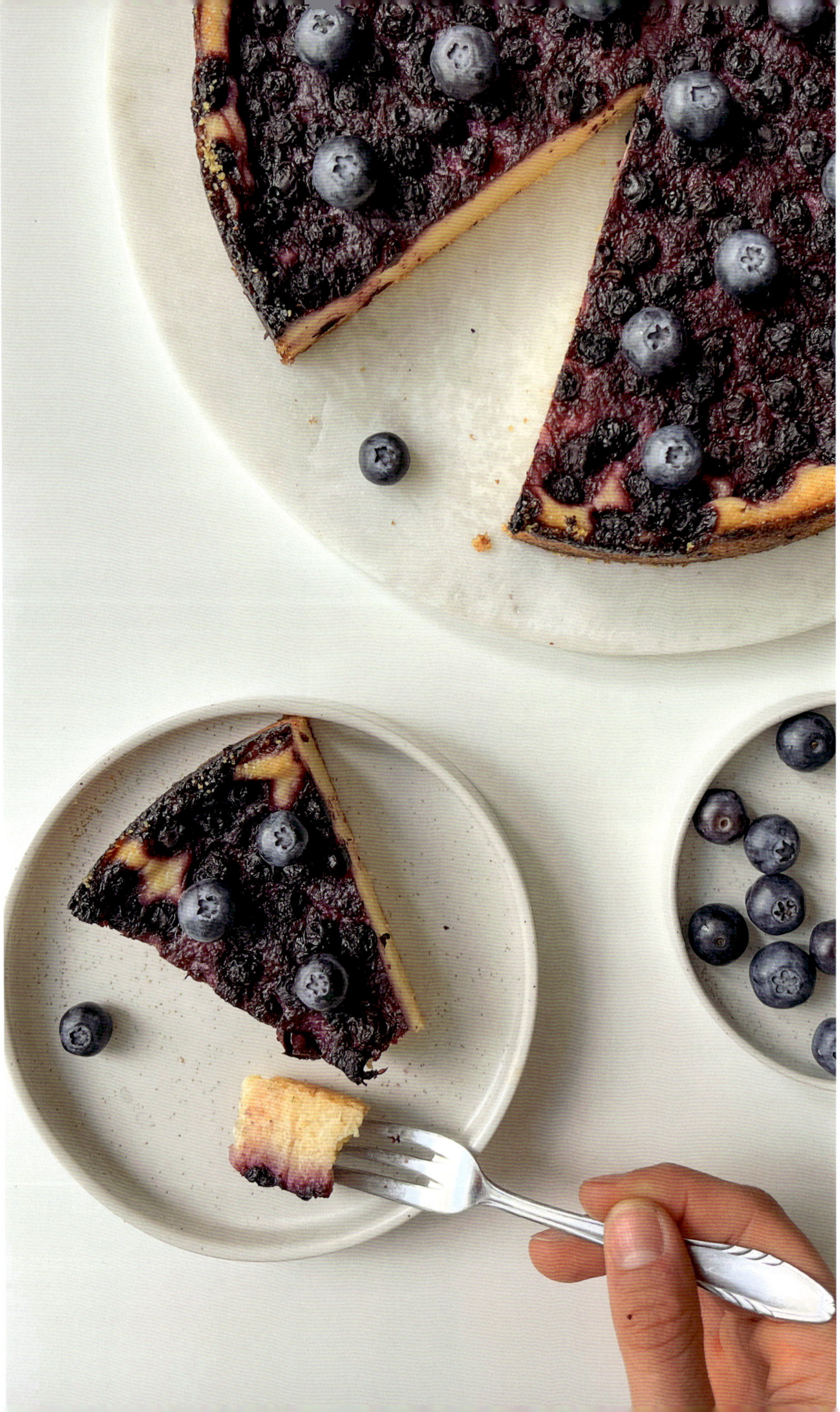

Stärkehaltige Produkte	CO_2e/ 100 g
Baguette	125
Blätterteig	130
Brötchen	125
Buchweizen	60
Buchweizenmehl	78
Bulgur	121
Couscous	78
Dinkel, Reisersatz	70
Dinkelmehl	87
Fladenbrot	140
Flammkuchenteig	137
Gnocchi	100
Grieß, Mais	64
Grieß, Vollkornweizen	78
Grünkernschrot	60
Haferflocken	99
Hirse	61
Kartoffeln, frisch	20
Kartoffeln, Lagerware	40
Kartoffelpüreepulver	90
Kichererbsenmehl	108
Laugengebäck	125
Linsenmehl	101
Nudeln	128
Paniermehl	99
Quinoa	26
Reis	303
Speisestärke, Mais	77
Süßkartoffel	41
Vollkornbrot	125
Vollkornmehl	78
Vollkornreis	281
Weizenmehl	78
Cornflakes	134

Zucker und Süßigkeiten	CO_2e/ 100 g
Agavendicksaft	97
Ahornsirup	148
Honig, Glas	93
Pflaumenmus	46
Puderzucker	89
Schokolade, dunkel	248
Schokolade, Vollmilch	398
Schokolade, weiß	448
Traubenzucker	478
Zucker, Rohzucker	150
Zucker, Rübenzucker	70
Zuckerrübensirup	70
Marmelade	169
Gelierzucker	65

Nüsse, Kerne und Samen	CO_2e/ 100 g
Cashewkerne	404
Chiasamen	340
Erdnussbutter/-mus	191
Erdnüsse	212
Hanfsamen	150
Haselnüsse	270
Haselnussmus	302
Kürbiskerne	169
Leinsamen	140
Macadamianüsse	2,68
Mandelmus	212
Mandeln	212
Paranüsse	268
Pekannüsse	268
Pinienkerne	252
Pistazien	406
Sesam	261
Sonnenblumenkerne	92
Tahin	260
Walnüsse	213

Backzutaten	CO_2e/ 100 g
Backpulver	150
Hefe	75
Kakaobutter	163
Kakaopulver	102
Kuvertüre	398
Natron	125
Vanillezucker, 1 Päckchen	18,7
Vanille, 1 Prise	13,8

weiter auf nächster Seite »

Würzmittel und Öle	CO_2e/ 100 g
Apfelessig	328
Essig Balsamico/Weißer	147
Chiliflocken	241
Gemüsebrühe, Instant	261
Hefeflocken	75
Hühnerbrühe	219
Kala Namak	371
Kardamom	65
Ketchup	64
Knoblauchpulver	100
Kokosöl	316
Koriandersamen	66
Kräuter, getrocknet	445
Kreuzkümmel	50
Kurkuma	65
Leinöl	286
Meersalz	380
Misopaste	152
Muskatnuss	367
Nelken	444
Nori-Algen	20
Olivenöl	441
Paprikapulver	427
Pfeffer	531
Rapsöl	200
Rauchsalz	371
Rinderbrühe	705
Senf	110
Sojasauce	20
Sonnenblumenöl	322
Zimt	64

Fleisch, Fisch, Ei und Ersatzprodukte	CO_2e/ 100 g
Bockwurst	439
Veggieburger Erbsenbasis	180
Veggieburger Sojabasis	110
Ei, 60 g	300
Fleischwurst	439
Garnelen	1.020
Geflügelbratwurst	440
Gemüse-Nuggets/Schnitzel	130
Hähnchen, Nuggets	330
Hering	264
Huhn, Durchschnitt	451
Hummer	247
Kalbfleisch, Durchschnitt	463
Kalbfleisch, Hackfleisch	2.250
Lachs	714
Lachsforelle	434
Lammfleisch	1.120
Muscheln	339
Rindfleisch, Durchschnitt	1.690
Rindfleisch, Roastbeef	3.950
Rindfleisch, Schnitzel	2.250
Schweinefleisch	460
Schweinefleisch, Hack	439
Seitan	250
Sojaschnetzel	100
Speck	605
Tempeh	70
Thunfisch	414
Tofu	100
Wildfleisch, Hirsch	1.150
Wurst-Ersatz, vegan	170

Milch und Milchersatz	CO_2e/ 100 g
Brie	667
Butter	1.201
Buttermilch	119
Dinkeldrink	17
Emmentaler	325
Feta	340
Frischkäse	325
Gorgonzola	667
Hafersahne	25
Haferdrink	25
Joghurt	222
Käse, Durchschnitt	865
Kokosmilch	179
Kondensmilch	327
Mandeldrink	30
Margarine, vollfett	135
Mascarpone	617
Mayonnaise	191
Milch, fettarm	143
Milch, Vollmilch	188
Mozarella	675
Parmesan	942
Quark	426
Sahne	420
Saure Sahne	300
Sojajoghurt	121
Sojaquark	140
Sojadrink	60
Veganer Käse	200
Ziegenkäse	670
Ziegenmilch	111

Konserven	CO_2e/ 100 g
Ananas, Dose/Glas	180
Apfelmus, Glas	130
Artischockenherzen	68
Bohnen, Dose/Glas	130
Champignons, Dose/Glas	240
Erbsen, Dose/Glas	170
Gewürzgurken	130
Grünkohl, Glas	90
Ingwer, eingelegt	164
Karpern, Dose/Glas	106
Kichererbsen, Dose/Glas	130
Kidneybohnen, Dose/Glas	130
Linsen, Dose/Glas	170
Lupinen, Glas	120
Mais, Dose/Glas	120
Mangomark	65
Olive, Glas	145
Pfirsiche, Dose/Glas	160
Rote Bete, Glas	130
Rotkohl, Glas	70
Sauerkraut	130
Schwarze Bohnen	103
Tomate, Dose/Glas	93
Tomate, passiert, Glas	190
Tomate, passiert, Karton	160
Tomatenmark	430
Weiße Bohnen, Dose/Glas	130

Getränke	CO_2e/ 100 g
Alkoholfreies Bier	43
Apfelsaft	71
Bier	43
Eistee	100
Grüntee	71
Kaffeebohne	110
Karottensaft	18
Kräutertee	192
Limonade	96
Rote-Beete-Saft	60
Schwarztee	71
Tomatensaft	40
Traubensaft	122
Wasser, Leitungswasser	0
Weißwein	174
Glühwein	147
Rotwein	147
Orangensaft	43
Mineralwasser, mit	70
Mineralwasser, ohne	56

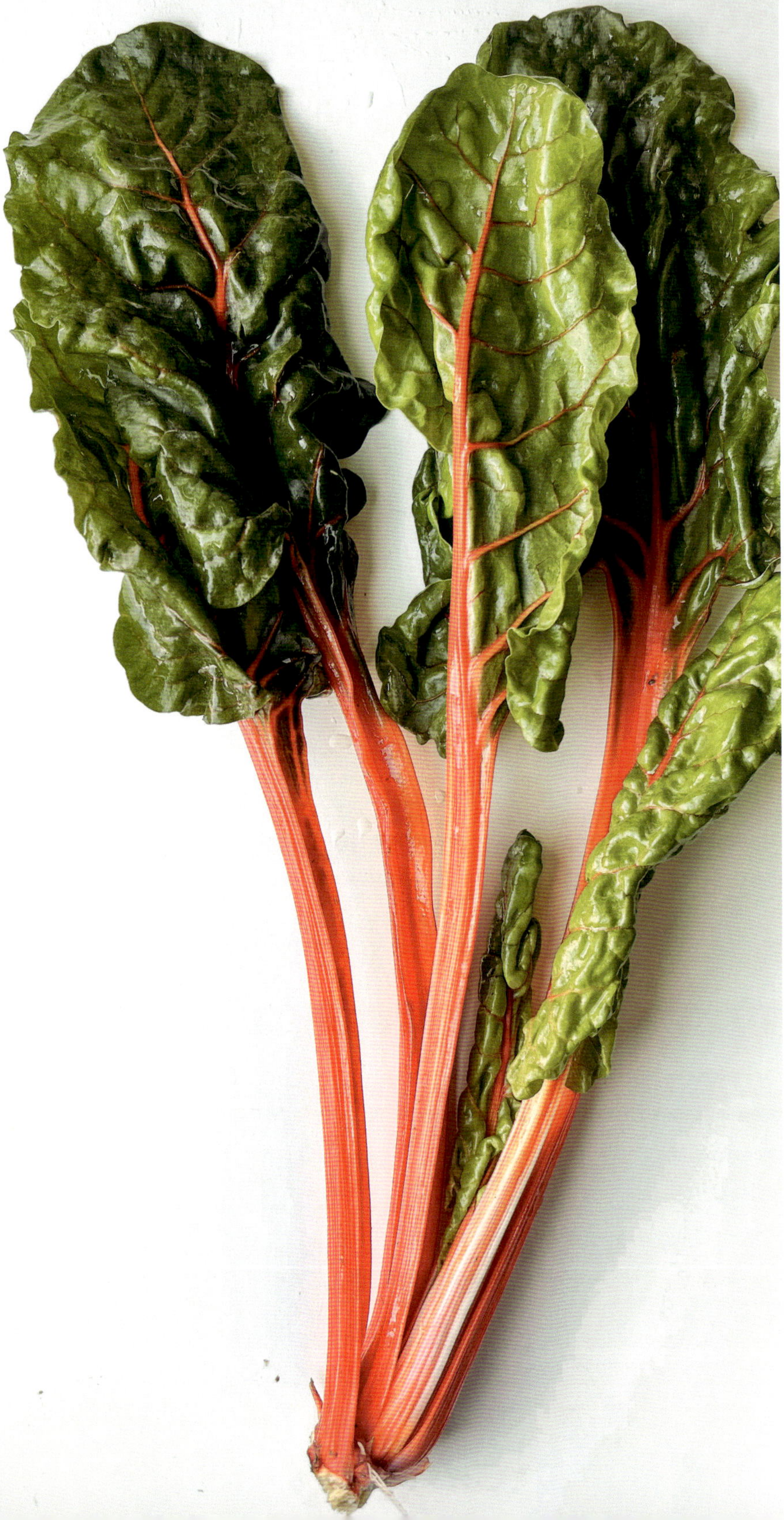

QUELLEN

ZUSAMMENHANG ERNÄHRUNG UND KLIMA, S. 12-13

[1] https://www.umweltbundesamt.de/themen/wirtschaft-konsum/konsum-umwelt-zentrale-handlungsfelder#bedarfsfelder, Zugriff am 22.06.2022.
[2] https://www.nature.com/articles/s43016-021-00225-9.epdf, Zugriff am 02.06.2022.
[3] https://www.klimawandel-gesundheit.de/materialien/factsheets/factsheet-ernahrung/#sdfootnote2sy, Zugriff am 29.04.2022.
[4] https://www.boell.de/sites/default/files/2022-01/Boell_Fleischatlas2021_V01_kommentierbar.pdf, S.10, Zugriff am 18.07.2022.
[5] https://www.zdf.de/nachrichten/wirtschaft/fleischkonsum-verzehr-jahrzehnte-tief-100.html, Zugriff am 18.07.2022.
[6] https://www.ble.de/SharedDocs/Pressemitteilungen/DE/2022/220502_Milchmarkt_2021.html, Zugriff am 18.07.2022.
[7] https://www.youtube.com/watch?v=PGZL-UNLlsk, Zugriff am 07.05.2022.

WAS STECKT IN 1 KG RINDFLEISCH?, S. 14-15

[8] https://albert-schweitzer-stiftung.de/aktuell/1-kg-rindfleisch, Zugriff am 08.05.2022.
[9] https://www.landwirtschaft.de/diskussion-und-dialog/umwelt/wie-klimaschaedlich-sind-tierische-lebensmittel, Zugriff am 08.05.2022.
[10] https://www.youtube.com/watch?v=PGZL-UNLlsk, Zugriff am 07.05.2022.
[11] https://albert-schweitzer-stiftung.de/aktuell/1-kg-rindfleisch, Zugriff am 08.05.2022.
[12] https://www.welt.de/wissenschaft/article6012574/Ein-Kilo-Rindfleisch-kostet-15-000-Liter-Wasser.html, Zugriff am 08.05.2022.
[13] https://www.mutterkuh.ch/content/1/Downloads/Produzenten-Infos/Fachinfos/Umwelt/Wie%20viel%20Wasser%20steckt%20wirklich%20im%20Rindfleisch.pdf, Zugriff am 18.07.2022.
[14] https://de.statista.com/statistik/daten/studie/206250/umfrage/landwirtschaftliche-nutzflaeche-in-deutschland/, Zugriff am 18.07.2022.
[15] https://www.wwf.de/fileadmin/user_upload/WWF_Fleischkonsum_web.pdf, S.34; Zugriff am 18.07.2022.
[16] https://www.bund.net/themen/aktuelles/detail-aktuelles/news/fleischkonsum-der-deutschen-schadet-klima-und-umwelt-im-ausland/, Zugriff am 08.05.2022.
[17] Buch: Essen ändert alles, von Holger Stromberg, Südwest Verlag, 2019, S. 19.
[18] https://www.br.de/nachrichten/wissen/weltweit-verschwinden-pro-minute-30-fussballfelder-regenwald,ROdmAXq, Zugriff am 08.05.2022.
[19] Buch: Vegan-Guide, von Patrick Bolk, Südwest Verlag, 2016, S. 13.
[20] https://wholeyorganics.com/blogs/ernaehrung/vegane-ernaehrung-umwelt, Zugriff am 18.07.2022.
[21] https://www.unverbissen-vegetarisch.de/2011/12/seitan-tofu-soja-95-prozent-weniger-klimagase-durch-pflanzenfleisch/,eZugriff am 31.05.2022.

DIE FOLGEN DER KLIMAKRISE, S. 16

[22] https://www.leopoldina.org/fileadmin/redaktion/Publikationen/Infomaterial/Factsheet_Klimawandel_1.1_DE_web.pdf, Zugriff am 29.05.2022.

BEGRENZTES CO_2-BUDGET, S. 17

[23] https://utopia.de/ratgeber/das-co2-budget-der-menschheit-wie-viel-co2-duerfen-wir-noch-ausstossen/, Zugriff am 29.05.2022.
[24] https://helmholtz-klima.de/aktuelles/welche-teile-des-klimasystems-drohen-bei-ueber-2-grad-zu-kippen, Zugriff am 29.09.2022.

CO_2-FUSSABDRUCK, S. 18-19

[25] https://www.umweltbundesamt.de/service/uba-fragen/wie-hoch-sind-die-treibhausgasemissionen-pro-person, Zugriff am 30.05.2022.
[26] https://www.prima-klima-weltweit.de/co2-berechnen/, Zugriff am 30.05.2022.
[27] https://europa.eu/youth/get-involved/sustainable-development/how-reduce-my-carbon-footprint_de, Zugriff am 30.05.2022.
[28] https://klimaandmore.de/?p=1896, Zugriff am 30.05.2022.

CO_2-BERECHNUNGEN, S. 20-21

[29] https://www.ifeu.de/fileadmin/uploads/Reinhardt-Gaertner-Wagner-2020-Oekologische-Fußabdruecke-von-Lebensmitteln-und-Gerichten-in-Deutschland-ifeu-2020.pdf, Zugriff am 20.05.2022.
[30] https://emyze.com/, entnommen aus der Mobilen App, Zugriff am 20.05.2022.

VEGAN FÜRS KLIMA, S. 22-23

[31] https://www.boell.de/de/2018/01/10/klima-viel-weniger-emissionen-nur-mit-viel-weniger-tieren, Zugriff am 18.07.2022.
[32] https://albert-schweitzer-stiftung.de/aktuell/1-kg-rindfleisch, Zugriff am 08.05.2022.
[33] https://www.science.org/doi/full/10.1126/science.aaq0216, Zugriff am 18.07.2022.
[34] https://www.oekotest.de/essen-trinken/Vegan-fuers-Klima-Das-haben-Fleisch-Kaese-Co-mit-Klimawandel-zu-tun-_11271_1.html, Zugriff am 02.06.2022.
[35] https://journals.plos.org/climate/article?id=10.1371/journal.pclm.0000010, Zugriff am 19.07.2022.
[36] https://www.kleingeldhelden.com/2022/06/5-gute-gruende-um-vegan-zu-leben/, Zugriff am 18.07.2022.
[37] https://www.peta.de/neuigkeiten/studie-vegane-welt/, Zugriff am 16.05.2022.

REGIONAL UND SAISONAL, S. 24-25

[38] https://energiekonsens.de/media/pages/media/edc11fc2aa-1612789453/ek002_rz06_gemuse_und_obst_dig.pdf, Zugriff am 02.06.2022.
[39] https://www.allmydeer.com/artenvielfalt-warum-bio-landwirtschaft-fuer-die-biodiversitaet-so-wichtig-ist/, Zugriff am 07.06.2022.

REZEPTREGISTER

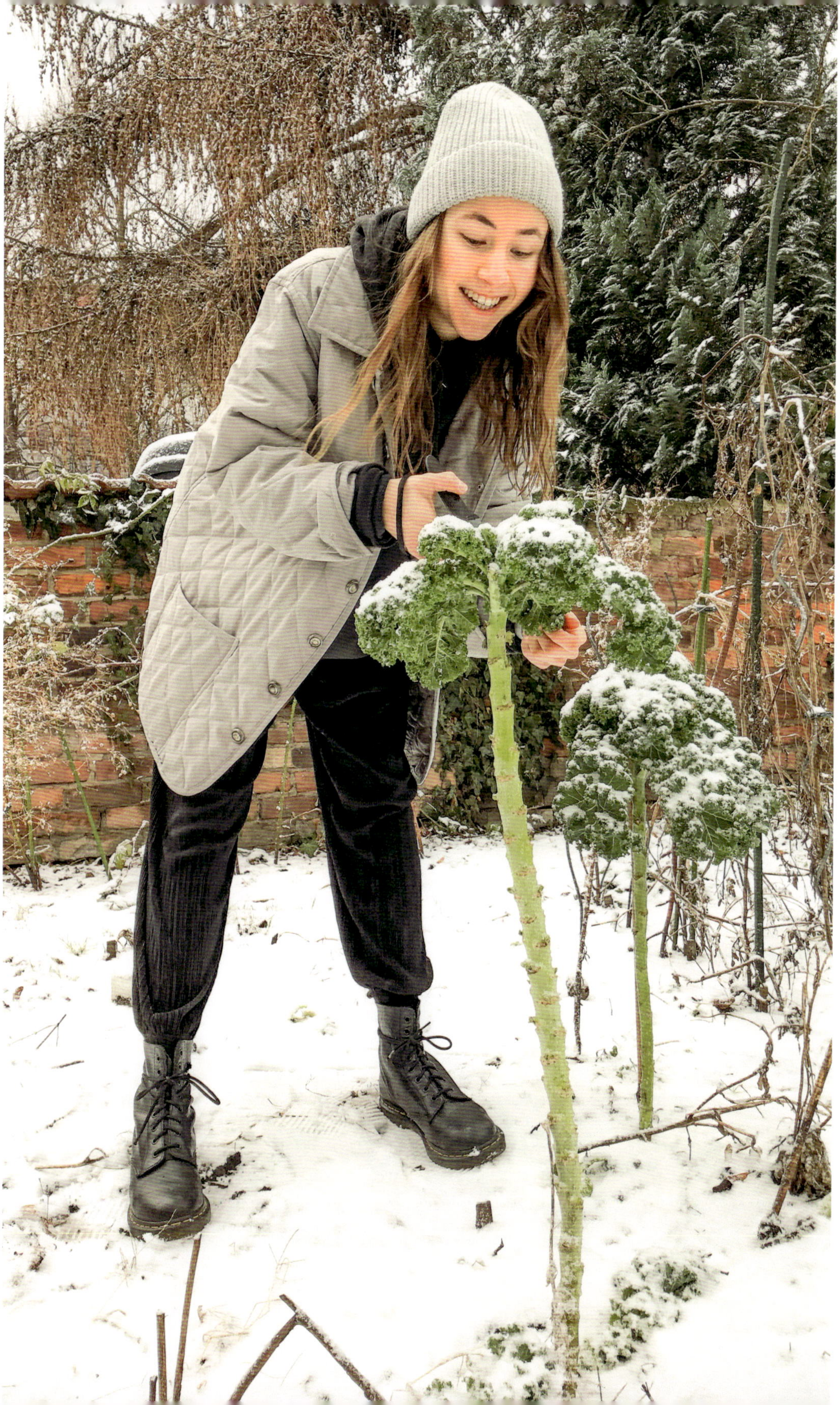

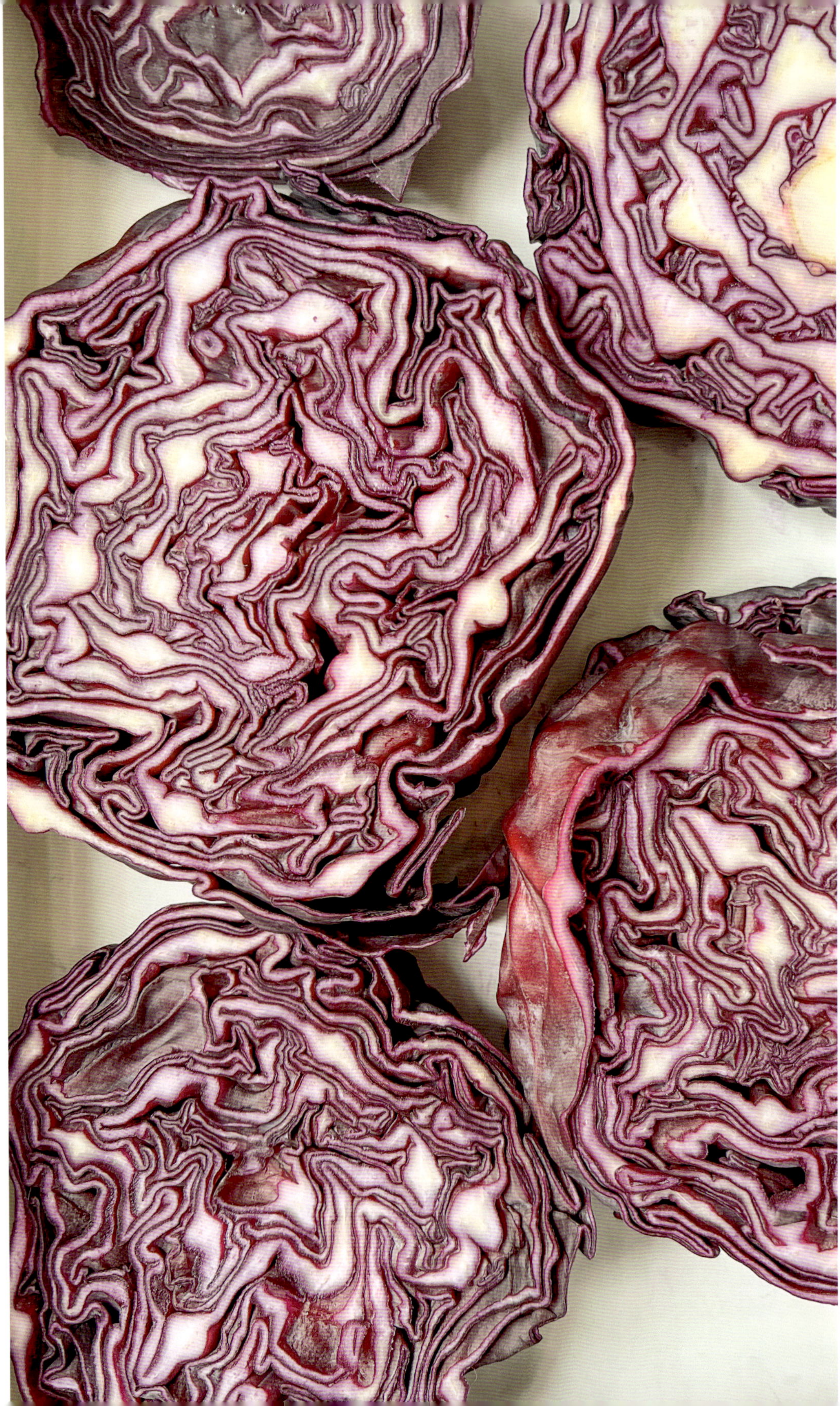

ZUTATENREGISTER

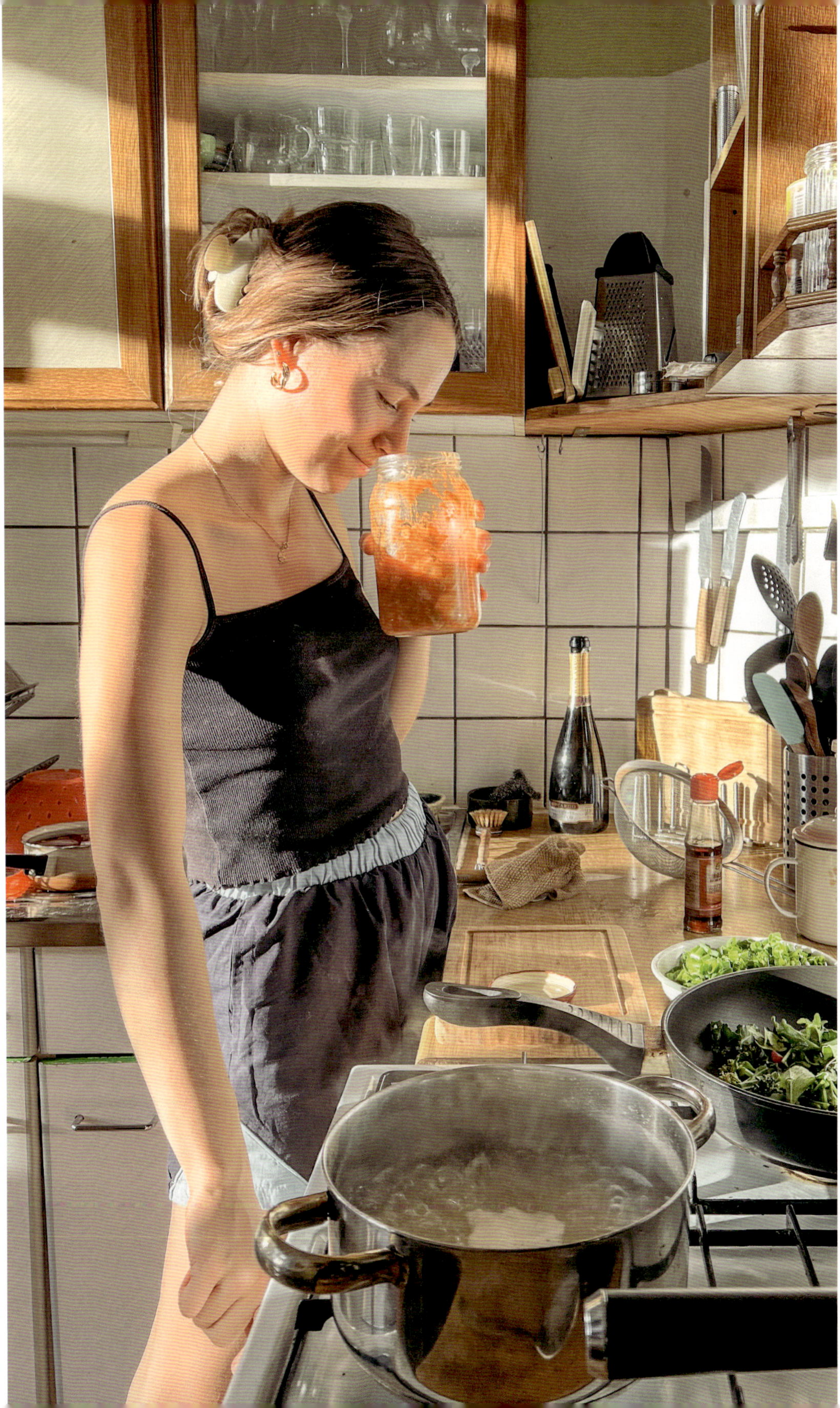

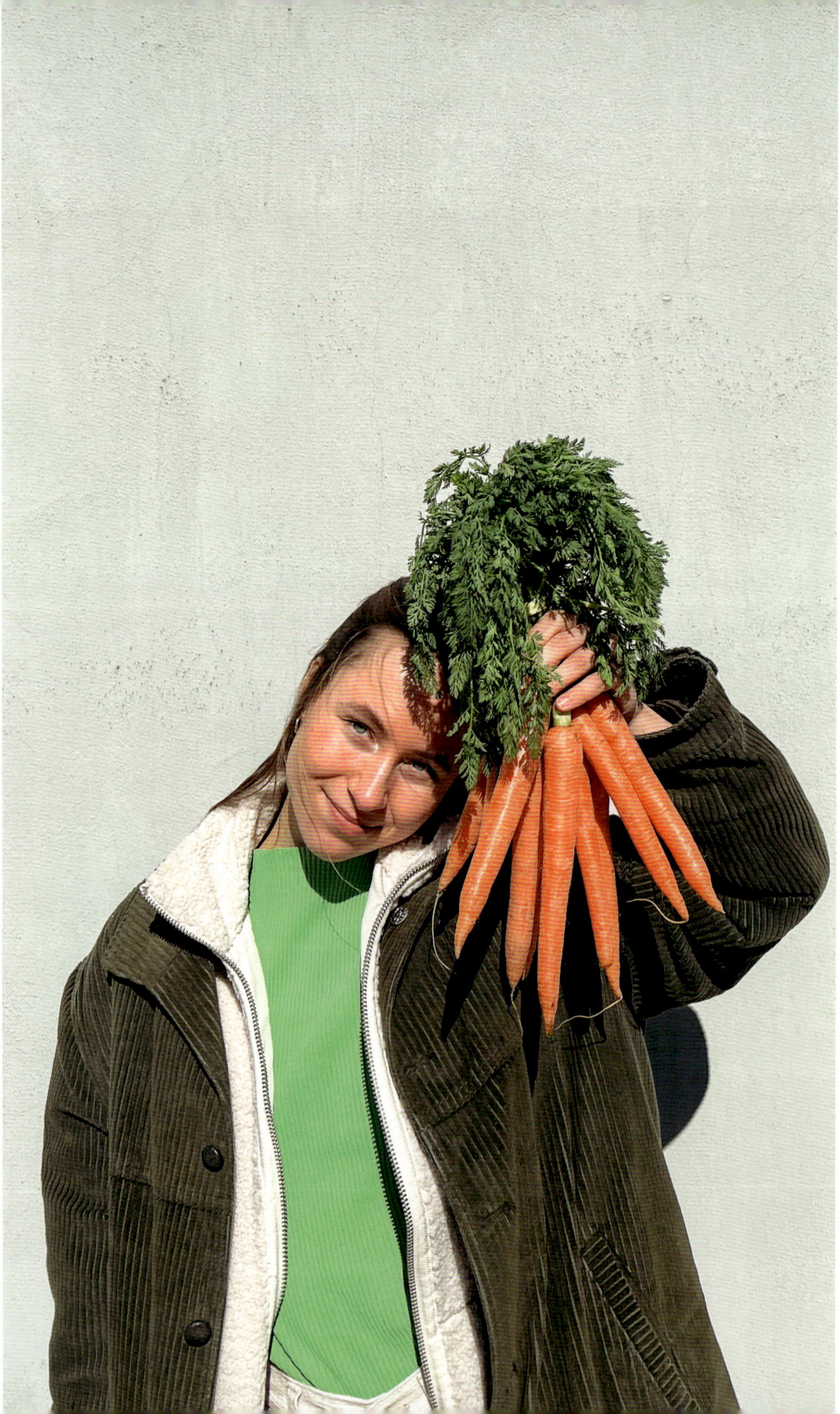

DANKESCHÖN

Seitdem 2018 die Idee für dieses Kochbuch entstanden ist, sind mittlerweile 4 Jahre vergangen. In dieser Zeit durfte ich von vielen besonderen Menschen profitieren und bin ihnen allen unendlich dankbar, dass sie mir auf diesem Weg zur Seite standen.

Der größte Dank gilt meinem Freund **Vincent**. Danke, dass du mich während des gesamten Buchprozesses in jeglichen Formen unterstützt hast. Du bist mein Ruhepol, der die Zweifel aus meinem Leben pustet und mich zum Lachen bringt, wenn alles mal wieder ein bisschen viel ist. Du warst immer ein geduldiger Testesser, der mit ehrlichem Feedback das Beste aus meinen Rezeptkreationen herausgeholt hat. Danke dir für deine fotografische Unterstützung und die Geduld, die Dinge zum zwanzigsten Mal zu fotografieren. Denn so sind wunderschöne Bilder entstanden, zu denen auch das Buch-Cover zählt.

Ein riesiges Dankeschön gilt meiner **Familie**. Ich kann gar nicht in Worte fassen, wie viel Liebe und Geborgenheit ich durch euch finde und wie gut mir das tut. Danke **Mama**, dass du zu jeder Zeit, in der ich dich angerufen habe, den Hörer abgenommen und mich mit Zuspruch und weisen Ratschlägen versorgt hast. Egal wann und wo, du warst immer für mich da und hast dein Bestes gegeben, um mir bei meinen Herausforderungen zur Seite zu stehen.

Danke **Jule**, du zauberhaftes Schwesterherz hast meine Gedanken trotz unserer Erntfernung sortieren können und mich immer wieder bei der Strukturierung und Ausformulierung von Texten unterstützt. Aber auch dein Feedback zu all meinen unzähligen Fragen war von unschätzbarem Wert. Ich liebe es, die Leidenschaft zum veganem Kochen und Essen mit dir teilen zu können. Einfach toll!

An meinen **Papa**, danke, dass du mich mit deiner Begeisterung für ein klimafreundliches Leben angesteckt hast. Du bist in dieser Hinsicht ein großes Vorbild für mich und der beste Beweis, dass ein nachhaltiges Leben in jedem Alter möglich ist.

Auch meiner lieben **Omi Renate** möchte ich danken. Du bist wie eine beste Freundin für mich und unterstützt mich wo du kannst mit vollster Hingabe. Dein Kleingarten hat mir von klein auf gezeigt, wie toll selbst angebautes Gemüse ist und in mir die Leidenschaft und Wertschätzung dafür entfacht. Ohne dich würde ich dieses Buch heute nicht in den Händen halten. Danke!

Lieben Dank auch an **Omi Heike** und **Hubert**. Ihr beide musstet viel zu lange auf meine Besuche verzichten, damit ich mich voll und ganz diesem Buch widmen konnte. Trotzdem habt ihr mein Leben eifrig über Instagram mitverfolgt und mit diesem Projekt mitgefiebert. Es war für mich sehr wertvoll zu spüren, euch als meine größten Fans zu haben und zu wissen, dass man auch auf euch immer zählen kann.

Einen ganz speziellen Dank möchte ich meiner Psychologin **Ines Metzker** aussprechen. Sie haben es geschafft, meinen einst größten Feind zu meinem neuen besten Freund zu machen. Dank Ihren Ratschlägen und Ihrer Gabe des Zuhörens konnte ich eine mentale Stabilität erreichen, welche mir bei dem Buchprozess unglaublich zugute gekommen ist.

Danke an meine **Freund*innen**, dass ihr so geduldig wart und immer noch da seid, obwohl ich euch das letzte Jahr sicherlich seltener gesehen habe, als ihr es verdient hättet.

Auch meiner **WG** möchte ich danken; ihr musstet des Öfteren der Küche entweichen, weil ich am Werkeln für die Rezepte war. Ihr habt zugelassen, dass sich unsere Küche immer mehr mit meinen Kochutensilien füllt und mir zudem das größte Kühlschrankfach überlassen. Dank dieser Kleinigkeiten war es mir überhaupt erst möglich, dieses Kochbuch umzusetzen.

Lieben Dank **Kristina**. In Sachen Kochen bist du eine einzigartige Inspiration für mich und hast mich mit wertvollen Tipps bereichert.

Ein dickes fettes Dankeschön möchte ich **Katja** und **Ralf** aussprechen! Ohne eure Hilfsbereitschaft wäre der Druck der ersten Auflage dieses Buches nicht möglich gewesen.

Außerdem möchte ich mich bei dem ganzen **Verlags-Team** bedanken, die von Beginn an an die Idee dieses Buchs geglaubt haben. Ein ganz besonderer Dank gilt meiner Lektorin Sonja sowie der Verlagsführung von Karo und Wolfgang für all ihr Engagement in Bezug auf dieses Buch.

Vor allem aber danke ich **euch allen**, die ein Exemplar von «Vegan fürs Klima» gekauft, ein Rezept nachgekocht oder meine Beiträge auf Instagram verfolgt haben. Ich bin jeder und jedem Einzelnen für diese Unterstützung dankbar. Gleichzeitig freue ich mich riesig, wenn ich über Social Media mit euch im Austausch bin und wir uns gegenseitig für ein nachhaltiges und gesundes Leben inspirieren. Ihr seid wundervoll.

UND ZU GUTER LETZT

IMPRESSUM

Konzept: Natalie Reichelt

Satz & Layout: Natalie Reichelt

Rezepte und Texte: Natalie Reichelt

Fotos & Grafiken: Natalie Reichelt

Cover-Foto: Vincent Nerád

Cover-Gestaltung: Anna Rother

Herstellung: Sigert GmbH Druck- und Medienhaus, Braunschweig

Für uns, den GrünerSinn-Verlag, ist nachhaltiges Handeln wegweisend.

Deshalb achten wir bei der Herstellung ganz besonders auf umweltfreundliche, ressourcenschonende und schadstoffarme Produktionsweisen und Materialien.

So kommen Papiere aus nachhaltiger Forstwirtschaft zum Einsatz und für die Druckproduktion werden ausschließlich erneuerbare Energien und reine Pflanzenölfarben verwendet. Dieses Buch wurde in Deutschland gedruckt und gebunden

ISBN: 978-3-946625-43-8

1. Auflage 2023, GrünerSinn-Verlag

www.gruenersinn.de

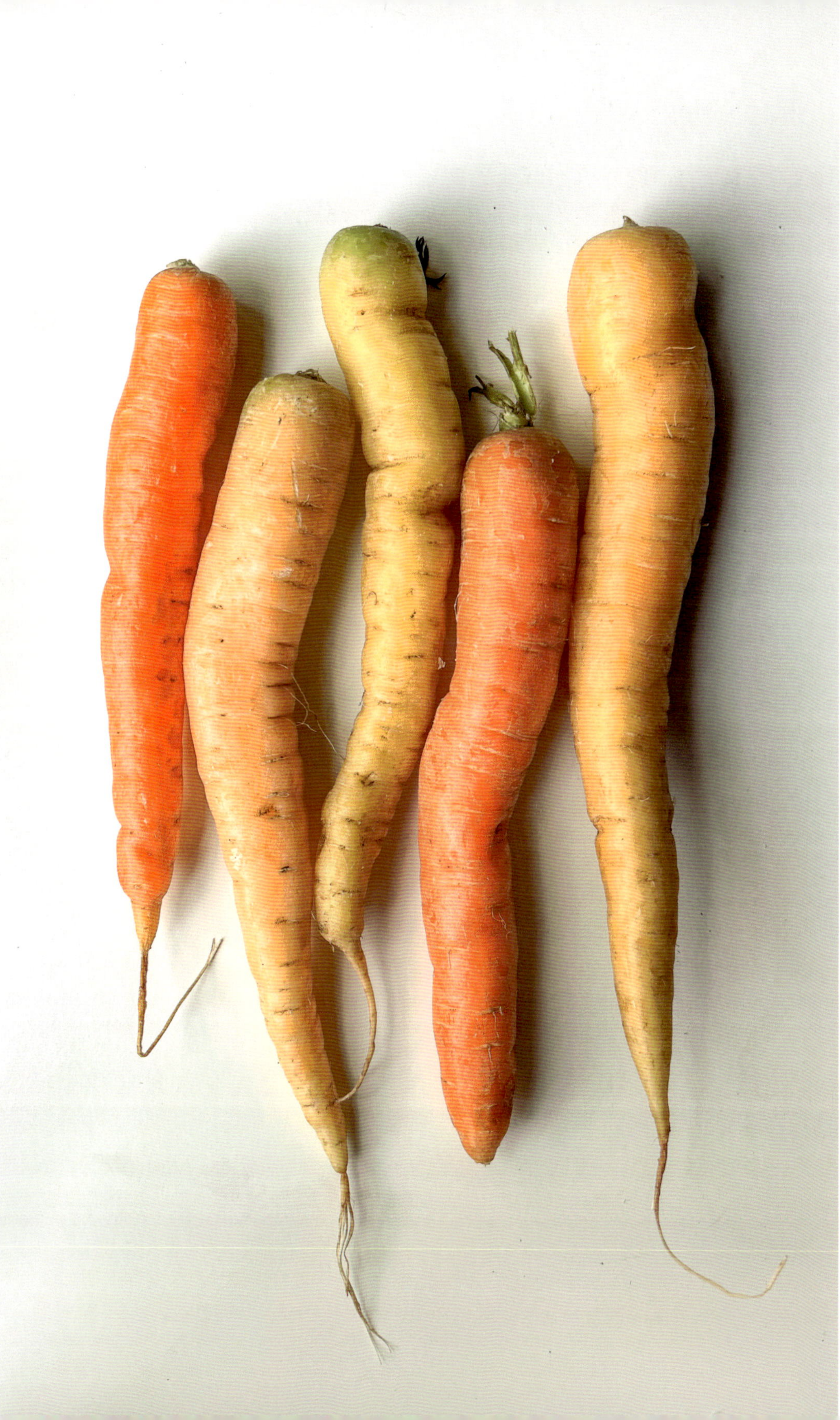

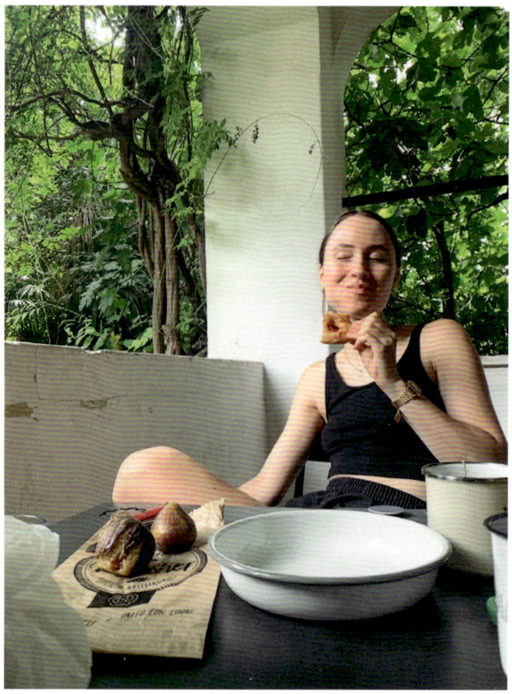

GENUSS BIS ZUM SCHLUSS.